JN113390

看護技術のなぜ？ガイドブック

第2版

大川美千代
群馬県立県民健康科学大学
看護学部准教授

三木　園生
桐生大学
医療保健学部看護学科教授

サイオ出版

著者

大川美千代　群馬県立県民健康科学大学看護学部准教授

三木園生　桐生大学医療保健学部看護学科教授

はじめに

看護技術を実施する場面において、「なぜこの順番で行うのだろうか」「どのような根拠があるのだろうか」と疑問に思ったり、気になったりしたことはありませんか。看護技術を実施する際に、なぜ根拠が必要になるのでしょうか。

看護技術は、ただ単に覚えた手順のとおりに実施すればよいというものではありません。対象者の健康状態と実施する看護技術の基礎的な知識はもちろんのこと、一つひとつの行為の根拠を踏まえて看護技術を実施することで、対象者に合った看護を提供できます。そして、根拠に基づいた看護技術を実施することは、患者さんの安全を守ることにつながります。また、根拠を知ることで正しい方法を理解し、効果的な方法で実施することにもつながります。

本書は、2016年に出版された『看護技術のなぜ？ガイドブック』を改めて見直し、内容を差替えました。前回と同様に、看護技術のなかでも臨床上重要となるバイタルサインや環境整備、清潔援助、食事援助、排泄援助、体位変換、移動・移送、罨法、感染予防、採血、注射、輸液、経口与薬とその他の与薬法について、331個の「なぜ？」を収載しています。各項目はQ&A方式で記述し、理論的な裏づけをしています。また、読者の理解を助けるためにイラストや写真を多く用い、Q&Aに関連する内容の補足を「meno」と「One Point」として掲載していますので、実際の看護技術をイメージしながら読んでいただけます。

本書は、看護技術の実施においてよく問われる疑問を取り上げています。初学者が看護技術の根拠となる知識を得る手段として、また、看護技術を実施する場面で説明する根拠について再度確認する手段として、本書を活用してください。

本書が、読者の皆さんの学習や看護実践の向上にお役に立つことを願います。

2024年6月
大川美千代

CONTENTS

Chapter1 バイタルサイン測定のなぜ

Chapter2 環境整備のなぜ

Chapter3 清潔援助のなぜ

Chapter11 注射のなぜ

Chapter12 輸液のなぜ

Chapter 1

バイタルサイン測定のなぜ

Question

Answer

Question 1 体温、呼吸、脈拍、血圧をバイタルサインとよぶのはなぜ？

Answer バイタルとは、「生命の維持に必要な」という意味の形容詞です。これが名詞形になったものがバイタリティ＝生命力ということになります。ちなみに、サインは徴候（ちょうこう）を意味します。つまり、バイタルサインは、「生命の維持に必要な徴候＝生命徴候」という意味です。

バイタルサインの代表的なものには、体温、呼吸、脈拍、血圧が含まれます。これら４つの徴候は、ヒトが生きているという身体的状況を的確に反映しています。さらに、これらはみな、数値としてとらえられるという客観性があります。もちろん、生命徴候には、食事をしたり、排泄をしたり、話したりといった要素もあり、心音や呼吸音、心電図、脳波、意識状態なども含まれます。しかし、こうしたことまで含めると、日常的にケアに役立つということとはかけ離れてしまいます。

「体温」「呼吸」「脈拍」「血圧」の4つをもってバイタルサインとするもう1つの理由は、測定が簡便なことです。脈拍や呼吸はケアに当たる人が目で見たり、手で触れて感じることができます。体温や血圧は、簡単な測定器があれば短時間で測定することができます。これらのバイタルサインを観察することにより、患者の異常や精神的な動揺を早期に発見することができ、また、患者に適した日常生活援助を実施することができます。

Question 2 バイタルサイン測定を行うのはなぜ？

Answer バイタルサインの測定には、治療の効果や経過を知る指標にする、病気の危険度を察知する、新たな異常を知る手段にする、緊急時には生命維持の指標とするなどの意義があります。これらを見ることは、アセスメントと看護ケアの評価を行ううえで重要です。

また、患者の援助を決定する際の判断基準としても、重要な役割を果たします。バイタルサインを測定することで、入浴、排泄などの日常生活行動が患者の体調にどの程度の影響を及ぼすのか、あるいは患者の予備力がどの程度あるのかなどを知ることができます。また、個々の患者に合った看護計画を立てるための参考になるとともに、行った看護ケアの評価にもなります。

Question 3 各バイタルサインが変動するのはなぜ？

Answer バイタルサインは生命徴候を示すので、患者の置かれた状態によって数値が変動するのは当然です。たとえば、体温の場合、体内では常に熱の産生と放散のバランスが調節されて体温は一定に保たれますが、バランス状態によって上昇したり、下降したりします。熱の産生は、基礎代謝、運動代謝、甲状腺ホルモンによる新陳代謝などの化学反応によって起こり、熱の放散は輻射、伝導、対流、蒸発などによって起こります。

血圧は年齢や性別により、また、計測時の体位、疼痛、飲食、運動、精神的興奮、飲酒･喫煙、気温などによっても変化します。

脈拍の変化は、激しい運動や体温の上昇などによって起こります。また、脈の大きさは1回拍出量によって変化し、心臓衰弱などで1回拍出量が少なくなると拍動が小さくなります。

バイタルサインの変動因子

入浴、排泄、食事、運動など、バイタルサインに微妙な影響を及ぼす可能性のある要因を、バイタルサインの変動因子といいます。気候、寝具の状態、不安、動揺、喜怒哀楽なども変動因子になります。正確に測定するためには、運動や食事の直後を避け、精神的に安定しているときに行うようにします。

Question 4 測定前に前回の測定値、測定条件を確認しておくのはなぜ？

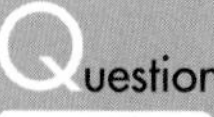

バイタルサインは点としてとらえるのではなく、点と点を結んだ線として考える必要があります。ですから測定するときは、それまでの測定値の推移を前もって確かめることが必要です。

バイタルサインは個人差が大きく、患者によって平時の値は微妙に異なります。また、食事や運動の影響を受けやすく、日内変動もあります。前日あるいは前回の測定値は、現在の測定値を評価する際の大きな参考になります。バイタルサインの測定値に変動があった場合は、変動要因を考えることが重要です。

測定時間、測定値、観察内容を記録、報告するのはなぜ？

Answer バイタルサインは、患者の状態を観察するための重要な要素です。測定後は、看護に生かすため、さらには、医療職者全員で情報を共有するために、時間をおかずに記録を行います。また、前回と比べて値が変動していた場合は、必ず報告を行い、変動要因を確認する必要があります。

バイタルサインは、測定時間や体位などの条件によっても微妙に変動します。なるべく同じ条件で測定することが望ましいのですが、前日と条件が異なってしまった場合は、それも記録しておきます。自覚症状、随伴症状なども観察し、いつもとは違う何らかの変化が見られた場合は、これも正確に記録しておきます。

MEMO

各バイタルサインの基準値

各バイタルサインには、基準値が定められています。血圧のように世界保健機関や国際高血圧学会などできちんと制定されたものもありますが、体温や呼吸数、脈拍などはおよその目安と考えましょう。

体温測定（腋窩）

Question 6 測定する部位が決まっているのはなぜ？

Answer 身体の外から測定しやすく、しかも真の体温を比較的よく反映するところで測定するためです。

体温とは、正確には体内の温度のことです。しかし、体内に体温計を挿入することはできないため、測定しやすく、体内に近い温度が得られる部位で測定を行います。主な測定部位は、腋窩（えきか）動脈があり、密閉状態がつくりやすい腋窩（皮膚温）です。また、体温計を挿入しやすい口腔（舌下温（ぜっかおん））や直腸（体腔温）も用いられます。測定部位によって温度差がありますので、常に同じ部位で測定するようにします。

Question 7 患者に説明し、腋窩を閉じた状態にするのはなぜ？

Answer 腋窩温測定の場合、腋窩を開放した状態にしておくと、外気によって皮膚温が下がってしまいます。

体温測定前には患者に「正確な体温を測るために腋（わき）を閉じておいてください」と説明し、協力を求めます。

20℃の室温で腋窩を40分開いていると、閉じていたときの温度まで戻るにはさらに40分かかるとされています。運動や歩行などによる影響を少なくするためにも、検温の30分くらい前から腋窩を閉じて安静にしておくように説明しましょう。

体温計の種類

体温計には、電子体温計と赤外線鼓膜用体温計があります。電子体温計は、短時間に平衡温を予測でき、そのまま挿入しておくと実測値が計測できます（予測検温、実測検温兼用）。耳式体温計は、放射されている赤外線をとらえ、鼓膜の温度を測定します。プローブの入れ方が正しくないと誤差が大きくなります。簡便に測定できる非接触型体温計もあります。体表面から出る赤外線エネルギーを計測して体温に換算しています。精度が安定していないものもあるため、医療機器の認証を確認しておく必要があります。

Question 8 麻痺側や側臥位の下側を避けて測定するのはなぜ？

Answer 麻痺側は代謝が低くなっており、一般に体温が低くなりがちです。必ず健側（けんそく）で測定するようにしましょう。気をつけたいのは、患者に体温計を手渡して「測ってください」と指示する場合です。片麻痺の患者は健側のほうが物を扱いやすいため、麻痺側に体温計を挟みがちになることを知っておく必要があります。

側臥位しか取れない患者の場合は、側臥位のまま検温を行います。身体の下になっている側は血流量が少なく、体温がやや低めになるのに対し、上側は拡張して体温は高めになります。これを圧反射といいます。検温の場合は、最も高い体温を得る必要があるため、身体の上側で測定します。

なお、血圧も麻痺側では測定しません。麻痺側の血流量が少なくなっているため、正確な測定値が得られないからです。麻痺の程度によっては、肘関節が硬直してマンシェットが正しく巻けない場合もあります。

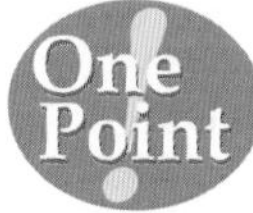

るいそう（やせ）が激しい患者の体温測定

るいそう（やせ）が激しいと腋窩が密着しにくくなります。そのため、体温測定をするときは、意識して上腕を前胸部寄りに密着させる必要があります。測定している間、この姿勢を保っていられない場合は、看護師が患者の腕を固定します。

るいそう（やせ）の患者の体温測定の方法

45°くらい
腋窩に体温計が密着するように、
患者の腕をしっかり押さえる

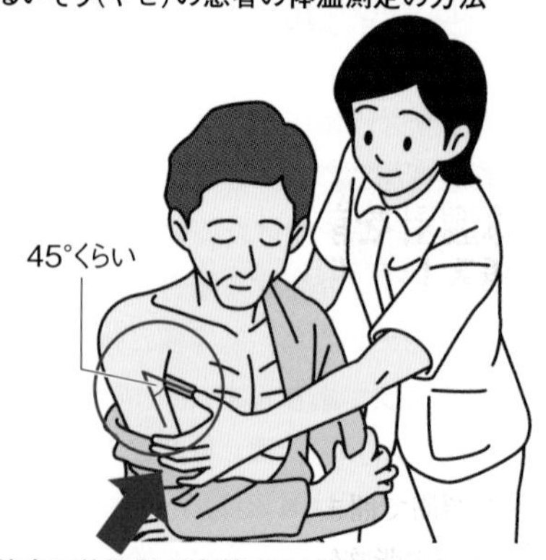

Question 9 発汗の有無を確認するのはなぜ？

Answer 腋窩に汗をかいていると、体温計が汗で遮られて皮膚に密着せず、正確な皮膚温を測定することができないためです。また、汗が体表面から蒸発する時には、水分1gにつき約0.536kcalが気化熱として奪われます。体温測定の場合は、気化熱によって体温が低めに表示されるのを避けるために、測定前の汗の確認が重要です。発汗してる場合は、乾いたタオルで軽く押さえるようにして汗を拭き取ります。

測定中に発汗があった場合は、そのまま続行します。腋窩がきちんと閉じられていれば、途中でかいた汗も腋窩と同じ温度を保っていると考えられるからです。

途中で腋窩を開放すると皮膚温が下がって測定値が不正確になってしまいます。

Question 10 体温計を前方下から斜めに挿入し、保持するのはなぜ？

Answer 腋窩部の皮膚温が最も高い部分に体温計を密着させるためです。大胸筋、広背筋（こうはいきん）、上腕三頭筋、上腕二頭筋で囲まれ、腋窩動脈に近い部分が最も高く、大胸筋側のほうが広背筋側よりも高い値を示します。この部分に体温計の先端を当てて密着させるためには、前方下から後上方に向けて斜めに挿入します。

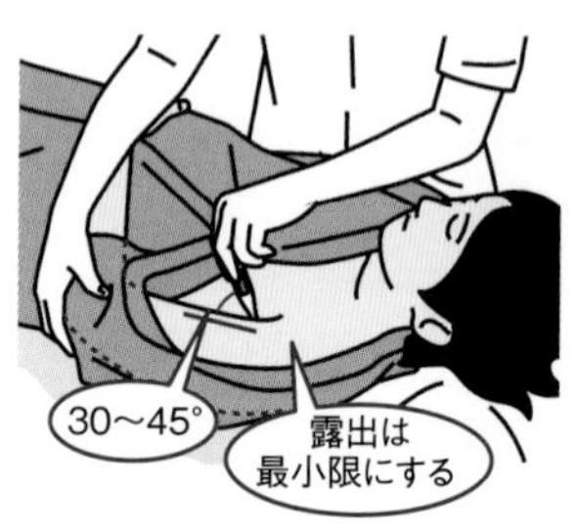

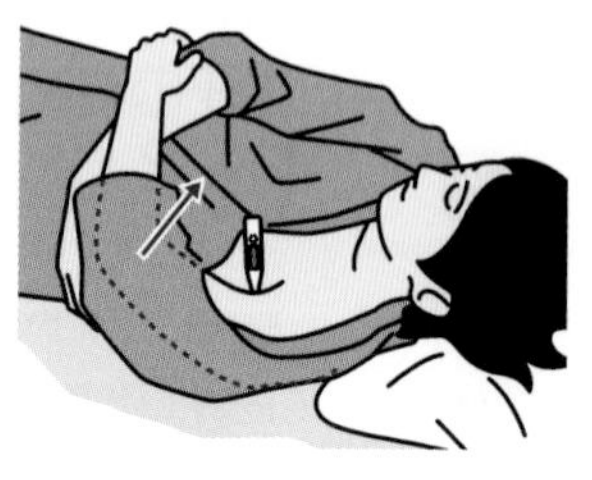

体温計を腋窩に正しく挿入する。体軸に対して30～45°の角度で挿入。皮膚を密着させるように腋窩を閉じる。肘を軽く曲げ、中心部に寄せる

挿入角度は、高齢者や、るいそう（やせ）の激しい患者は腋窩がくぼんでいるので鋭い角度にします。幼児や肥満気味の場合は、水平に近い状態で挿入します。

Question 11 上腕を密着させ、10分間測定するのはなぜ？

Answer 体温計を挿入後、腋窩が一定の温度になるには5分程度かかるとされています。正確な体温を知るためには、1分計でも3分計でも10分は入れておくようにします。腋窩をあらかじめ閉じていた場合、あるいは布団に寝ていて室温も低くないような場合は、腋窩の温度も保たれているため、5~6分で最高値になるとされていますが、やはり正確を期すためには10分間の測定が望ましいといえます。

高齢者は皮膚が硬化して熱伝導が不良であったり、腋窩の密着

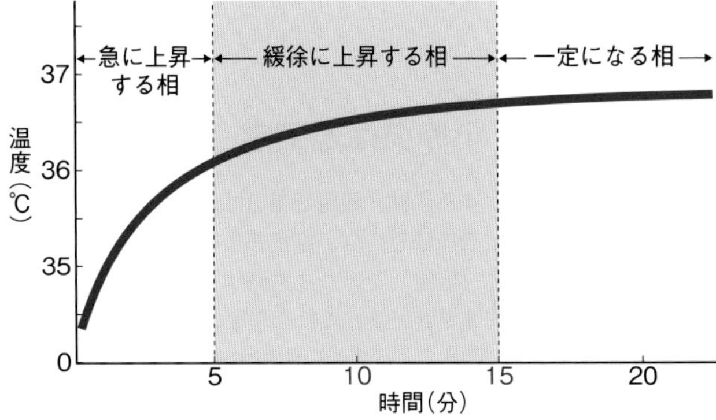

度が悪いこともあるため、場合によっては15分以上測定したほうがよいこともあります。

MEMO

高齢者の体温

体温は年齢によっても変化します。高齢者は皮膚の熱伝導が低くなり、基礎代謝や筋肉運動も低下するため、一般的に皮膚温が下がってきます。ただし、厳密な意味での体温（体内温度）は、加齢による影響を受けにくいので、測定時間を延ばすことでより正確な体温を測定することが可能になります。

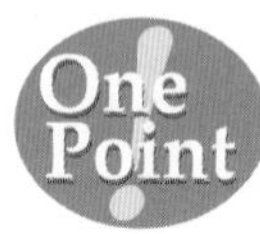

小児の体温測定

正確に体温を測定するには、腋窩であれば10分は必要ですが、小児は同一体位を持続できない場合も多いものです。このような場合は、耳孔（鼓膜）で行うと短時間で容易に測定できます。外耳道に耳式体温計を差し入れて測定します。

新生児や乳児は、環境による体温変化が大きくなりがちです。正確に体温管理を行う必要がある場合は、より深部温に近い直腸で測定を行います。それほど慎重な体温管理が必要でない新生児は、頭部をやや傾けるようにして首のシワに体温計を密着させるようにして測定する場合もあります。

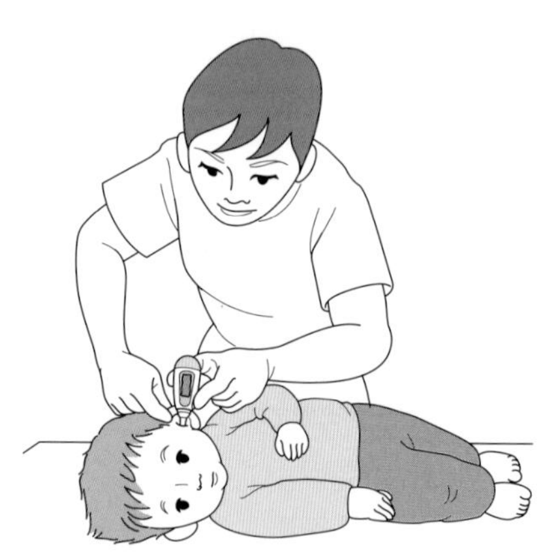

Question 12 測定部位によって温度差があるのはなぜ？

Answer 測定部位ごとに温度差が生じるのは、外気温や動作などの影響を受ける部位か受けない部位かの違いによります。最も影響を受けないのが直腸で、ほぼ完全な体腔の温度を得ることができます。直腸温は、平均すると37.5℃程度です。口腔は、飲んだり食べたり、話したりすることで、多少影響を受けますが、粘膜腔であるため腋窩よりも体腔温をつくりやすくなります。口腔温は、平均して37.2～37.3℃です。

腋窩の皮膚温は約30～33℃ですが、腋窩を閉じることで体内の温度が伝わり、皮膚からの熱の放散を防いで体腔温に近い温度が得られるようになります。平均すると、腋窩温は36.5℃です。

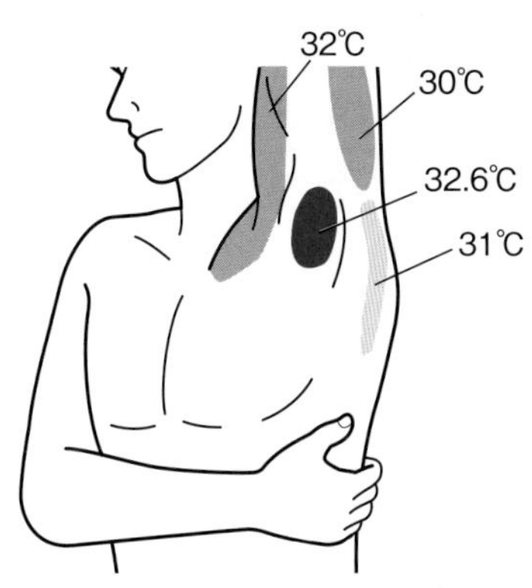

体温の基準値

東京大学医学部第一内科で東京在住の青年男女の多数を対象に実験した結果、日本人の腋窩温の平均値は、36.89℃±0.342℃であったといいます。

体温は、年齢によっても変化します。新生児は新陳代謝が盛んなために体温は高く、体温調節機能が不安定であるうえに外界の影響を受けやすく、37℃以上あります。やがて生後100日頃には37℃を下回るようになり、成人とほぼ同じ体温になるのは10～15歳です。

高齢になると体温が低くなってきますが、体温そのものが低いのではなく、皮膚の熱伝導の低下、腋窩の筋肉の収縮などが原因と考えられています。

体温測定（口腔）

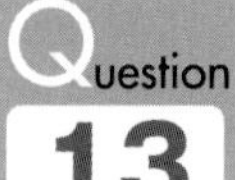

測定前、約10分は熱い物や冷たい物を飲食しないように説明するのはなぜ？

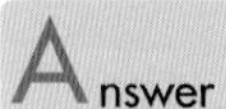

口腔内の温度は、飲食物や環境温度に影響されるからです。熱い物を飲食した後は口腔内の温度が高くなり、冷たい物を飲食した後は低くなります。また、話をするときに口を開くため、外気温によっても口腔内の温度は変化します。

そのため、少なくとも測定前の10分間は飲食を慎むように説明することが必要です。

Question 14 舌小帯を避け、センサー部が舌下中央に密着するように挿入するのはなぜ？

Answer 安定した状態で、口腔内の最高温度を測定できるようにするためです。口唇の中央から30～40度の角度で、舌の下面の正中にある舌小帯を避け、舌小帯を中心にして分割される左右どちらかの舌下の中央にセンサー部がくるように挿入します。熱の放散を防ぎ、外気温の影響を避けるために、口唇を軽く結んでもらいます。舌下中央は口唇から入る空気の影響を最も受けにくいので、口腔内の最高温度を測定することができます。

また、角度をつけて挿入することで、体温計を固定しやすいという利点もあります。

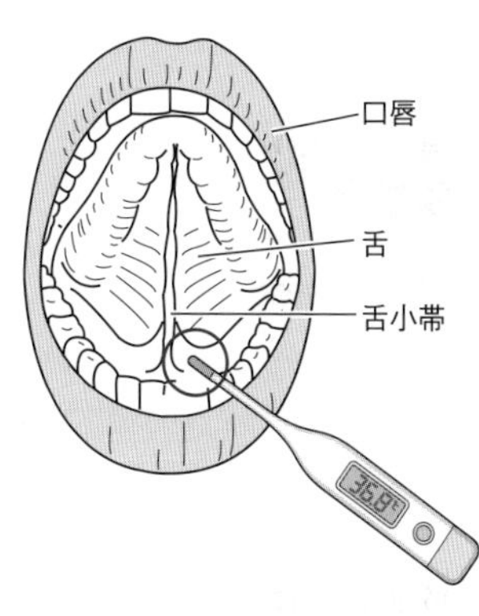

舌小帯の位置では、深く挿入することができず、体温計が不安定になり、正確な測定ができない

Question 15 5分間以上測定するのはなぜ？

Answer 口腔内は体腔温をつくりやすいので、測定時間も短くてすみます。平均して3分前後で最高温に達しますが、正確な測定値を得るためには、5分以上そのままおくようにします。

体温測定（直腸温）

Question 16 患者に説明し、事前に直腸内の便やガスを排出させるのはなぜ？

Answer 腋窩の炎症や傷、手術後のリンパ腺の腫脹（しゅちょう）などにより、どちらの腋窩でも測定不能な場合は、直腸温を測定します。患者に理由を説明し、あらかじめ排便・排ガスをさせておきます。便があると、糞便中の細菌による分解と熱産生で、直腸温を上昇させてしまうからです。排便直後も正確な値を得にくいので、しばらく時間を置いてから測定するようにします。

Question 17 体温計を挿入する際、患者に口呼吸をしてもらうのはなぜ？

Answer 口呼吸を行うと腹圧がかからず、肛門括約筋（かつやくきん）が弛緩し、体温計が挿入しやすくなるからです。

直腸での体温測定には羞恥心が伴いますので、プライバシーに配慮し、患者の気持ちをリラックスさせる働きかけも重要になります。

Question 18 体温計を入れたら、そのまま3分間以上測定するのはなぜ？

Answer 直腸温の測定時間は、腋窩や口腔に比べて短くてすみます。これは、直腸腔はほとんど常に閉鎖した状態にあるため、外界の影響を受けにくく、いつも一定の温度を保つことができるからです。そのため、体温計の示度が一定の温度になるまでの時間は短くてすみます。

一般的には1~2分で測定値を得ることができますが、正確に測定するためには3分以上測るようにしましょう。挿入した体温計をしっかりと把持（はじ）するのは、測定中に体温計が肛門から抜け出したり、破損したりするのを避けるためです。

体温計は肛門の奥に入り込みやすく、いったん入り込んでしまうと取り出すのが難しいので、測定中は体温計から手を離さないようにします。

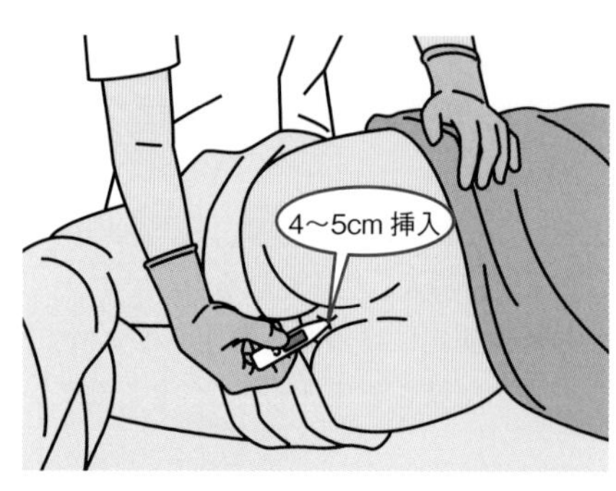

直腸粘膜の損傷を防ぐため、挿入部分に潤滑油を塗布する。成人は４〜５cm、小児は２〜３cmほど挿入する

体温測定（耳内）

Question 19 鼓膜で体温を測定できるのはなぜ？

Answer 耳式体温計は、鼓膜から放射されている赤外線の量を体温計のセンサーでキャッチし、体温計に組み込まれたマイクロコンピュータで計算することで体温を表示する仕組みになっているからです。耳内（じない）は、鼓膜近くに内頸動脈が走行しているため、外界の温度に影響されにくい安定した中核温度を得ることができます。

耳から放射される赤外線をキャッチし、計算を行うのに要する時間は、わずか1秒です。むずかったり、動いたりして体温測定が難しい乳幼児や、るいそう（やせ）の激しい高齢者に向く測定方法といえます。ただし、耳内と腋窩の温度関係は人によってま

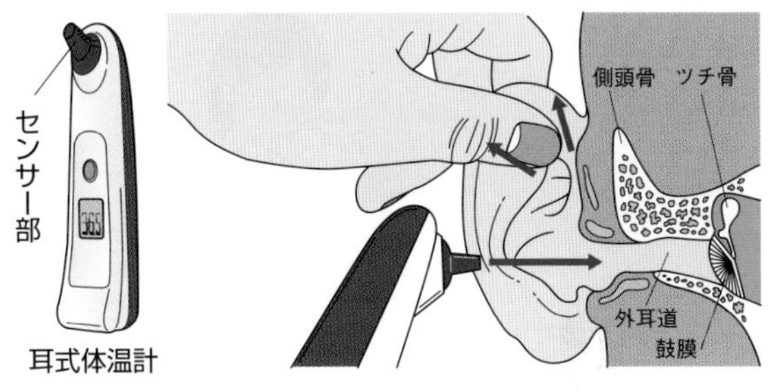

ちまちで、腋窩温が高い人が耳内温も高いとはかぎりません。

呼吸測定

Question 20 患者に気づかれないように測定するのはなぜ？

Answer 呼吸筋は随意筋（ずいいきん）なので、測定していることを患者に気づかれると、周期が変わってしまうことがあるからです。一般的には、脈拍を測定した後、そのまま看護師の指を患者の手首に当てたまま観察すると、患者に意識させることなく測定しやすくなります。また、脈を測るときに患者の腕を胸部に軽く置き、看護師の手で胸部や腹部の動きを感じとって測るという方法もあります。

呼吸数を数えるだけでなく、呼吸の深さやリズムも規則的かどうか観察します。

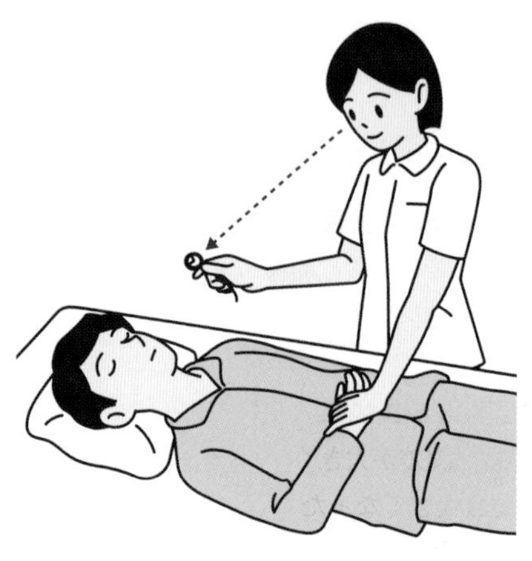

Question 21 呼吸数、深さ、リズムを観察するのはなぜ？

Answer 健康成人が安静にしている状態では、呼吸数も、呼吸の深さや呼吸のリズムもほぼ規則正しく刻まれます。しかし、運動後、あるいは発熱時や種々の疾患時には、呼吸数、深さ、リズムなどに変化が生じます。こうした変化を観察することにより、患者の状態をある程度把握することができます。

呼吸数と深さは、正常、頻呼吸、徐呼吸、過呼吸、減呼吸、多呼吸、少呼吸、浅（速）呼吸の8つのタイプに分けられています。また、チェーン・ストークス呼吸、ビオー呼吸、クスマウル呼吸などは周期性の呼吸で、いずれも生命の危機を知らせるものです。

Question 22 正確に1分間測定するのはなぜ？

Answer

普通、吸息(きゅうそく)が約1秒、呼息(こそく)が約1.5秒かかり、その後に約1秒の休息期があります。1呼吸に要する時間は3～5秒ということになります。ということは、5秒間では1回の呼吸しか数えることができず、15秒では3～5回しか測定できません。たとえば15秒間の呼吸数を4倍すると、12～20回と誤差が大きくなってしまいます。

また、呼吸は大きくなったり小さくなったり、早くなったり遅くなったりしやすいため、正確に回数を知るためには1分間測る必要があります。

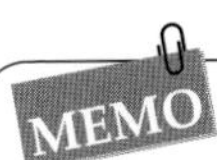

呼吸数の基準値

呼吸数には個人差や男女差がありますが、一般に成人の安静時の呼吸は16～20回/分とされています。年齢によっても呼吸数は変わります。

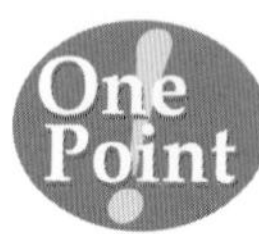

呼吸音の聴取方法

呼吸によって上気道から気管、気管支、肺胞へと入った空気は、逆のコースをたどって外気に出て行きます。この呼吸を音でとらえたものが呼吸音です。気管支や肺に聴診器を当てて呼吸音を聴取するときは、プライバシーや保温に気をつけ、必要な部位だけ出すようにします。

チェストピースが密着できる部位を選び、胸部・背部ともに上葉から中葉、下葉へと左右を比較しつつ聴取していきます。吸息(きゅうそく)の初めから呼息(こそく)の終わりまで聴取します。呼吸音の異常を聴き分けることは大変に難しく、慣れないとわからない場合もあります。とくに呼吸器疾患のある患者に対しては、検査所見や基礎疾患を意識して聴取することが必要です。

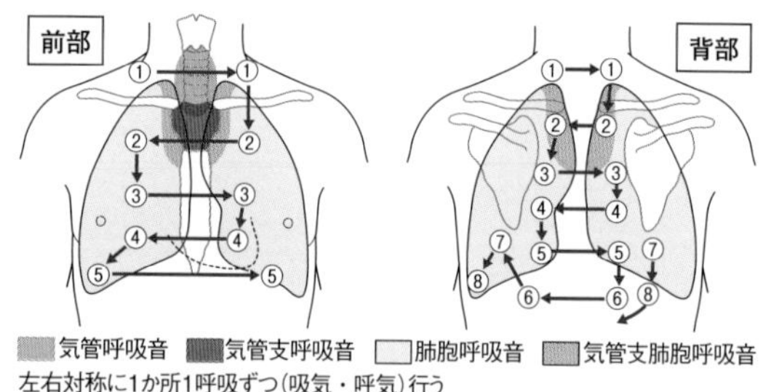

呼吸数と深さの異常

種類	正常	頻呼吸	過呼吸
型	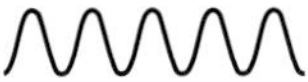	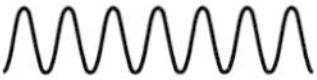	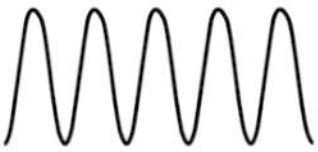
特徴	16～20回／分 男女差、個体差がある。 新生児35～50、乳児30～35、幼児25～30、学童20～25	25回以上/分	数は変わらず深い 1回の換気量が増加
発生時		発熱・興奮時	貧血時、甲状腺機能亢進症

種類	減呼吸	徐呼吸（遅呼吸）	多呼吸
型	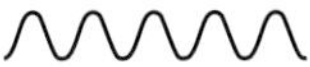	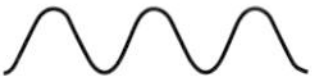	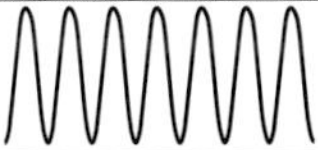
特徴	数は変わらず浅い 1回の換気量が減少	9回以下/分	数も深さも増加
発生時	呼吸筋の麻痺時 睡眠薬・モルヒネ中毒	脳圧亢進時、気管支閉塞	運動時、高熱時、神経症

呼吸リズムの異常

種類	チェーン・ストークス呼吸	ビオー呼吸	クスマウル呼吸
型	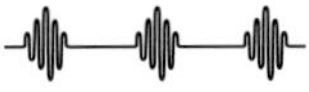	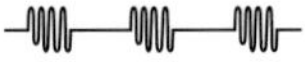	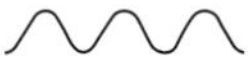
特徴	呼吸の深さ・数が次第に増し、次に次第に減少したあと無呼吸となり、これをくり返す	同じ深さの浅い呼吸が4～5回続き、次に、無呼吸となり、これをくり返す	極端に大きい呼吸が持続的に起き、高い雑音を伴う（代謝性アシドーシスでみられる）
発生時	脳疾患、尿毒症、心疾患、中毒、各種疾患の末期	脳腫瘍、・髄膜炎、延髄損傷時	糖尿病性昏睡時（アセトン臭）、尿毒症性昏睡時（尿臭）

Question 23 苦しいとき、臥位より座位が楽なのはなぜ？

Answer 座位や半座位になると横隔膜が下がり、腹部の内臓が重力で下垂するため、横隔膜への圧迫が減少します。その結果、呼吸面積が広がって肺の伸展が容易になり、呼吸が楽に感じられるようになります。また、胸郭が拡張し、横隔膜や側腹筋の運動が、より活発になることも呼吸を楽にする一因です。

うっ血性心不全などの心臓性呼吸困難の場合は、座位になると下肢や腹部の静脈に血液が溜まり、心臓に戻ってくる血液が減少するため、肺のうっ血が軽減されます。これによって、呼吸はやや楽になります。

Question 24 年齢によって呼吸数が異なるのはなぜ？

Answer 年齢により、1回の呼吸で換気できる量が異なるため、呼吸数も異なってきます。新生児は身体が小さいので酸素の消費量は少なくてすむのですが、肺が小さいために1回の換気量は約25mLと成人の20分の1に過ぎません。そのため、呼吸数を多くしないと、必要な酸素を取り込むことができないことになります。新生児の呼吸数は1分間に35～50回です。

成長するとともに気道が広くなり、肺胞の数も増えてきて、学童期を過ぎると成長が止まって一定化します。しかし、1回の換気量はその後も増加を続け、それに伴って呼吸数は減ってきます。呼吸筋の発達と胸郭の発育によって1回の呼吸がより深くなり、呼吸法も変化するためと考えられます。

Question 25 男性は腹式、女性は胸式呼吸が多いのはなぜ？

Answer 一般に、女性は腹筋群の発達が男性と比べて悪く、身体を締めつける衣服の着用が多いことが、男性と女性の呼吸法の違いを生んだと考えられます。

呼吸の型には、腹式呼吸と胸式呼吸があります。腹式呼吸は横隔膜を上下させることによって、胸式呼吸は肋間筋の働きで胸郭を広げることによって、呼吸運動を行います。普通は、この2つを組み合わせた胸腹式呼吸を行っていますが、腹筋群が発達している男性は腹式呼吸の傾向が強くなりがちです。

ちなみに、新生児や乳児も腹式呼吸を行いますが、これは肋骨の走行が水平に近く、呼吸に関する筋肉が発達していないので横隔膜の働きだけで呼吸をしているためです。

一方、女性は腹筋群や衣服の関係で、横隔膜の上下運動をしなければならない腹式呼吸が行いにくくなり、胸式呼吸の傾向が強くなります。また、妊娠時に胎児の成長で横隔膜が圧迫されると腹式呼吸が難しくなり、胸式呼吸に傾くようになります。

Question 26 激しい運動などで、呼吸が速く深くなるのはなぜ？

Answer 運動をすることで体温が上昇し、血液中の酸素濃度が低下して呼吸中枢の興奮が起きるためです。筋運動によって筋や関節からの神経反射が起きることも、呼吸の速度や深さに関係してきます。

一般に、安静時には1分間に約300mLの酸素を消費しますが、運動時に必要とする酸素量は10倍以上になります。運動初期は呼吸中枢が強く刺激されないため、他の組織から動員された酸素で補いますが、筋運動が強くなると酸素消費量が増加し、酸素が不足して血液中の酸素濃度が低下してきます。また、筋肉中の乳酸が分解されることで血液のpHが増加し、間接的に呼吸中枢を刺激します。

さらに、これに加えて、筋や関節からの神経反射、体温上昇による呼気からの熱放散の上昇なども、呼吸数を増加させる因子になります。こうしたさまざまな呼吸中枢刺激によって、呼吸数が増加し、呼吸の深さも増大します。

脈拍測定

Question 27 一般に橈骨動脈で測定することが多いのはなぜ？

Answer 橈骨(とうこつ)動脈は皮膚に近い部分にあり、脈拍が弱い場合でも体表から拍動に触れやすいためです。

手関節の側（母指(ぼし)に近い部分）は皮下脂肪が薄く、血管も皮下組織の浅い部分にあります。また、総頸動脈、上腕動脈に次いで心臓に近い位置にあり、心臓より遠いほかの部位の動脈より脈拍が触れやすいことも、第一選択の理由の1つです。

脈拍を触れることができる血管は、橈骨動脈のほか、浅側頭動脈、腋窩動脈、総頸動脈、上腕動脈、尺骨動脈、大腿動脈、膝窩動脈、後脛骨動脈、足背動脈などがあります。しかし、これらの血管のほとんどは、触れる部位と触れ方に個人差があります。とくに足背動脈では、約10％の人は脈拍が触れません。

橈骨動脈は走行部位の個人差が比較的少なく、正常な状態で橈骨動脈の脈拍が触れないことはほとんどありません。

また、わざわざ衣服を脱がなくても測定できるため、緊急時にも即座に脈拍の測定を行うことができます。

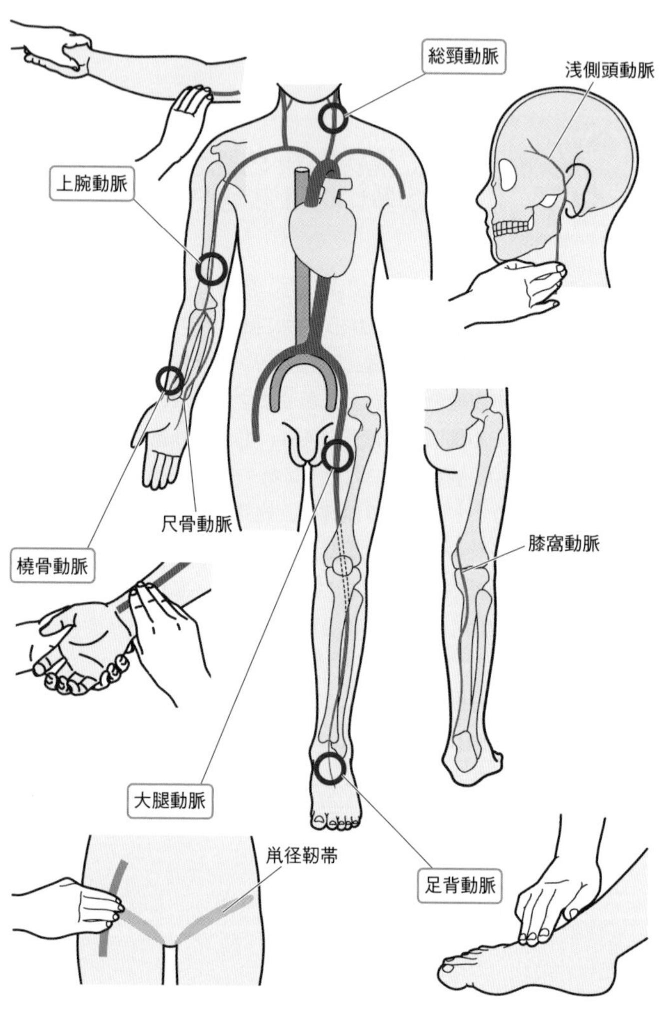
総頸動脈
浅側頭動脈
上腕動脈
尺骨動脈
膝窩動脈
橈骨動脈
大腿動脈
鼡径靭帯
足背動脈

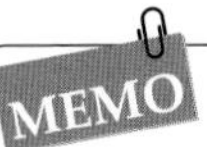

脈拍の基準値

脈拍は年齢によって変化します。安静時の健康な成人は70～90回/分ですが、新生児では120～140回にもなります。高齢になると60回くらいの人もいます。

Question 28 3本の指（示指、中指、薬指）で測定するのなぜ？

Answer 脈拍数やリズムを、より正確に知るためです。そのためには、測定者自身の拍動と患者の拍動とをきちんと区別する必要があります。3本の指（示指、中指、薬指）で測定すると、こうした誤差が生じにくくなります。母指を用いないのは、母指の動脈は示指、中指、薬指に比べて太いために拍動が大きく、患者の脈拍と混同しやすくなるからです。

脈拍を測定するときは、示指、中指、薬指の指先を橈骨動脈に沿って平行に置き、最初は均等に力を加えて脈拍数を数え、リズムの整･不整を観察します。次に、患者の心臓側に置かれた指（薬指と中指）に力を加え、橈骨動脈の拍動が示指に伝わらなくなるまで圧を加えます。これによって、脈の大小、弾力性などがわかります。

最後に、橈骨動脈の走行に直角に3指を当てて圧力を加え、どのくらい圧迫したときに拍動が触れなくなるか調べます。これによって、動脈壁の弾性ややわらかさがわかります。なお、動脈硬化が進んでいる患者では、3指に力を加えて橈骨動脈を圧迫しても、血流を容易に止めることはできません。

脈拍の基準値（回/分）

新生児	120～140
乳　児	110～130
幼　児	100～110
学　童	80～90
成　人	70～90
老　人	60～70

異常の把握

頻脈	100回/分以上（発熱、貧血、低酸素状態などの場合）
徐脈	60回/分未満
脈拍欠損	脈が触れない

※このようなときは必ず心拍と比較する。聴診しながら脈を測ると、心拍は正常だが末梢まで伝達されていないのか、あるいは心拍自体に同調しているのかがわかる。なお、極端な徐脈または頻脈、リズムの異常があれば、すぐに心電図をとる

脈拍の生理

脈拍を測定する場合は、次の項目に注意する必要があります。

① 頻度（脈拍数）

脈拍数が100回/分以上である場合を頻脈、60回/分未満である場合を徐脈といいます。

② 調律（リズム）

正常であればリズムが整った整脈ですが、異常の場合は不整脈を示します。

③ 大きさ

触れている指先を押し上げる脈の大きさであり、拍動の振り幅の大きさを示します。すなわち、1回心拍出量を表します。すなわち、収縮期血圧と拡張期血圧の差（脈圧）です。

1回心拍出量が多くなると脈拍は大きく触れ（大脈）、心拍出量が少なくなると小さく触れます（小脈）。脈拍の遅速と大脈、小脈とは密接な関係があります。通常、速脈は同時に大脈であり、遅脈は同時に小脈です。

④ 遅速

脈波は、立ち上がりから大きさを増して頂点に達し、次第に小さくなってきます。大きく立ち上がってすばやく減少していく脈波を速脈といい、緩やかに立ち上がる脈波を遅脈といいます。

⑤ 緊張度

緊張してかたく感じられるような脈を硬脈といい、高血圧や動脈硬化の場合に多くみられます。これに対して、やわらかく感じられる脈を軟脈といい、低血圧の場合に多くみられます。

橈骨動脈に当てた示指、中指、薬指の3本の指のうちでそのときに最も中枢側の指を使い、動脈を橈骨に向けて圧迫します。どれくらい圧迫すれば、3本のうちで最も末梢側の指に拍動が触れなくなるかを調べます。

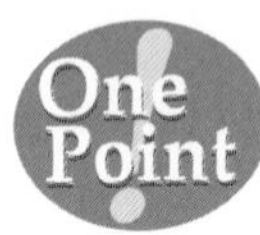

正しい脈拍の測定方法

正しい測定法は、示指、中指、薬指の３本の指で橈骨動脈を軽く押さえる方法です。母指を使って脈拍の測定を行うと、測定者の母指血管の拍動と混同しやすく、誤差が生じやすくなります。

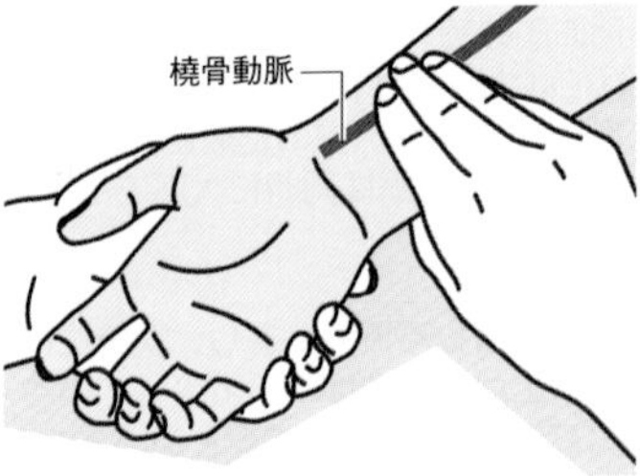

橈骨動脈

片方の手で患者の手を支え、もう一方の手の示指、中指、薬指の3指をそろえて指腹で軽く押すように橈骨動脈の上に置く。母指の動脈は拍動も大きいため、患者の拍動と混同しやすいため、測定に用いない。強く押し過ぎると、測定者の拍動を感じることがあり、また血流を阻害してしまう

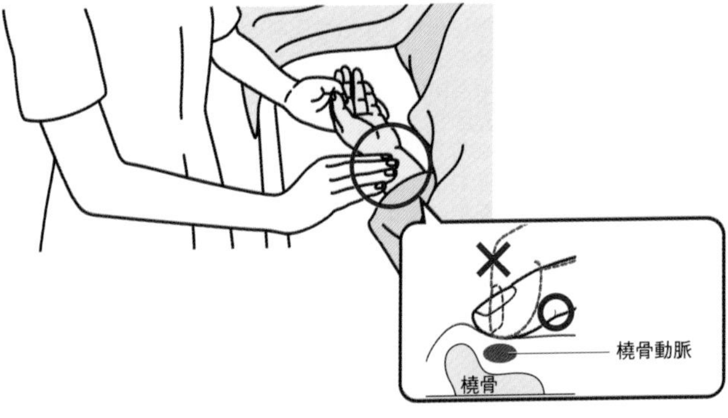

×
○
橈骨動脈
橈骨

Question 29 食後や入浴後30分以内を避けるのはなぜ？

Answer 食事や入浴、運動などを行うと、自律神経の興奮によって心臓の拍動数が変化し、脈拍数も変化するためです。心臓の拍動は、自律神経（交感神経と副交感神経）によって規制されており、交感神経が興奮すると心筋および心臓の拍動リズムを調節する刺激伝導系に作用し、心臓の拍動数が増加します。食事や入浴、運動は、交感神経を刺激する方向に働きますので、心臓の拍動数が増え、脈拍も増加します。精神的興奮も、同様に脈拍数を増加させます。

正確に脈拍数を測定するためには、精神的動揺を避け、食事や入浴後30分以上経ってから行います。

Question 30 正確に1分間測定するのはなぜ？

Answer 脈拍に異常が認められない患者は、15秒測って4倍するという方法をとることがあります。多くの場合は、こうした方法で得られた値と1分間正確に測定した値との誤差はほんのわずかです。

しかし、15秒間では、脈拍数、リズムの整・不整、大きさ、脈拍の立ち上がりの遅速、緊張、動脈壁の性状など、不整脈や循環動態の異常を知る目安になる情報を正確に知ることは困難です。脈拍に異常が認められる患者はもちろん、情報量が不足している患者、初診の患者などは、必ず1分間測定する必要があります。

左右で明らかな差がある場合もありますので、両手の脈拍を同時に測ることも必要です。左右差は診断上の重要な手がかりを与えるので、左右別々に脈拍の状態を記載します。

Question 31 心尖拍動も併せて測定するのはなぜ?

Answer

心尖拍動とは、心尖部で感じられる拍動をいいます。僧帽弁の発する心音が聴取できる領域で、三尖弁や大動脈弁、肺動脈弁の心音より聴取しやすいという特徴があります。そのため、心拍数を測定するときは心尖部で行います。

不整脈のある患者、心機能改善の薬物治療を受けている患者、高齢の患者などは、リズム不整や心房細動などがある場合が多いので、脈拍と同時に心尖拍動（心音）も聴診し、心機能に異常がないかどうか調べる必要があります。心尖部の位置は、左胸部第5肋間と、鎖骨中線の垂線の交点です。

脈拍と心尖拍動を同時に測定するときは、慣れないうちは2人で同時に測定し、1分間の脈拍数と心拍数の差を見ます。

心機能が正常に機能していれば、脈拍数と心拍数は一致します。しかし、心臓の収縮が不規則になると血流量が少なくなり、収縮時の脈拍が弱くなったり、感じられない場合があります。心臓の2つの鼓動が接近すると、2つめの鼓動ではごくわずかな血液しか送り出さないためです。これにより、脈拍数と心拍数に差が生じることになります。

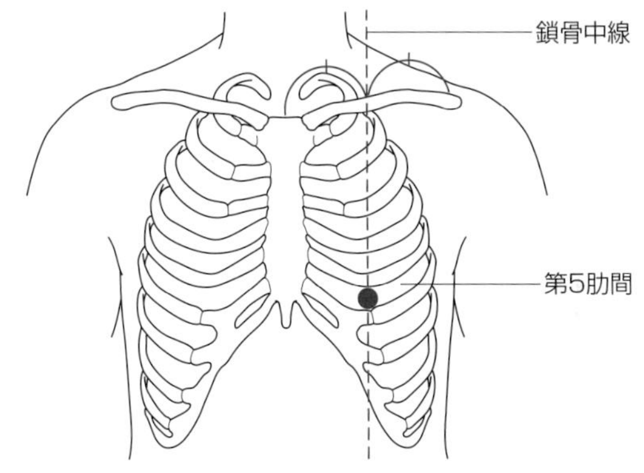

Question 32 年齢によって脈拍数が違うのはなぜ？

Answer 年齢によって脈拍数が異なるのは、基礎代謝量に差があるからです。基礎代謝量が高いほど脈拍数は多くなり、基礎代謝量が低下すると脈拍数も減少します。

基礎代謝量が最も高いのは、新生児から小児期にかけての時期です。エネルギーを生み出すために心臓は速い速度で血液を送り出す必要があり、拍動数は1分間に新生児で120～140回、乳児で110～130回、幼児で100～110回にも達します。年齢とともに基礎代謝量は低下し、学童期には1分間に80～90回、中学生では70～80回になり、以降は一定した値になります。

なお、血圧は脈拍数に反比例するように新生児期が最も低く、年齢を重ねるにつれて高くなります。

Question 33 測定時、首を曲げたり回したりしてはいけないのはなぜ?

Answer 首を曲げたり回したりすると鎖骨が後下方に引っ張られ、鎖骨下動脈が圧迫されて橈骨動脈まで脈波が伝わらなくなることがあるためです。また、前斜角筋(ぜんしゃかくきん)による鎖骨下動脈の圧迫が生じることもあります。とくに脈波が伝わりにくくなるのは、首を曲げた側の末梢部にある橈骨動脈です。

このほか、血管の炎症や血栓、塞栓(そくせん)形成によって動脈の内腔が極端に閉塞した場合や、橈骨動脈の走行異常などがあると、橈骨動脈の触診で脈拍が触れにくくなります。また、急性心不全や僧帽弁狭窄症、低血圧、高度の貧血、大量出血などでも脈拍の緊張度が低下し、脈拍が触れにくくなることがあります。

橈骨動脈の脈拍が触れにくい場合は、患者が掌を握ったり広げたりする動作を10～15回程度繰り返し、その後に触診をすると容易に行えることがあります。

血圧測定

Question 34 室温など、測定環境に注意するのはなぜ？

Answer 血圧を変動させる因子をできるだけ少なくするためです。室温、体位、食事、入浴、運動、精神的興奮、飲酒や喫煙など、血圧値を左右する因子はたくさんあります。

室温は少なくとも20℃以上に保ちます。皮膚の血管は気温によって収縮や拡張を起こし、暖かいときには血圧が低下し、寒いときには血圧が上昇します。

体位によっても、血圧は変動します。収縮期血圧は、一般に立位、座位、臥位の順で高くなり、拡張期血圧は立位、座位、臥位の順で低くなります。体位を変換した直後も血圧は変動し、臥位から座位あるいは立位にした直後は低くなります。

一般に食後は、消化や吸収などの代謝の亢進によって心拍出量と循環血流量が増加し、収縮期血圧が上昇し、拡張期血圧は低下します。食後30分あるいは1時間くらい経ってから測定すると、安定した値を得ることができます。運動によっても血圧は左右され、循環血液量が増えると収縮期血圧が上昇し、反対に末梢血管が拡張して拡張期血圧は低下します。入浴は、湯の温度が高かったり、冷たいシャワーを浴びたりすると反射的に皮膚の末梢血管が収縮して血圧が上昇します。入浴によって血液の循環がよくなると血管が拡張して血圧は下がってきます。

正確な測定値を得るためには、測定環境に注意し、血圧の変動要因を減らすようにすることが大切です。

日本高血圧学会が2019年に提示した血圧の分類を以下に示しました。頭痛や動悸、嘔吐など自覚症状がある場合は、血圧値が上昇している可能性があります。高血圧になると合併症のリスクも高くなる場合もあるため、アセスメントしていく必要があります。

表1　成人における血圧値の分類（mmHg）

分類	収縮期血圧		拡張期血圧
正常血圧	<120	かつ	<80
正常高値血圧	120～129	かつ	<80
高値血圧	130～139	かつ/または	80～89
Ⅰ度高血圧	140～159	かつ/または	90～99
Ⅱ度高血圧	160～179	かつ/または	100～109
Ⅲ度高血圧	≧180	かつ/または	≧110
（孤立性）収縮期高血圧	≧140	かつ	<90

（日本高血圧学会高血圧治療ガイドライン作成委員会：高血圧治療ガイドライン2019，日本高血圧学会，2019）

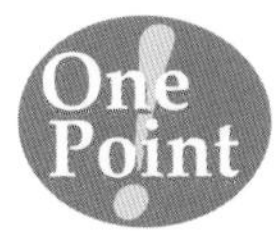

血圧計の種類と特徴

臨床で最も一般的に用いられているのが電子血圧計ですが、ほかにもいくつかの種類があります。それぞれの特徴を知っておくことも大切です。

① 電子血圧計

腕帯（わんたい）やマンシェットのマイクロフォンや振動を利用して測定する仕組み。操作が安易なので家庭用として多く用いられていますが、臨床でも使われています。

② アネロイド式血圧計

バネの力を利用して目盛りを表示する仕組みです。低血圧やショック時において聴診法では血圧を測定できない場合は、触診法で収縮期血圧を測定します。血圧計のマンシェットを巻き空気を送り、橈骨動脈や上腕動脈の触知を確認し、マンシェットの空気を抜き減圧しながらコロトコフ音のスワンの第 1 点と第 5 点を聞き、収縮期血圧と拡張期血圧を測定する方法です。救急車の中や在宅などで用いられます。

③ 自動電子血圧計

いわゆるベッドサイドモニタです。手術後や継続的に血圧測定が必要な場合に使用します。血圧値のほか、心拍数、VPC 数、ST レベル、呼吸数、観血血圧値（最高、最低、平均）、SpO_2 値、脈拍数、体温、心拍出量、呼気終末 CO_2 分圧、BIS など計測されます。

①電子血圧計：さまざまなタイプがある

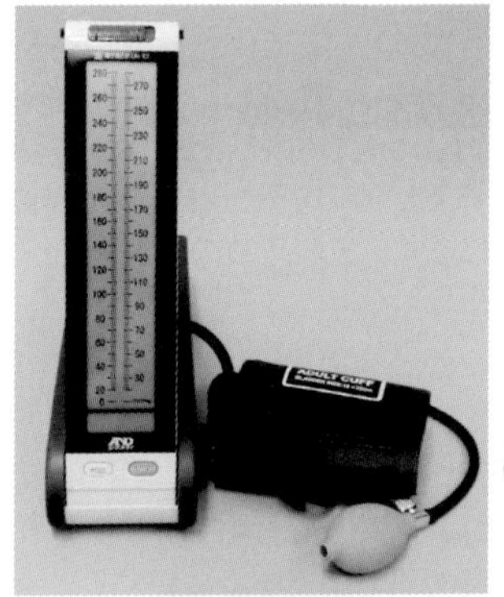

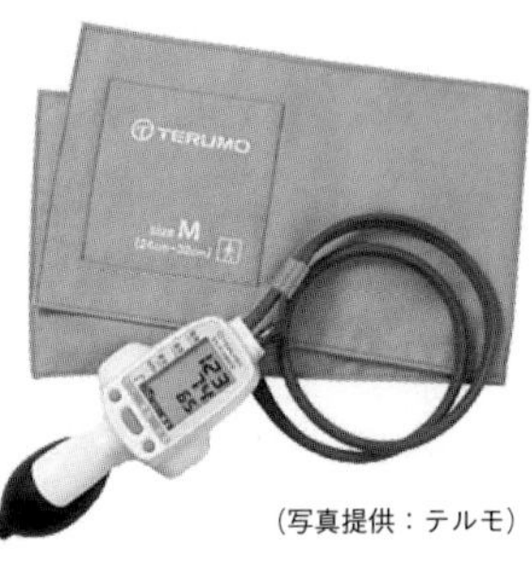

（写真提供：テルモ）

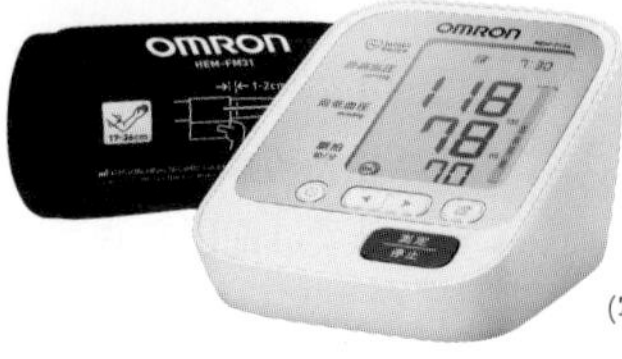

（写真提供：オムロン）

②アネロイド式血圧計

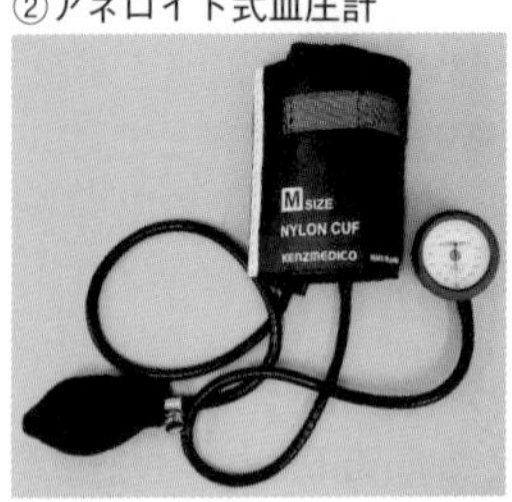

③自動電子血圧計
（ベッドサイドモニタ）

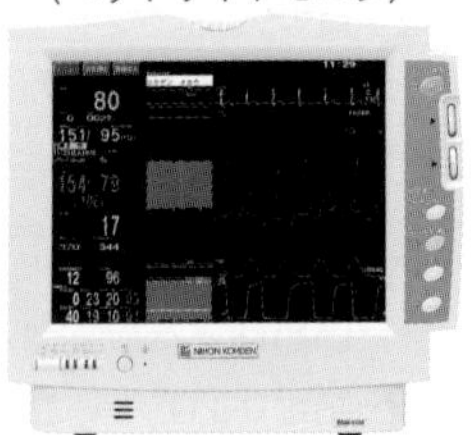

Question 35 患者に見合うマンシェットを選択するのはなぜ？

Answer 患者の腕の太さとマンシェットの幅や長さが合っていないと、正確な血圧を測定できないからです。一般にマンシェットの幅が広いと血圧は実際より低値に出る傾向があり、反対に幅が狭いと高値に出る傾向があります。幅が広いときは少ない圧でも駆血（くけつ）できるのですが、幅が狭いと実際の血圧よりも高い圧を加えないと駆血できません。マンシェットの幅の目安は、患者の上腕の長さの2/3です。

また、腕の太い人の血圧は細い人より高値に出る傾向があります。これは、血管の周囲の組織が厚いためと考えられています。腕の太い人に成人用のマンシェットを用いると、実際より高値に出やすいということを知っておく必要があります。極端に太っている患者には、下肢用、大腿用のマンシェットを用います。逆に、成人用のマンシェットでは固定できないほどやせている患者には、小児用のマンシェットを用います。

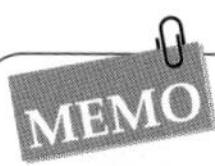

マンシェットの幅の選び方

マンシェットの幅は、JIS規格では、成人（上腕用）14cm、成人（下肢用）18cm、9歳以上12cm、6～9歳未満9cm、3～6歳未満7cm、3か月～3歳未満5cm、3か月未満3cmと決められています。基本的には、年齢に応じた大きさを選びますが、患者の体型を考慮することも必要です。測定部位の円周に0.4をかけて得られる数値が、適切なマンシェットの幅です。

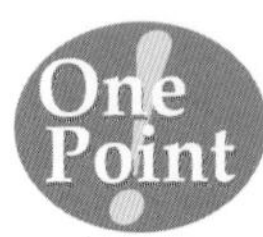

マンシェットの巻き方

マンシェット内のゴム嚢の中央が、上腕動脈の上になるように巻きます。このように巻くと、２本のチューブが上腕動脈からややそれた位置になることになります。２本のチューブの間に上腕動脈がなるように巻くのは間違いです。

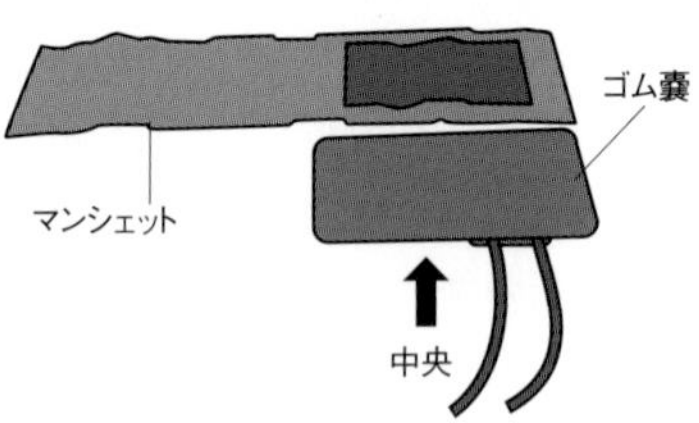

ゴム嚢
マンシェット
中央

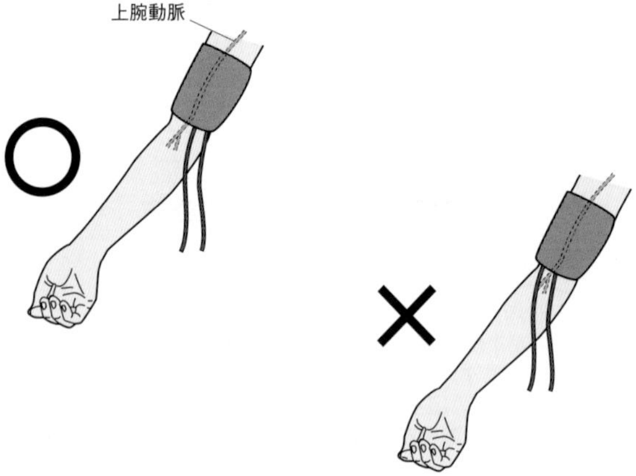

上腕動脈
○
×

Question 36 マンシェットを心臓と同じ高さに置くのはなぜ？

Answer マンシェットを心臓と同じ高さに巻くことで、静水力学的圧力（せいすいりきがく）による変動が避けられるからです。

静水力学的圧力というのは、大きな水槽内の水にかかる圧力のことです。水深が深くなればなるほど水にかかる圧力が増加しますが、人体の血管内の血圧でも同じ関係が成立します。

仰臥位の場合は血圧計と心臓がほぼ同じ高さになりますが、座位の場合はマンシェットを巻いた上腕の位置が心臓とほぼ同じになるように机や台の高さを調節します。

Question 37 上腕で測定するのはなぜ？

Answer マンシェットを巻いて圧迫することができ、そのすぐ近くの末梢側で動脈の拍動を感知できる部位であれば、血圧の測定は可能です。上腕部、大腿部、下腿部、手首などが用いられますが、圧倒的に多いのは上腕です。**これは、ほかの場所よりも測定が容易であり、臥位でも座位でも心臓と同じ高さに保ちやすいからです。**

なお、一般に血圧というのは側圧（血管内から組織の方向へ作用している圧力）を指していますが、真の血圧は血管が内側から押される圧力のことです。これを測定するには血管内に針を刺さなければなりませんので、日常的な血圧測定としては不可能です。

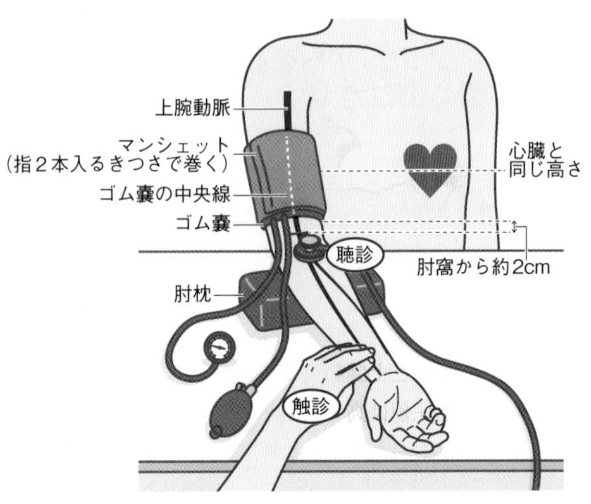

Question 38 指が１〜２本入る程度にマンシェットを巻くのはなぜ？

Answer マンシェットの巻き具合によって血圧値が変化する可能性があります。そのため、常に正しい測定値を得るための目安として指導されているのが、「指が１～２本入る程度に巻く」ということです。

マンシェットを上腕に正しく巻くと、マンシェットの中のゴム嚢が均等に上腕を圧迫し、上腕動脈が圧迫されて血行が止まります。これに対してマンシェットの巻き方が緩すぎると、加圧した時にマンシェットの中のゴム嚢が外方にふくれ上がり、上腕動脈を圧迫する加圧面積が減って圧迫の仕方が弱くなります。そのた

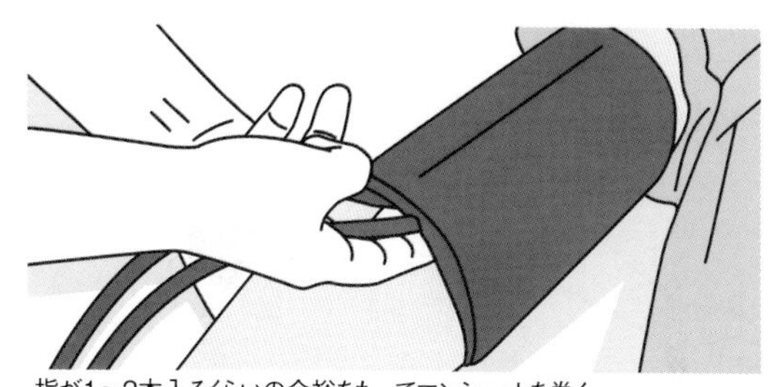
指が1～2本入るくらいの余裕をもってマンシェットを巻く

め、さらに加圧しないと上腕動脈の血行が止まらないことになります。その結果、血圧値は高くなってしまいます。

反対にマンシェットをきつく巻きすぎると、空気を入れる前からマンシェットによって上腕が圧迫された状態になり、その分だけ血圧値は低くなってしまいます。また、静脈を圧迫することで、手や前腕がうっ血を起こし、血管音が聞き取りにくくなります。こうした場合、収縮期血圧が低くなり、拡張期血圧は高めになることがあります。

正しく測定するためには、緩すぎず、きつすぎずにしましょう。

Question 39 マンシェットの下縁が、肘関節より上になるように巻くのはなぜ？

Answer マンシェットの下縁が肘関節(ちゅうかんせつ)に近すぎると、聴診器とマンシェットが接触して雑音が入り、正確な音の変化をつかむことができません。マンシェットの下にチェストピースを差し入れることも、同様の理由で禁物です。

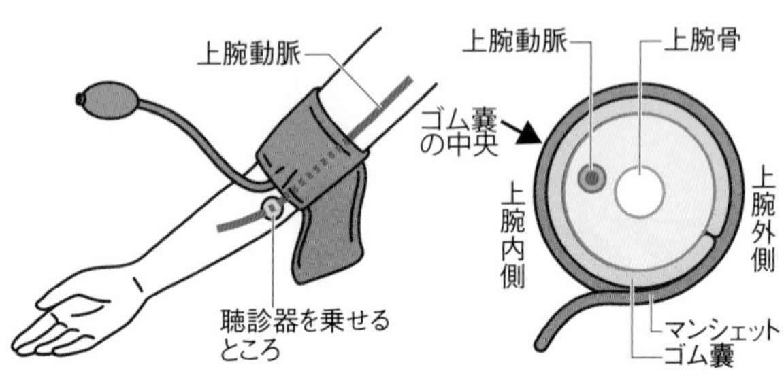

マンシェットを巻くときには、肘関節部の上腕動脈の拍動を触れる部位にチェストピースを当てられるように、やや余裕を残しておきましょう。

Question 40 20～30mmHgほど高めに加圧するのはなぜ？

予想される収縮期血圧より20～30mmHgくらい高めに加圧するのは、**上腕動脈の血流を完全に止めるため**です。これ以上極端に加圧しすぎると静脈がうっ血し、血圧が上昇してしまいます。

初めて血圧を測定する場合は、収縮期血圧の予測値がわからないため、触診法によって収縮期血圧を知るようにします。患者にマンシェットを巻き、橈骨動脈に3本の指を当てて加圧し、脈が触れなくなった時点の数値が収縮期血圧です。

カフのネジを緩めて少しずつ空気を出して圧迫を解いていくと、ある時点から血液が流れ始めます。このとき、ほんのわずかしか開いていない狭い血管を血液が通るときに発する音をコロトコフあるいはスワンといいます。スワンの第1点が収縮期血圧になりますが、このときに聞こえてくる音は突然なので、予想される収縮期血圧よりやや高めに加圧しておくと聴き取りやすくなります。

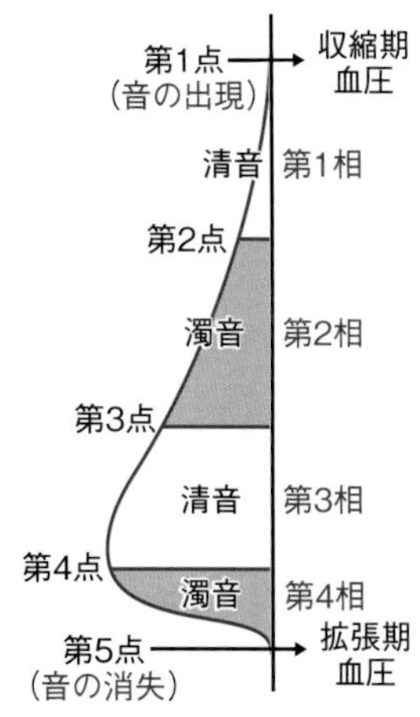

第1相：小さな音で始まり、スワンの第1点とよぶ

第2相：低い振動性の濁（雑）音で始まり、スワン第2点とよぶ

第3相：強い叩打音で始まる。濁音は消失し、スワンの第3点とよぶ

第4相：急音が弱くなり、くすんだ弱い叩打音で始まる。スワンの第4点とよぶ

音の消失する点：スワンの第5点とよぶ

Chapter 2

環境整備の なぜ

Question

Answer

Question 1 環境整備を行うのはなぜ？

Answer 入院患者は、1日の大半を病室のベッドで過ごします。ベッドを含めて病室は、患者にとって、まさしく生活の場です。病室の環境を整備するのは、患者が安全に気持ちよく療養生活を送ることができ、治療に前向きになれるようにするためです。きれいに整った清潔な環境でこそ、患者の療養生活の安楽性が高まり、回復につながります。

また、シーツなどのシワや汚染を除くことで、褥瘡や皮膚の損傷などを防ぐことができます。肺合併症の予防にもつながります。

最近では、ベッドメーキングやシーツ交換を業者やヘルパーに委託しているところもみかけられますが、汚染後、患者の状態に合わせて速やかに安全で安楽にリネン交換を行うことは、大変に重要なことです。患者とのコミュニケーションを深めるうえでも、リネン交換は役立ちます。

室内の環境

Question 2 室内気候（温度・湿度・気流）に気を配るのはなぜ？

Answer 環境条件の良否は、健康である人に比べ、患者には多大な影響を及ぼします。患者が快適に生活できるためには、室内気候に対する配慮が必要です。人は、体温調節が容易に行えるような環境のときに、快適さを感じます。

室温の調整は、空調によりますが、24±2℃を目安にします。冷房使用時には、身体調節機能の低い患者や高齢者、乳児などは、外気温との差を5℃以内にします。湿度は、冬季、夏季によっても変わります。なお、気温や湿度の測定は、患者が寝ている高さで行うことが大切です。

適度の気流は血行を促して新陳代謝を高めますが、強くなりすぎると気化熱を奪って急激な体温低下をもたらしたり、皮膚表面の乾燥、疲労感、倦怠感などもひき起こします。

病室内は、肺呼吸と皮膚呼吸によって空気の性状が悪化しますので、必要に応じて換気を行うことも必要です。

Question 3 採光や照明に気を配るのはなぜ？

Answer 採光や照明に気を配る必要があるのは、病状や安静の程度、読書のような日常動作といった患者のニードを満たすためです。また、医師やナースによる処置や看護での視作業を効率よく行うためにも、必要な照明が確保されなければなりません。

建築基準法では、病院・診療所の病室は、床面積の1/7以上が必要有効採光面積と定められています。

部屋の明るさの調節は、昼間はカーテンで行います。患者の意向を確かめて、調節するようにします。照明には直接照明と間接照明があり、用途に応じて使い分けます。通常、覚醒安静時は50～75ルクス、読書の場合は500～1000ルクス、診察室や処置室、看護師室などで看護などの視作業をするときは300～750ルクスが必要とされています※。

※JIS照度基準（病院）より

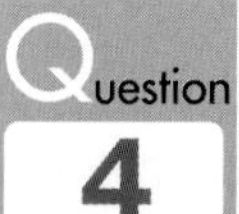

Question 4 色彩に気を配るのはなぜ？

Answer 色彩に気を配るのは、色彩が心理的な影響だけでなく、生理的な面でも療養環境に大きな影響を及ぼすからです。また、色彩だけでなく、色相（色あい、色調）、明度（色の明るさ）、彩度（色の鮮やかさ）なども心理・生理に影響を及ぼします。

一般的に、暖色系の色には食欲増進効果が、寒色系の色には沈静効果があるとされています。落ち着いた病室環境にふさわしい色彩は、①患者の目が疲れない、②安らぎが得やすい、という点に配慮して選ぶ必要があり、淡い緑色、クリーム色、淡いピンク色などが用いられることが多いようです。

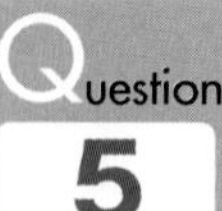

Question 5 音に気を配るのはなぜ？

Answer 身体的疲労、心理的な不快感などによって睡眠障害が起きたり、消化液の分泌が減少するなど、騒音が人体に及ぼす影響は計り知れないものがあります。患者が音に対してどのように感じているのか、常に関心をもつようにしなければなりません。

騒音に関しては個人差がありますが、一般の病室では、昼間は50デシベル以下、夜間は40デシベル以下が望ましいとされています。しかし、この基準以下であっても、状況によっては医師や看護師の声、テレビやラジオの音などを不快に感じる場合があることも心得ておきましょう。

騒音対策として重要なことは、騒音源の除去、騒音防止のための設備、騒音発生の予防の3点です。ワゴンやストレッチャーなどに油を差したり、器具を落とさないように注意するなど、騒音の発生源をつくらないようにすることも大切です。

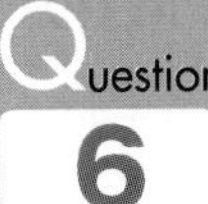

Question 6 においに気を配るのはなぜ？

Answer 臭気に関しても、きめ細やかに配慮する必要があります。嗅覚には個人差がありますが、治療内容によって嗅覚がより敏感になる場合があるからです。看護師の嗅覚も患者の状態を観察する重要な感覚ですから、異常を感じたら原因を確かめることが大切です。不快なにおいを察知した場合は、発生源を確かめ、すぐに取り除くようにします。

清潔ケア、環境整備など、快適に療養できる環境を整えることはもちろんですが、失禁がある患者には防臭剤や防臭用品の使用も考える必要があります。

6段階臭気強度表示法では、においの強度段階は、次の6つに分けられます。

1：無臭

2：やっと感知できるにおい

3：何のにおいかわかる弱いにおい

4：らくに感知できるにおい

5：強いにおい

6：強烈なにおい

不快指数

私達が実際に感じる温度は気温通りではなく、同じ30℃でも、日によって感じ方が異なります。これが体感温度で、気温、湿度、気流、風速によって左右されます。このうち、気温と湿度を組み合わせて数字で表したものが、不快指数です。
最も快適なのは70前後で、75を超えると1割の人が、80を超えると誰もが不快に感じるといわれています。
不快指数＝0.81×気温＋0.01×湿度×（0.99×気温－14.3）＋46.3

ベッドメーキング

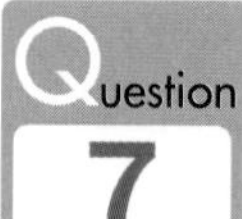

事前に物品を準備しておくのはなぜ？

Answer

効率よく作業することによって、短時間でベッドを整えるためです。何度も物品を取りに行くようなことがないように、あらかじめ必要な物品を用意しておきましょう。リネン類などは一定の畳み方をし、使用する順番に輪を手前にして重ねておくと、効率的に進められます。短時間でベッドを整えることは、患者の安楽にもつながります。

必要とする物品は、マットレスパッド＝1枚、ラバーシーツ＝1枚、スプレッド＝1枚、敷きシーツ＝1枚、掛けシーツ＝1枚、毛布＝1枚、枕＝2つ（大小各1つずつ）、枕カバー＝各1枚など。必要に応じて防水布、横シーツなどを用意します。

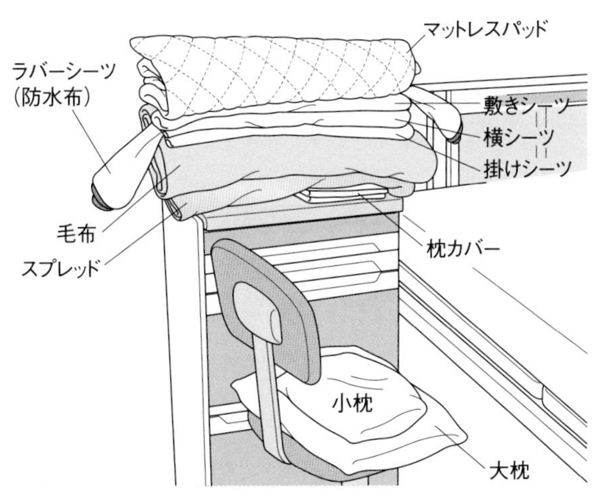

Question 8 最初にシーツを置く位置が大切なのはなぜ？

Answer

シーツを置く位置は、ベッドの上にシーツを広げたときを考慮して決められたものです。基本どおりの位置にシーツを置き、その位置をずらさないように広げていくと、適した位置にシーツが広がります。

これに対して、不適切な位置にシーツを置くと、シーツを均等に広げることができずベッドサイドを何度もあちこち移動しなければなりません。短時間で効率的に作業を行うためには、看護師の移動も最小限にする必要があります。また、シーツを何度もず

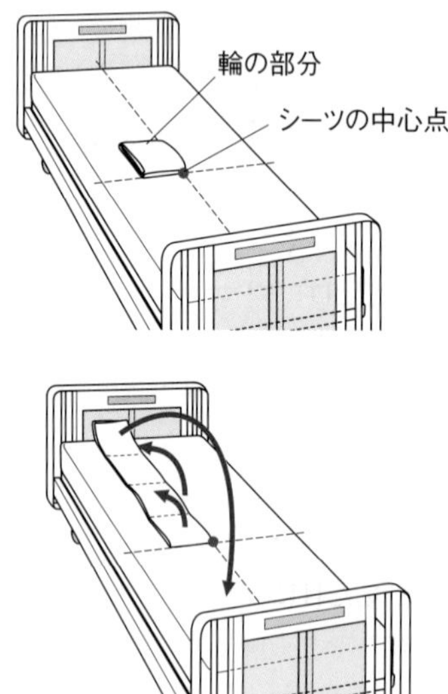

らすことで、室内にほこりが立つ原因にもなります。こうしたことを防ぐために、最初にシーツを置く位置が大変に重要になります。

敷きシーツの中心を、マットレスの中心に合わせるようにして置きます。このようにすれば、まずシーツを上下に広げ、次いで横に広げることで、能率よく1回で広げることができます。

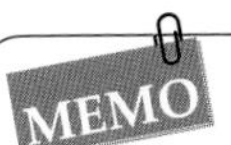

ヘム

シーツの上下にある折り返し部分をヘムといいます。大きいヘムと小さいヘムがありますが、一般に大きいヘムを頭側にします。シーツの上下を統一しておくことで、常に襟元(えりもと)の清潔を保つことができます。

Question 9 シーツのコーナーを三角や四角につくるのはなぜ？

Answer ベッドメーキングの基本は、シワをつくらないように仕上げ、患者が寝返りを打ったときなどに型崩れしにくいようにすることです。そのため、三角や四角のコーナーをつくります。

敷きシーツを三角のコーナーにつくるのは、四角より三角のほうが布目が引き合う力が分散して型崩れしにくいという理由があります。ちなみに、掛けシーツは四角のコーナーにします。これは、四角にしたほうが見た目にきれいに仕上がり、シーツの内側がバイヤスになって緩みやすくなり、寝やすくなるからです。

シーツの内側はしっかり包み込まれているので、緩みながらも崩れにくい角ができます。

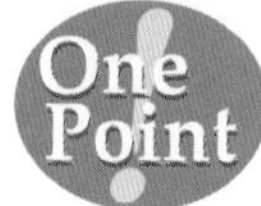

三角のコーナーのつくり方

三角のコーナーをつくるときのポイントは、敷きシーツの角を対角線上にきっちり伸ばすことです。

① 頭部横の余ったシーツをマットレスに直角に引っ張り、マットレスの延長線の敷きシーツの端を左手でしっかり押さえます。右手の三角の部分はベッドの上に置きます。

② 順手で下に垂れているシーツをマットレスの下に敷き込みます。

③ 左手でマットレスの側面のシーツを押さえながら右手のシーツを垂らし、②でマットレスの下に入れたシーツが崩れないように、順手でさらに三角の部分を敷き込みます。

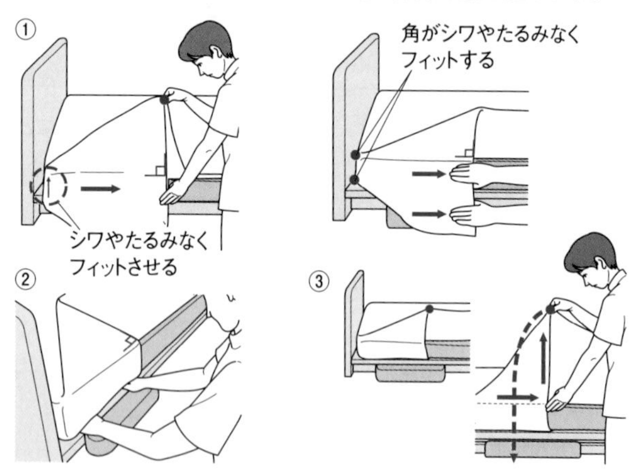

Question 10 敷きシーツを順手でマットレスの下に入れるのはなぜ？

Answer ベッドの上面には凹凸があることが多く、皮膚が薄くて弱い甲を下にすると傷つく危険性があります。また、逆手で行うと、手の平は汗をかきやすいため、手の平にシーツがくっついて、せっかくしっかりと入れたのに出てきてしまうこともあります。これを防ぐために、敷きシーツをマットレスの下に入れるときには順手（手の平を下に向けた状態）で行います。

マットレスの縁に平行に下がったシーツを強く引っ張りながら、手の平を下に向けてマットレスの下に入れましょう。

Question 11 シワができないようにきちんと伸ばすのはなぜ？

Answer 敷きシーツのシワは、患者の寝心地に影響します。シワがあると局所が圧迫され、循環障害を起こして褥瘡を発症させる危険性があります。

また、シワのあるベッドは型崩れしやすいので、耐久性もよくありません。

三角のコーナーをつくるとき、マットレスに下がるシーツを力を緩めずに強く引っ張りながらマットレスの下に奥まで深く入れるようにしましょう。

Question 12 横シーツを使うことがあるのはなぜ？

Answer 重篤な患者の場合、リネン交換が大きな負担になることがあります。そのような場合は、リネン交換を行わなくても快適に過ごせるようにするために、汚れやすい部分に横シーツを用います。便尿器を使う患者にはベッド中央部に、出血などがある患者にはその部位に、嘔吐の可能性のある患者には頭部に、マットレスと敷きシーツの汚染予防のために防水シーツを挟んだ横シーツを敷きます。

横シーツは、自力で動くことができない患者をベッド上方に移動させたり、ベッドの片方に寄せたりするときにも役立ちます。複数の看護師が横シーツの両端を持ち上げて、患者を移動させます。

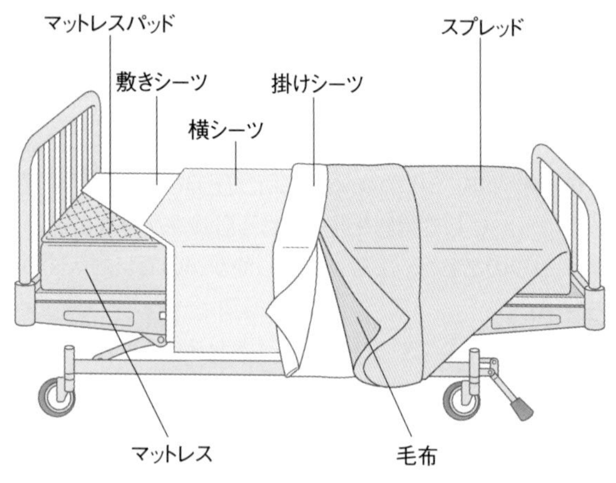

Question 13 掛けシーツだけ外表に畳んでおくのはなぜ？

Answer

通常、リネン類は中表に畳みます。患者の体が直接触れる表側に、ほこりなどがかからないようにするためです。ですから、敷きシーツは中表に畳みます。こうしておくと、シーツを広げると、表側が患者の身体に触れるようになります。

一方、掛けシーツは外表に畳みます。掛けシーツは患者の身体の上に直接かけるシーツですから、患者の体側にシーツの表がくるように（シーツの裏が上になるように）ベッドの上に置く必要があります。このように置きやすくするために、あらかじめ外表に畳んでおくのです。

中表・外表

中表は表が内側になるような畳み方、外表は表が外側になるような畳み方です。保管中に、患者の肌に触れる側に汚れがつかないように、使い道に応じて中表、外表を使い分けます。

One Point !

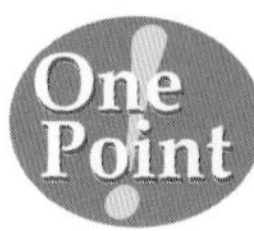

掛け寝具の四隅のそろえ方

掛け寝具は、次に使いやすいように四隅を合わせて畳み、輪を揃えていすの背にかけます。襟元と足元を合わせて半分に折り、合わせた端の中点を右手で、輪の中点を左手で持って、襟側が外になるように、さらに２つに折ります。いすの背に掛けるときは、背の幅に合わせてさらにもう１回折ります。垂れ下がった寝具が、床や物品に触れないように注意しましょう。

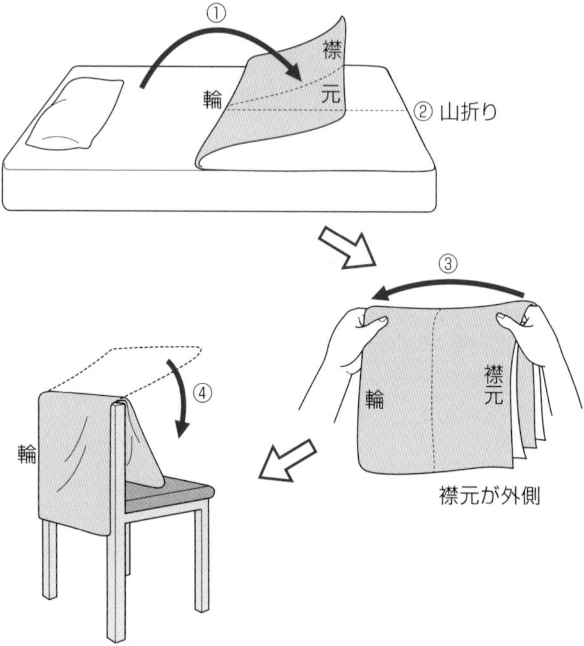

Question 14 掛けシーツの足元にタックをつくっておくのはなぜ？

Answer 患者は、敷きシーツと掛けシーツの間に寝ることになります。掛けシーツの足元にタックをとって緩みをつくっておくのは、患者の足が圧迫されて動きにくくなるのを防ぐためです。尖足（せんそく）を予防する意味もあります。

掛けシーツのタックは横にとっても縦にとってもかまいません。横にとる場合は患者の身長に合わせ、小柄な人なら少しベッドの中央寄りに、長身なら足元寄りにとるとよいでしょう。一般的に、掛けシーツの足元に5〜10cm程度の緩みをつくり、マットレスの下に入れるようにします。

Question 15 作業中、ボディメカニクスを意識する必要があるのはなぜ？

Answer 看護師自身の身体を守るためです。ベッドメーキング中は、腰痛を予防するために、ボディメカニクスを意識して負担のかからない身体の使い方をする必要があります。守るべき原則は、①作業をする部分に近づく、②重心を低くする（腰を曲げずに膝を曲げる）、③支持基底面を広くとる（両足を前後左右に広げる）、の３点です。

遠い位置から作業をすると、無駄な力が必要になり、看護師の負担になります。作業をする位置に身体の重心をもっていくようにすると、少ない力で同じ動作を行うことができます。遠くから手を伸ばして作業をするのではなく、一歩踏み出すことが、看護師の体を守ります。

また、作業をする高さが合わない場合も、腰への負担が大きくなります。ベッドを最大限高くしても、まだ作業位置が低い場合は、腰を曲げるのではなく膝関節と股関節を曲げるようにします。脊柱をまっすぐに伸ばし、重心を安定させながら作業を行うと、腰への負担が少なくなります。

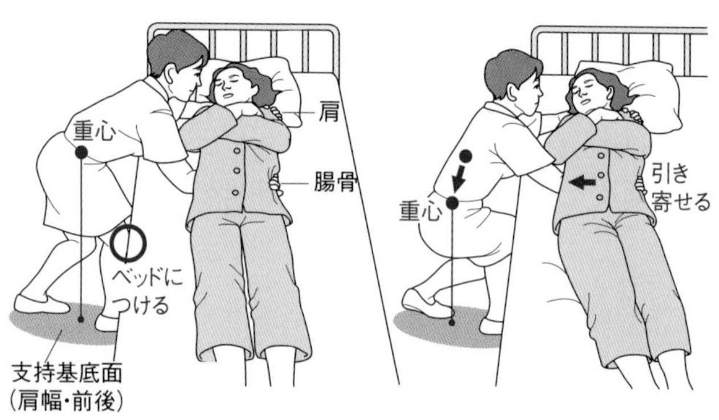

Question 16 不用意に床に膝を立てて作業をしてはいけないのはなぜ？

Answer 不用意な行動によって、患者を感染の危険にさらさないようにするためです。

病室の床は、患者の分泌物や薬剤によって汚染されている可能性があります。ベッドメーキングをするときに、不用意に床に膝をつくと、看護師自身が媒体になってほかの患者へ感染させてしまう危険性があるということを、常に意識しながら動くようにしましょう。

Chapter 3

清潔援助のなぜ

Question

Answer

Question 1 清潔援助を行うのはなぜ？

Answer 身体を清潔に保つことは、生理学的にも日常生活習慣においても欠かすことができません。しかし、手術後や治療上の安静の必要から、患者は自分自身で自由に清潔にできなかったり、疾患や障害のために身体を清潔に保つことができない場合があります。

こういった患者に対して清潔援助を行う目的は、皮膚や粘膜、毛髪などの汚れを取り除き、患者に気持ちよいと感じてもらうことです。また、清潔に保つことによって皮膚や粘膜の機能と関連のある器官を正常に保ち、感染を予防することにもつながります。さらに、筋肉を温めたりマッサージすることにより、運動効果を得ることもできます。

ナイチンゲールは、『看護覚え書』で、「多くの重篤（じゅうとく）な疾患の場合、排泄はほとんど全面的に皮膚を通して行われる」と述べています。看護師が患者を不潔なまま放置すれば、「健康をもたらす自然の過程（働き）を妨げて、患者に害を加えること」になるのです。身体の働きを整え、患者の自然治癒力を発揮させるためにも、清潔援助は欠くことのできない重要な看護なのです。

また、清潔援助は、患者の全身の観察をするよい機会になります。皮膚の状態を観察し、健康上の問題がないかどうか確認します。患者とのスキンシップを図ることにより、コミュニケーションを深めることにもつながります。

清潔援助には、入浴、シャワー浴、特殊浴、部分浴、全身清拭、部分清拭などがあります。患者に合ったケアを選ぶことが重要です。

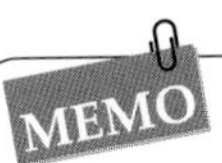

皮膚の生理作用

皮膚を正常に保つには、皮膚が持っている生理機能の理解が欠かせません。主な生理機能には次のようなものがあります。

①保護作用

以下のさまざまな刺激が、深部組織にまで影響を及ぼさないように保護する作用があります。

・機械的外力……強靭さと弾力によって、衝撃や摩擦などの物理的刺激を緩和します。

・化学的刺激……角質層は水や化学物質を透過させにくいため、酸やアルカリから身体を保護します。

・細菌感染……皮膚表面は、汗や皮脂によって弱酸性に保たれており、細菌の増殖が抑えられます。また、皮膚表面に常住する免疫細胞が異物や病原菌を貪食し、体内への侵入を防いでいます。

・紫外線……メラニン細胞でメラニン色素を産生し、細胞に損傷を与える紫外線が皮膚内部に到達するのを防ぎます。

・温熱・寒冷……皮膚の感覚受容器が温熱・寒冷・痛みなどの情報を神経系に伝えることで、刺激を避けるように働きます。

・乾燥……水や化学物質を透過させにくい角質層の働きにより、体内の水分が失われないように保護します。

②体温調節作用

皮膚血管の拡張や収縮により、体温の恒常性を維持します。外界の温度が高い場合や体熱の生産が増えた場合には、毛細血管の拡張と汗の分泌により、熱の放散を行います。反対に外界の温度が低い場合には、毛細血管を収縮させて血液の流入を抑制し、体温の放散を抑制します。

③知覚作用

皮膚表面に分布している触覚、温覚、冷覚、痛覚の受容器により、刺激を脳に伝えます。

④排泄作用

尿素、尿酸などの体内の不要物を、汗とともに排泄します。不感蒸泄によっても排泄が行われます。

⑤呼吸作用

肺呼吸の１%程度ですが、皮膚には呼吸作用があります。

⑥吸収作用

油脂類を吸収します。角質層には水や化学物質を透過させにくい働きがありますが、皮膚表面の脂肪分を取り除くことで角質層の酸性度が低くなり、油脂類の吸収がよくなります。
⑦合成作用
　コレステロール誘導体からビタミンDを合成します。

Question 2 皮膚が汚れるのはなぜ？

Answer　皮膚が汚れるのは、常に汗や皮脂を分泌するためです。また、日々行われている新陳代謝によって古くなった角質と、外部からのほこりやちりが混じり合い、垢（あか）になるためでもあります。

ヒトの体表をおおっている皮膚は、表皮、真皮、皮下組織、付属器官から成っています。表皮の厚さは0.1～0.15mm（手の平や足の裏は0.5～1.3mm）で、外界に接している部分には核を失った扁平な細胞が幾重（いくえ）にも重なっています。これを角質層といいます。表皮の最下部にある基底（きてい）細胞は、絶えず分裂を繰り返して次々と細胞を再生し、古くなった細胞が上に押し上げられて角質層になります。基底細胞が分裂して最上部に達するまでには2週間かかり、さらに角質層の最も外側に達して小片になって剥（は）がれ落ちるまでに2週間かかります。この剥がれ落ちた小片が垢です。

また、皮膚には、汗腺（かんせん）（エクリン腺、アポクリン腺）、皮脂腺、爪、毛などの付属器官があり、汗や皮脂が分泌されます。

通常、成人で1日1500mLの水分が表皮から排出されており、このなかには自分では気づかない水分の蒸発もあり、これを不感蒸泄（ふかんじょうせつ）といいます。不感蒸泄は皮膚を通じた排泄の一種です。

このような代謝によって生じた老廃物や分泌物をそのままにしておくと、皮膚は汚れてしまいます。

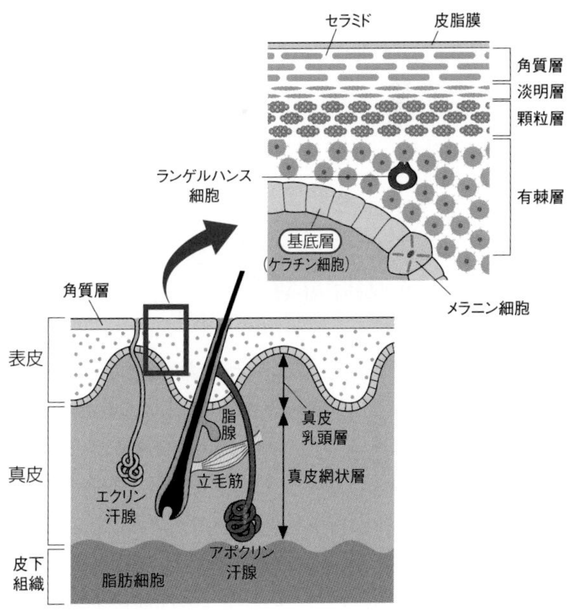

MEMO

不感蒸泄

体表面の皮膚や肺からは、絶えず水分の蒸散が行われています。安静時には、皮膚から約500～800mL、呼気から300～400mLの水分が蒸散しており、これによって身体の熱の25％が失われています。発汗のように目に見える水分ではなく、自分ではわからない程度で水分が蒸発していることから、不感蒸泄とよばれています。

Question 3 事前に全身状態をチェックしておくのはなぜ？

Answer 入浴や清拭、洗髪などの清潔援助は、患者の状態によっては大きな負担になることがあるからです。

清潔にすることと引き換えに体調が悪化するようなことは、絶対に避けなければいけません。日々の体調は微妙に異なります。清潔援助を行う前には、必ずバイタルサインをチェックし、一般状態を確認する必要があります。

入浴が行えないと判断された場合は、全身清拭、部分清拭、部分浴など患者の体調にふさわしい方法で清潔援助を行います。

入浴援助

Question 4 食前・食後を避けるのはなぜ？

Answer 食直前・食直後の入浴は、患者の消化・吸収機能を低下させ、回復にも悪影響を与えることがあります。入浴によって皮膚の血管が拡張し、内臓の血流量が減って消化に影響を及ぼすためです。

口から摂取した食物はさまざまな消化酵素の作用によって分解され、水や塩類、ビタミンなどとともに消化管壁を通じて血液やリンパに入ります。分解された栄養素が吸収されるためには、消化管の粘膜の血流量が重要な因子になります。消化管の血流量が少ないと、吸収量が低下してしまいます。また、湯の温度が高いと交感神経が刺激されて腸管の運動を抑制し、消化機能が低下してしまいます。

食前・食後1時間以内の入浴は、疲労感が増すことにもつながりますので、避けたほうが無難です。

Question 5 排泄をすませておくのはなぜ？

Answer 湯水に触れると、水というインスピレーションから尿意をもよおすことがあります。浴室内で尿意をもよおすと患者も看護師も気持ちが焦(あせ)り、あわてて行動することによって転倒を起こすこともあります。患者の不穏や看護師の判断ミスにもつながりかねませんので、入浴前には排泄をすませるように声をかけましょう。

Question 6 湯の温度を40℃くらいに設定するのはなぜ？

Answer 血圧の急上昇を防ぐために、湯の温度は低めに設定します。夏は39℃くらい、冬は40℃くらいを目安にします。

この温度帯は体内の高温部位である脳や肝臓とほぼ等しく、日本人にとってはややぬるめと感じられます。しかし、温度刺激が少ないために副交感神経が刺激されて末梢神経が拡張し、血圧が下がって心臓への負担が軽くなります。また、リラックス効果によって安眠に導く作用もあります。とくに、循環動態が変動しやすい高齢者などは、40℃くらいの温度にしたほうが安全です。

なお、40～42℃くらいの湯に入ると、交感神経が刺激されて皮膚の末梢血管が収縮し、収縮時血圧を上昇させます。初期血圧上昇は、湯に入って2分間で20～30mmHgくらいですが、高血圧の場合は50mmHgも上昇する場合があります。その後、静動脈吻合が開いて末梢の抵抗が低くなり、血圧は下がりますが、次第に全身が温まるにつれて再び上昇します。こうした血圧の上昇や降下は、循環器系に大きな負担をかけます。

また、寒冷にさらされることによる血圧変動を防ぐために、脱衣室や浴室の室温を調節することも重要です。一般的に、24±2℃くらいが適切です。

Question 7 入浴時間を15分くらいに収めるのはなぜ？

Answer 短時間で入浴をすませるのは、患者のエネルギーの消耗や疲労を少なくし、入浴効果を上げるためです。入浴は、健康な人のバイタルサインも大きく変化させます。患者の場合はさらに、入浴のバイタルサインなどへの影響をしっかり考慮する必要があります。

入浴効果を上げるためには、湯ぶねに入る時間は5分程度ですませることが望ましいでしょう。

循環器系の疾患がある場合には、とくに注意が必要です。

Question 8 入浴後、水分補給をするのはなぜ？

Answer 入浴によって発汗や不感蒸泄が活発になり、体内の水分が喪失して血液が濃縮されてしまうのを防ぐためです。久保田らの研究[1)]では、身体が脱水を起こすとヘマトクリット値が急激に上昇し、血液の粘度が高まって脳血流量が減少することもわかっています。

Question 9 かけ湯をしてから浴槽に入るのはなぜ？

Answer かけ湯をすることで身体を徐々に温め、初期血圧上昇を抑えるためです。まず足に湯をかけ、適温かどうかの確認をします。片麻痺がある場合は、麻痺側の感覚が鈍くなっているので、健側に湯をかけるようにします。次いで、末梢から中枢に向けて順にかけ湯を行い、身体がやや温まったところで浴槽に入ります。

Question 10 肩まで湯につかってはいけない患者がいるのはなぜ？

Answer 患者の状態によっては、肩まで湯につかると脈拍数や呼吸数の増加をまねく危険性があるからです。これは静水圧の作用によるもので、循環器疾患、呼吸器疾患などの患者は注意が必要です。

入浴中に身体の表面にかかる圧力を静水圧といいます。静水圧の大きさは水面からの深さに比例しますので、水面下に沈んだ部分が多いほど、受ける静水圧は大きくなります。ということは、肩まで湯につかると、静水圧が大きくなって体表面の静脈が圧迫され、心臓に押し戻される血流量が多くなり、拍出量も増加します。その結果、心臓に負担がかかることになります。

また、胸部に大きな静水圧がかかると横隔膜が押し上げられ、肺が圧迫されて容量が減ってしまいます。この容量の減少を補うために、呼吸数を多くせざるをえなくなり、呼吸が苦しくなることもあります。

このような患者は、心臓の位置くらいまでを湯につける、半身浴を実施します。

清拭

清拭を行うのはなぜ？

Answer 清拭は、ベッドに臥床したまま患者の身体を拭いて清潔にする方法です。**入浴に比べてエネルギーの消耗が少なく、呼吸・循環に及ぼす影響が少なくすみます。**清拭には、全身清拭と部分清拭があり、患者の状態や希望によってどちらにするか決めます。

清拭を行う第1の目的は、皮膚表面の垢や皮脂汚れを除去することです。皮膚に当たる面を40～42℃にしたウォッシュクロスで拭くことで末梢の血管が刺激され、血液の循環を促す効果もあります。また、筋肉を刺激することで、拘縮（こうしゅく）の予防にもつながります。

このような治療上の効果だけでなく、清拭を行うことで、入浴に近い爽快感を得ることができます。清拭時には、皮膚の状態（湿疹、発赤、乾燥、色つやなど）を観察し、褥瘡のできやすい部分はとくに注意して観察を行います。

患者にとっては、清拭が大きな負担になる場合もありますので、安楽な体位を保持し、援助の間は、顔色、表情、発汗、呼吸状態などに注意します。

前もって必要な物品をそろえ、疲労感を与えないように手際よく進めることが大切です。

看護師は、ボディメカニクスに基づいた正しい姿勢で清拭を行います。ベッドが低いと患者側にかがみこまなければならないので、腰痛の原因になります。ベッドを上げて両足を肩幅程度に開き、自然な姿勢で作業できるようにしましょう。患者の位置が看護師から遠いと、かがみこんだ姿勢を取らざるをえません。あらかじめ、患者を看護師に近づけるように、ベッドの端に寄せることも必要です。

清拭の必要物品

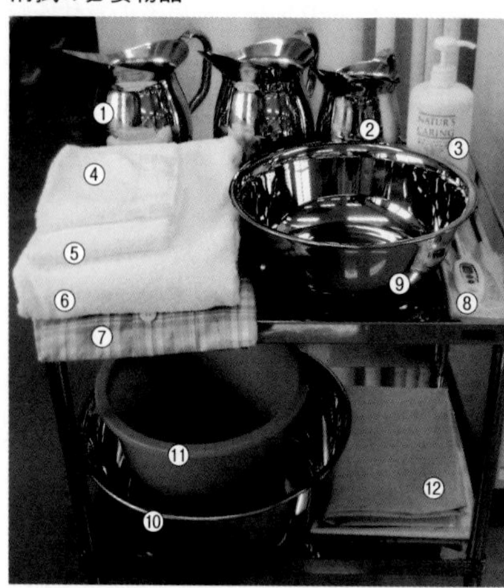

①ピッチャー（大）
②ピッチャー（小）
③ボディシャンプー
④ウォッシュクロス
⑤フェイスタオル
⑥バスタオル
⑦着替え（パジャマ）
⑧水温計
⑨ベースン（洗面器：小）
⑩ベースン（洗面器：小）
⑪バケツ
⑫処置用シーツ

Question 12 熱布清拭と石けん清拭を使い分けるのはなぜ？

Answer 熱布清拭にも石けん清拭にも、それぞれ利点と欠点があります。患者の体調や皮膚の状態によって、適している方法を選択する必要があります。

熱布清拭は、入浴に近い感じを与えることができます。70℃前後の熱い湯に浸して絞ったバスタオルで患者の身体をおおい、その上に乾いたバスタオルをかけて5～10分ほど蒸らした後、清拭します。入浴に匹敵するくらい身体が温まり、リラックス効果をもたらします。また、全身的な生理機能も高まり、腸管の蠕動運動を促進したり、褥瘡や血栓の予防効果、鎮痛の効果もあります。したがって、全身を清拭するためではなく、局所的にこの方法を用います。疲労感を感じさせずに比較的短時間で皮膚を清潔にできるのが利点ですが、汗やほこりは除けるものの、皮脂汚れは落とせません。体臭を取りきれない場合もあります。

これに対して石けん清拭は、脱脂作用や殺菌作用などによって汚れがきれいになり、患者の爽快感が増すという利点があります。しかし、皮膚の油脂成分を取り過ぎるという欠点もあります。石けん成分をきちんと拭き取らないと皮膚表面がアルカリ性に傾き、かえって皮膚の状態を悪化させます。また、全身の石けん清拭を行うと1時間近くかかり、体調のすぐれない患者には大きな負担になります。熱布清拭と石けん清拭を組み合わせると、より効果的です。

石けんの代わりに清拭剤や沐浴剤を使う方法もあります。使用が簡単で時間がかからず、疲労感も少なく、脱脂作用が少ないので皮膚の保護に有効などの利点があります。しかし、石けんに比べて汚れが落ちにくく、成分によっては瘙痒感や刺激が強い場合もあります。

いずれの方法であっても、清拭を行う場合は患者の体調や皮膚の状態を十分に観察し、負担が大きいと判断される場合は、複数の看護師でできるだけ短時間で終了させるという配慮も必要です。

Question 13 露出が少ないように気をつけるのはなぜ？

Answer 露出が少ないように配慮するのは、清拭中に身体が冷えないように保温するためです。室温は24±2℃に調節しましょう。また、患者の羞恥心を少しで

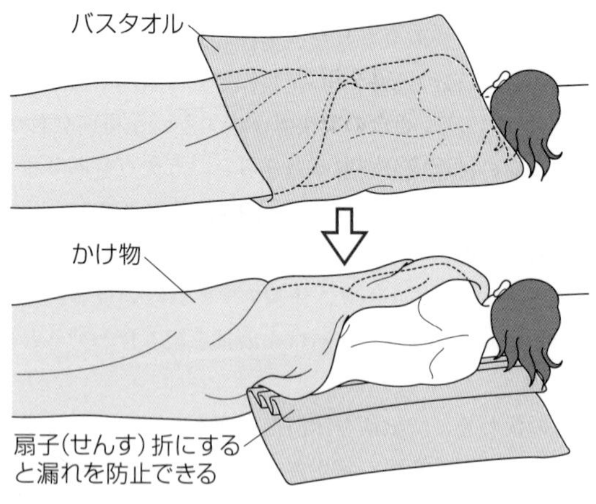

も軽減するという意味でも、露出を少なくする配慮が求められます。

清拭は、顔・首→上肢→胸部→腹部→下肢→背中→陰部というように、上半身から下半身に向けて行うのが基本です。露出部が少なくてすむように、徐々に拭く部分の寝巻きをずらしていきます。患者の状態により、寝巻きを全部脱いだ状態で清拭を行ったほうがよいと判断される場合は、できるだけ露出する部分を少なくするように、綿毛布やバスタオルで身体をおおうようにします。バスタオルを患者にかけるとき、取るときは、気流を起こさないように扱います。

清拭を行うに当たっては、患者に声をかけて了解を求め、プライバシーを守るためにカーテンを引きます。

Question 14 用意する湯の温度を52～60℃前後に設定するのはなぜ?

Answer 熱めの湯を用意するのは、準備中の温度低下を考慮するためです。室温が24℃の場合、湯の温度は1分経過するごとに1℃下がるとされています。ウォッシュクロスを洗う際にも、同様に湯の温度は1℃ずつ下がります。54℃の湯10Lをポリバケツに放置すると、10分間で約3℃の割合で湯温が低下するという報告もあります。準備に要する時間を考慮して、湯温を決めるようにしましょう。

一般的に、看護師が手を入れてウォッシュクロスを絞ることができる最高温度は、50～52℃です。しかし、手の感覚には個人差がありますので、自分で扱える湯温の限界を知っておくことも大切です。50～52℃の湯で絞ったウォッシュクロスを手に巻きつけている間に、温度はさらに下がります。実際に患者の皮膚を拭く時には、入浴とほぼ同じ40～42℃くらいになっていると思われます。

ただし、背部は冷覚が最も敏感な部位ですから、ほかの部位より熱めの湯で行います。

Question 15 ウォッシュクロスを手の中に畳み込むのはなぜ？

Answer ウォッシュクロスを畳(たた)み込むように持つのは、広げたままのウォッシュクロスではすぐに冷めてしまうからです。患者の皮膚に当たる面（掌側）に厚みを持たせ、ウォッシュクロスの端がひらひらしないようにするという意味もあります。患者の皮膚に当たる面のウォッシュクロスが薄いと、患者にとって看護師の指がごつごつと感じられることがあるからです。また、ウォッシュクロスの端がひらひらすると、その部分だけ温度が低くなり、患者の皮膚に当たったときに冷感を感じてしまいます。

ウォッシュクロスを手に畳み込む利点は、ほかにもあります。コンパクトに持つことによってシワがなくなり、一定の圧力をかけながらリズミカルに拭くことができます。また、ウォッシュクロスの全面が患者の皮膚に密着するようになります。ウォッシュクロスの面が広いと一部分だけが患者の皮膚に触れることになり、触れない部分の温度がどんどん下がってしまいます。

さらに、ウォッシュクロスを手に巻きつけることで、ウォッシュクロスのずれを防ぐことができます。看護師の爪で患者の皮膚を傷つける心配もありません。

Question 16 ウォッシュクロスを患者の肌から離さないように拭くのはなぜ？

Answer 一定の範囲を拭いているうちにウォッシュクロスは次第に冷めていきますが、皮膚にウォッシュクロスが密着していれば、患者はウォッシュクロスが冷めたことをそれほど感じないものだからです。しかし、ウォッシュクロスを皮膚から離してしまうと、再び皮膚に当たったときに、患者は冷たいと感じてしまいます。そのため、患者に冷感を与えることなく一定の範囲を拭くには、ウォッシュクロスを皮膚に密着させておく必要があるのです。

Question 17 看護師にとって遠位から近位に向かって拭くのはなぜ？

Answer たとえば、胸を拭くとき、看護師に近いほうから拭くと、せっかくきれいにしても、遠い部分を拭くときにきれいにした部分の上を汚れたウォッシュクロスが通り、再び汚す可能性があるからです。効率よく清拭を行うためには、遠い部分から拭き、最後に近い部分を拭くという原則を忘れないようにしましょう。

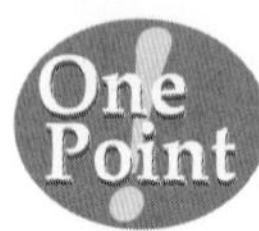

One Point!

ウォッシュクロスの畳み方

皮膚に接触する面に十分な厚みをもたせ、シワがないように、端が出ないように手に巻きつけます。湯に浸して絞ったウォッシュクロスを、母指だけを残し、三つ折りになるように掌に巻きつけます。このとき、ウォッシュクロスの端が手掌からはみ出ないようにすることがポイントです。垂れ下がっているウォッシュクロスを掌に向けて折りたたみ、余っている部分を手掌側に折り返します。

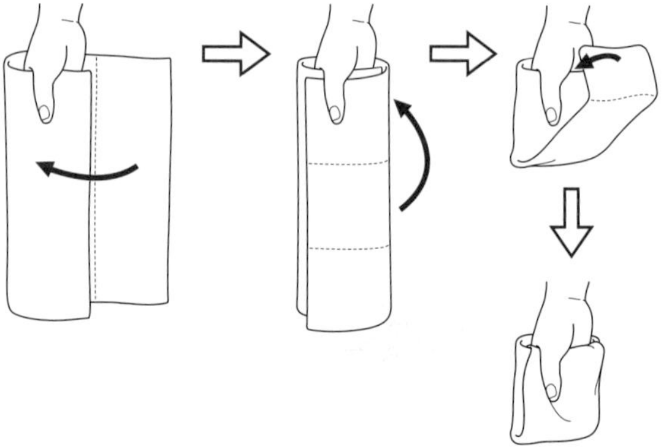

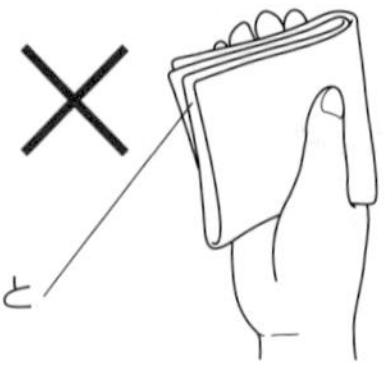

端がひらひらすると
温度が下がる

Question 18 筋の走行や腸の走行に沿って拭くのはなぜ？

Answer 清拭の際の拭き方のポイントは、①末梢から中枢に向けて、②筋や血管の走行に沿って、③腹部は腸の走行に沿って「の」の字を描くように、という3点です。

手や足は末梢から中枢に向けて拭きます。このやり方は、同時に筋に沿って拭くことになりますので、マッサージ効果も生まれてきます。

腹部は腸の走行に沿って清拭を行いますが、これは腸の蠕動運動を促進させるためです。上行結腸、横行結腸、下行結腸の順に、右腹部の下から上へ、上腹部の右から左へ、左腹部の上から下へ、「の」の字を描くように拭きます。へそを中心に同心円を描くようなつもりで外側に向かって拭いていきます。

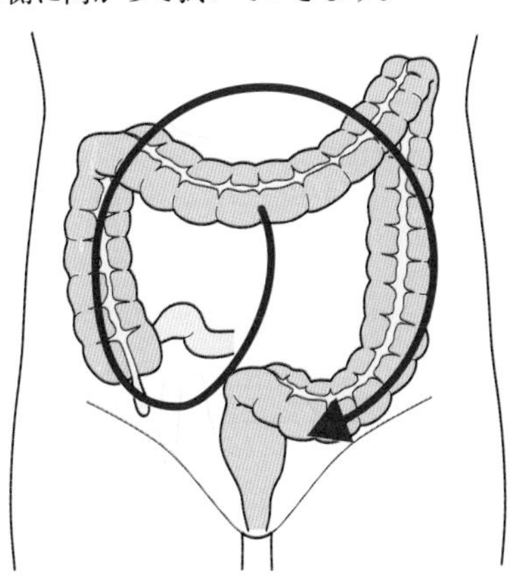

Question 19 石けん清拭の際、2回以上拭き取りが必要なのはなぜ？

Answer 石けん分が皮膚に残ると、皮膚を刺激して瘙痒感(そうよう)や発赤などの皮膚トラブルの原因になることがあるからです。石けんを用いて清拭を行った場合は、2回以上拭き取りを行います[2)]。熱めのタオルを絞り、清拭した部位を拭き取るようにすると、短時間で効率的に拭き取ることができます。

皮膚表面は皮脂膜によって弱酸性（pH4.5～6.5）に保たれています。これによって皮膚が保護され、細菌の増殖が抑えられています。石けんの多くは弱アルカリ性であるため、皮膚のpHを元の状態にするためにも、十分に拭き取りを行う必要があります。

なお、石けんは泡立てて使用したほうが、清拭をする前の皮膚のpHに戻りやすいという報告もあります[3) 4)]。

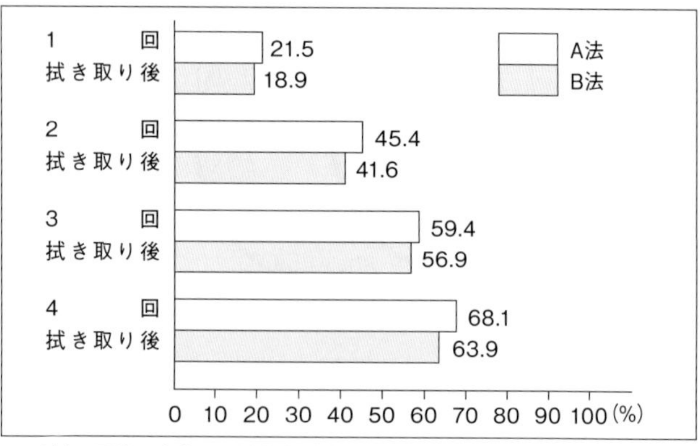

A法・B法の皮表pH減少率（清拭部位3か所平均）

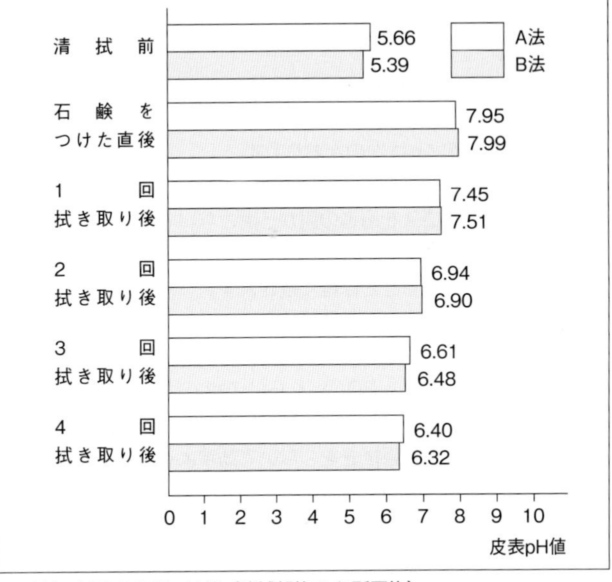

A法・B法の皮表pH値（清拭部位3か所平均）

山口らは、使用物品の異なる2つの方法（A法、B法）で、左右上肢、前胸部の3つの清拭部位の清拭を行い、その部位のpHを測定した。

方法や清拭部位による皮表pH値とpH値の減少率に顕著な違いはなかったが、皮膚のpH値は2度の拭き取りで約40%減少し、3回の拭き取りで約60%減少した

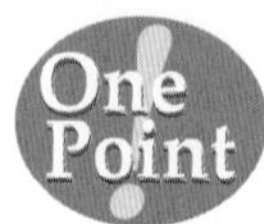

拭き方のポイント

拭き方のポイントは次のとおりです。

① ウォッシュクロスを患者の肌から離さないで拭く

末梢から中枢に向けて拭くときはある程度力を入れ、中枢から末梢に戻るときは軽く拭きます。

② 腕や足は一巻きするように拭く

末梢から中枢へと少しずつウォッシュクロスの位置をずらしながら、20 ～ 30cm くらいの幅で往復させ、そのままぐるりと一周するように拭き進みます。このようにすると、拭き残しや二重拭きをしないで効率よく進められます。

③ 胸部や腹部は円を描くように拭く

乳房は筋の走向に沿って外側から中心に向けて円を描くように拭き、下を拭き残さないように注意します。腹部は腸の走行に合わせて拭きます。

④ 関節を支えながら拭く

たとえば上肢の清拭を行う場合、腕全体を持ち上げてしまうと患者は苦痛や疲労感を感じます。前腕を拭くときには上腕をベッド上に置き、手首の関節を下から支えるようにすると患者の安楽感が増します。

●顔、目を拭く

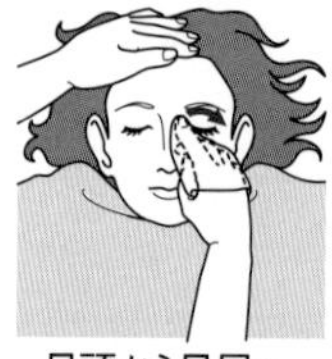
目頭から目尻へ

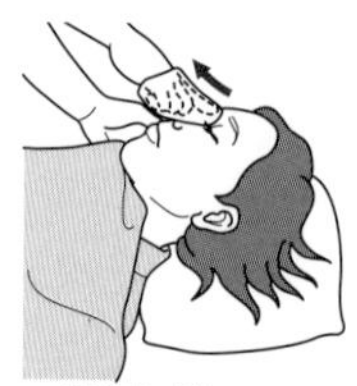
鼻梁に沿って

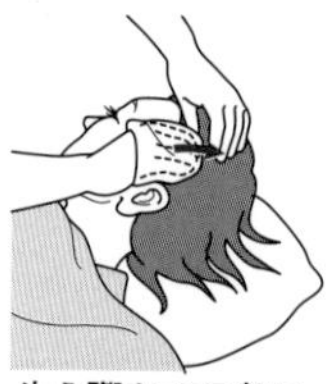
生え際まで丁寧に

●上肢を拭く

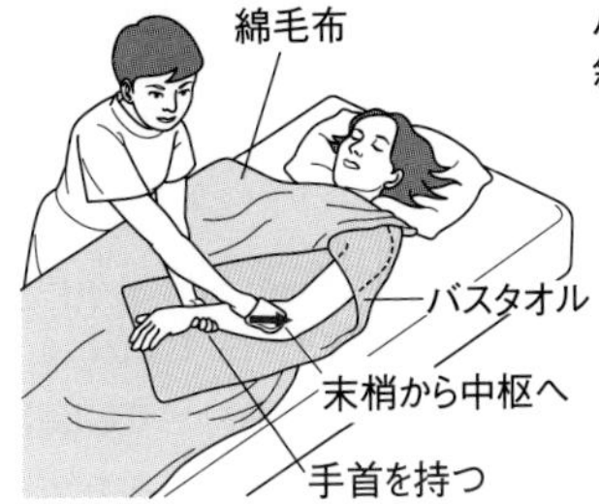

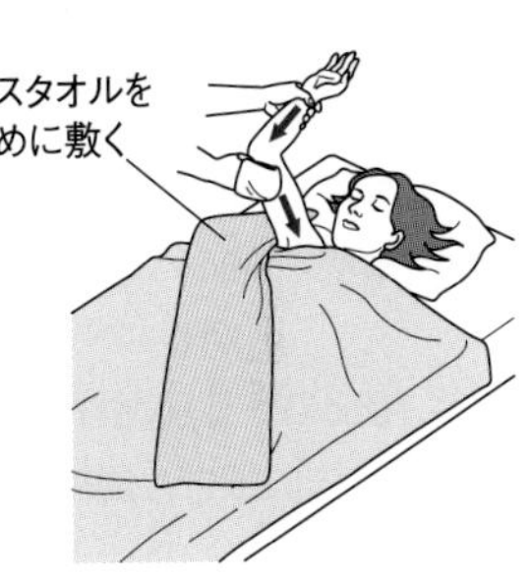

●胸部を拭く

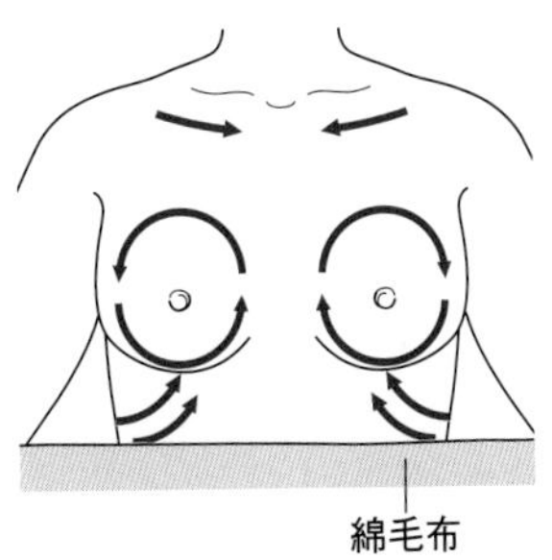

●腹部を拭く

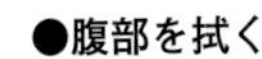

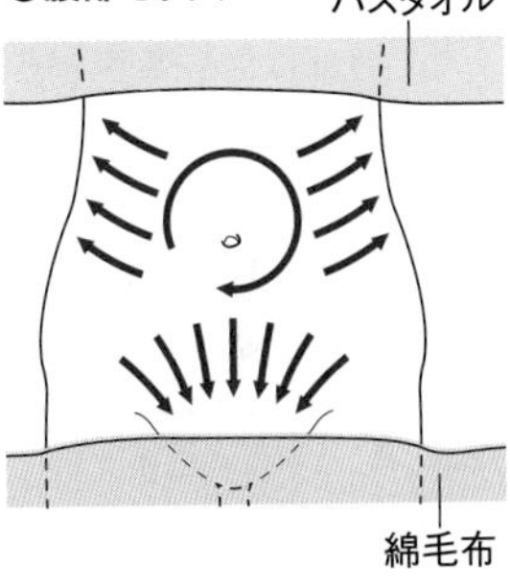

●下肢を拭く

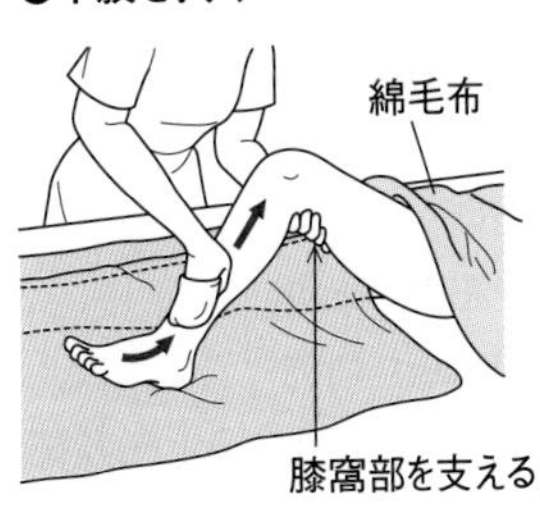

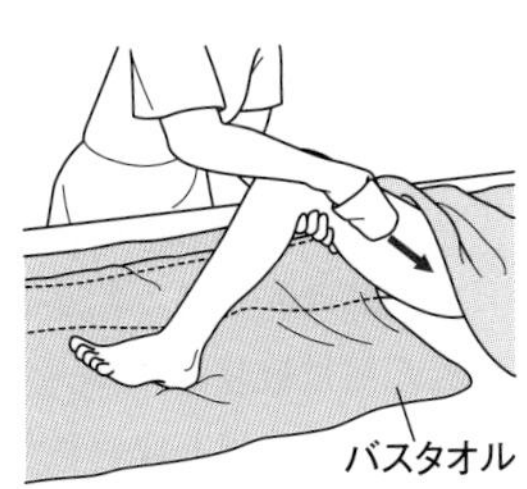

Question 20 患者によっては、背部を足より後に拭くのはなぜ？

Answer 拭く順番は、上半身から下半身へ、汚れの少ない部位から汚れている部位へ、というのが基本です。しかし、ベッド上で生活していると、足よりも背部や殿部、陰部のほうが汚れやすくなりますので、患者の状況によっては下肢を先に拭き、最後に発汗や排泄物などで汚れやすい背部や殿部、陰部を拭いたほうがよい場合があります。寝たきりでオムツを使用している患者は、背部や殿部、陰部などを最後に拭くとよいでしょう。

また、背部は最も寒さを感じる部分ですから、拭いた後にすぐに着衣できることも、背部を最後にする利点の１つです。

Question 21 十分に水分を拭き取るのはなぜ？

Answer 清拭は、入浴に比べればほとんど皮膚に水分は残りませんが、入浴ほど皮膚が温まりません。そのため、ほんのわずかであっても皮膚を濡れたままの状態にしておくと気化熱によって体表面の温度が下がり、寒気を感じます。拭き終わった部位は、速やかに水分を拭き取ることが大切です。拭き取りには乾燥したタオルを用います。

50名の健常被験者について遠藤らが行った研究[5)]によれば、清拭直後に水分を拭き取ることで皮膚温の上昇が速まり、60秒後から180秒の間は、拭き取ったほうの皮膚温が高いという結果が出ています。

また、水分を拭き取った後は、速やかに綿毛布をかけて保温することも必要です。同研究によれば、体温の保持に最も有効なのは、清拭後30秒以内に被覆することだといいます。

最後にマッサージをするとよいのはなぜ？

Answer 清拭には皮膚のマッサージ効果がありますが、最後に背部を腰椎から頸部に向けてマッサージをすると患者の爽快感が増します。

患者の希望を聞きながら、手のひらの広い面で軽く圧迫を加えていきます。ただし、背部や殿部は最も圧迫されやすい部位であるため、発赤がみられる場合のマッサージは厳禁です。

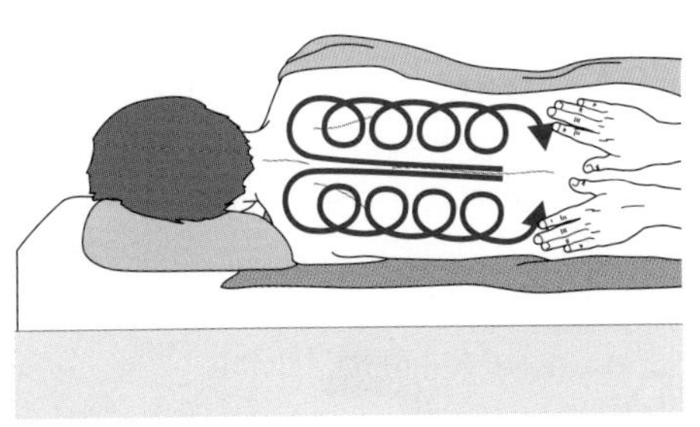

足浴

Question 23 足浴を行うのはなぜ？

Answer 足を温めることによって皮膚の清潔が保たれるだけでなく、血液の循環が促されて新陳代謝を高める効果があります。

角質化した皮膚が湿潤してやわらかくなるという効果もあります。爽快感や精神的な安らぎがもたらされることで、不眠の解消や疼痛コントロールにつながる場合もあります。

座位がとれる患者の場合は、ベッド脇に湯を入れた洗面器やバケツを置き、足を垂らして湯に浸します。座位がとれない患者の場合は、臥床したまま足浴を行います。

ベッド上の足元に湯を入れた洗面器を置き、膝を曲げた姿勢で湯に足を浸します。このとき、患者の意識の有無にかかわらず、必ず「左足を持ち上げますよ。お湯に浸しますよ」と、声をかけ

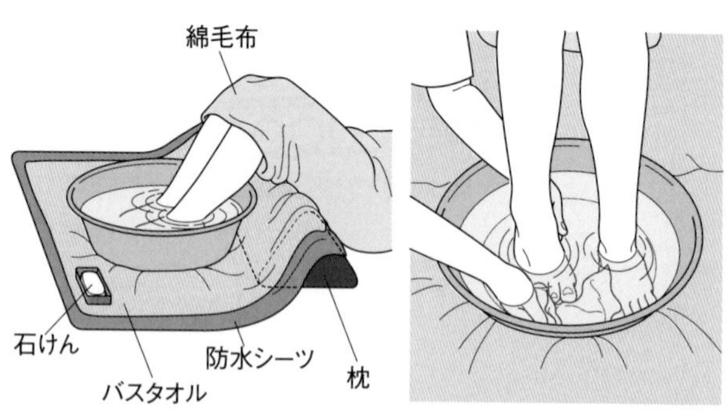

ることが重要です。寝ている患者には自分の足元が見えないので、予期しない動作によって驚かせてしまうこともあるからです。

患者の状態にもよりますが、足浴は4～5分を目安にします。あまり長い時間続けると、足だけの入浴であっても患者の負担になるからです。

Question 24 足浴の湯温をやや低めにするのはなぜ？

Answer 足湯を実施する際には、39～40℃とやや低めの湯を用意します。これは、足の皮膚温が全身の中で最も低いからです。

皮膚温と湯温との差が大きすぎると、不快感だけでなく、熱傷を発生させる危険性もあります。とくに、循環器疾患や糖尿病などで知覚鈍麻や神経麻痺がある場合は、湯の熱さを敏感に感知できませんので、必ず低めの湯で行いましょう。

陰部洗浄

Question 25 陰部洗浄を行うのはなぜ？

Answer 陰部は、排泄物や発汗などによって湿潤しやすい部位です。不潔な状態のままにしておくと細菌の繁殖をまねいて尿路感染症をひき起こしたり、強い臭気を発することになります。清拭だけでは清潔を保つことに限界がありますので、できればオムツ交換のたびに洗浄をして清潔に保つようにします。

陰部の洗浄を行う必要があるのは、入浴ができず、ベッド上での排泄を余儀なくされている患者です。

Question 26 陰部は前部から後部に向かって洗浄し、拭くのはなぜ？

Answer 前部から後部に向けて洗浄し、同様に前部から後部に向けて拭くのは、大腸菌などによる尿路感染を防ぐためです。陰部の清拭には強い羞恥心を伴いますので、声をかけて同意を得たうえで行います。不必要な露出を避けることも、もちろん必要です。

粘膜部分は敏感なので、湯の温度に注意しましょう。洗浄ボトルの湯を看護師の腕の内側に少量流して、熱すぎずないかどうか必ずチェックしてから行います。また、洗浄するときに使用するガーゼは、温度を確認した湯で十分に湿らせ、強くこすらないようにすることも大切です。皮膚の接触部分は丁寧に拭きます。女性は陰唇を開いて、男性は包皮を伸ばして拭き、陰のうの裏も合

女性

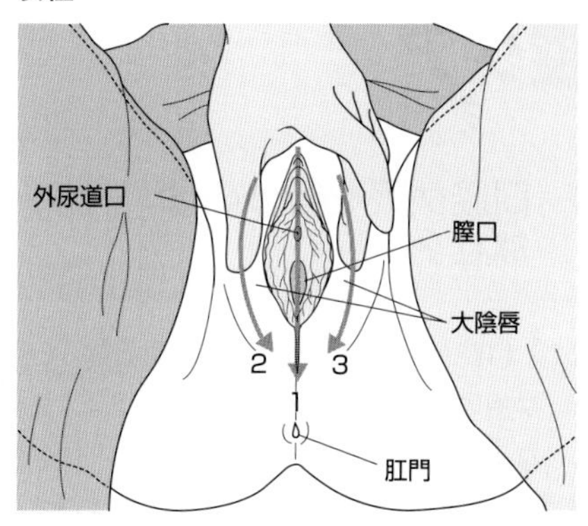

男性

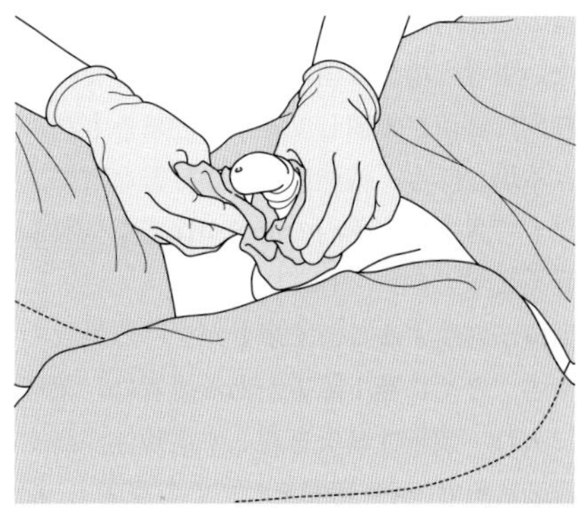

わせて拭きます。石けんを使用するときは、石けん分が残らないように湯をかけて洗い流すか、3回以上きれいに拭き取ります。

最後に会陰から肛門に向けて拭き、肛門裂溝(れっこう)に沿って皮膚の密着部を十分に拭きます。

口腔ケア

Question 27 口腔ケアを行うのはなぜ?

Answer 口腔ケアの第一の目的は、健康な人と同様に齲歯(うし)や歯周病、口臭などを防ぐためです。気分が爽快になることによって、食欲を促すことにもつながります。また、看護者にとっては、患者の口腔内を観察するよい機会になります。

しかし、臨床現場における口腔ケアの第一の意義は、自浄作用が衰えた患者の口腔内の保清にあります。とくに、経口的に栄養摂取ができない患者の場合は唾液分泌が少なくなって自浄作用が弱まり、口腔内に細菌が繁殖して感染の危険性も高まります。経口摂取ができる場合でも、機能的な運動障害などによって適切なブラッシングができずに口腔内の清潔が保てなくなると、同様に自浄作用は衰えます。

口腔内に細菌が増殖することで患者が受ける最大のダメージは全身感染症です。とくに嚥下(えんげ)障害がある患者は、誤嚥(ごえん)をすることで細菌が肺に入り、誤嚥性肺炎を起こす危険性が高くなります。

人工呼吸器装着患者、気管切開をしている患者も、細菌がチューブに沿って肺に侵入する危険性が高いといえます。心疾患患者の場合は、歯垢の細菌が血液内に流入して一過性の菌血症を起こし、感染性心内膜炎を起こす危険性もあります。

MEMO

自浄作用

口腔内では、咀嚼運動によって唾液の分泌が促され、さらに食べ物との接触も加わって細菌が口腔内粘膜や舌、歯の表面などに付着・増殖するのを防いでいます。これを、口腔内の自浄作用といいます。

しかし、経口摂取ができない患者は唾液の分泌が少なくなり、自浄作用が弱くなってきます。経口摂取ができる場合でも、口腔内が不潔になると自浄作用が発揮されなくなります。

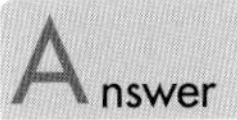

Question 28 口腔内に細菌が繁殖するのはなぜ？

Answer 口腔内は37℃前後に保たれており、細菌の繁殖に欠かせない「温度・湿度・栄養」の３条件がそろっています。

口腔内の細菌は約300種、数千億個ともいわれており、歯垢（プラーク）1mgには10億を超える細菌が存在しています。口腔内の清潔が保たれないと、細菌の増殖にとっての条件がそろっているだけに急激に増殖し、1兆個近くになるともいわれます。

嚥下障害

中枢神経や末梢神経の障害、筋肉の障害、口内の手術や腫瘍、加齢などによって、口腔、咽頭、食道を経て胃に食べ物を送り込む運動に支障が生じた状態をいいます。食べ物や水分、口腔内細菌などが気道に入り込むと、誤嚥性肺炎を起こす危険性があります。

Question 29 口腔ケアを行うためにケア用品を選ぶのはなぜ？

Answer 一般症状や口腔内の状態は、患者によって異なります。適切な口腔ケアを行うためには、患者の状態を観察し、最もふさわしい物品を選択する必要があります。

一般的な口腔ケア用品

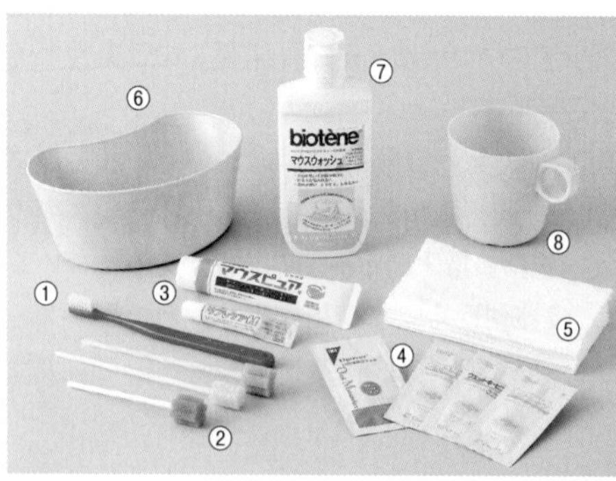

①歯ブラシ
②スポンジブラシ
③保湿剤
④保湿剤（個包装）
⑤ガーゼ
⑥ガーグルベースン
⑦口内洗浄液
⑧コップ

ケア用品には、歯ブラシ、歯間ブラシ、デンタルフロス（歯間掃除用の糸）などがあります。肢体不自由者、高齢者、小児などは、電動歯ブラシを使用すると自分でブラッシングできる場合もあります。

また、全身状態が悪化して口を開き続けることが困難な場合や疲労が激しい場合などは、スポンジブラシや綿棒を用いて看護師が清拭を行うことも必要です。

気管内挿管をしている患者の口腔ケアは、とくに重要です。口腔内の細菌がチューブのカフ上部に貯留し、下気道に流入することによって人工呼吸器関連肺炎（VAP）をひき起こす大きな原因になるからです。このような患者は、1日に4～6回の口腔ケアを行うのが理想的です。ケア中の誤嚥の危険性を少なくするために、チューブのカフ圧が、20～30cmH_2Oであることを確認してから、口腔ケアを実施します。

Question 30 急性期の片麻痺患者の口腔ケアで、ベッドを30度アップするとよいのはなぜ？

Answer ベッドを30度にするのは、口腔ケア中に反射的に唾液を誤嚥するのを防ぐためです。ベッドに寄りかかるようにした状態で頭と肩に枕を当てて、ややうつむき加減の姿勢にします。このような姿勢をとると、気管が広がらないため、誤嚥を防ぐことにつながります。

30度という角度は患者にとって安楽な姿勢でもあるため、リラックスしてケアを受けられるという利点もあります。とはいえ、片麻痺患者や高齢者は、常に誤嚥の危険性があることをしっかりと頭に入れてケアを行うことが必要です。

Question 31 義歯を着けた人でも口腔ケアが必要なのはなぜ？

Answer 口腔内の細菌は、歯のあるなしにかかわらず、条件さえそろえば増殖するからです。細菌が粘膜や舌の表面で増殖すると、誤嚥性肺炎をひき起こす危険性もあります。総義歯を着けた患者は、「歯がないのだから歯磨きは必要ない」と、口腔ケアに消極的な態度を示す場合もあります。しかし、口腔ケアは単に齲歯を防ぐためだけに行うものではないことをわかりやすく説明し、納得してもらうことが大切です。

なお、原則的に、夜間は義歯を外し、歯肉を安静にします。義歯を着けたままでいると、義歯と粘膜が常に接触しているために細菌や真菌の刺激で粘膜の腫れや口内炎の原因になります。

舌苔（ぜったい）

舌の上に生じる白あるいは黄褐色の苔（こけ）状のものです。上皮細胞、リンパ球、食事の残渣（ざんさ）などからできます。

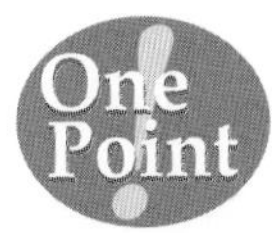

義歯の取り扱い

義歯の手入れは、患者本人が行えない場合は看護師が行います。患者に義歯をガーゼの上に取り外してもらうか、あるいは看護師が上下に軽く動かして取り外します。上顎は義歯をしっかりつかみ、後ろ側を下に下げて取り外します。下顎は義歯の端を引き上げると外せます。

流水で洗い、義歯用のやわらかい歯ブラシでブラッシングします。洗浄中に義歯を落として破損することがないように、下に水を張った容器を置いておきましょう。汚れがひどいときは、洗浄液につけておきます。

なお、夜間や意識混濁時、衰弱しているときなどは義歯を外し、水を張った容器に浸しておきます。

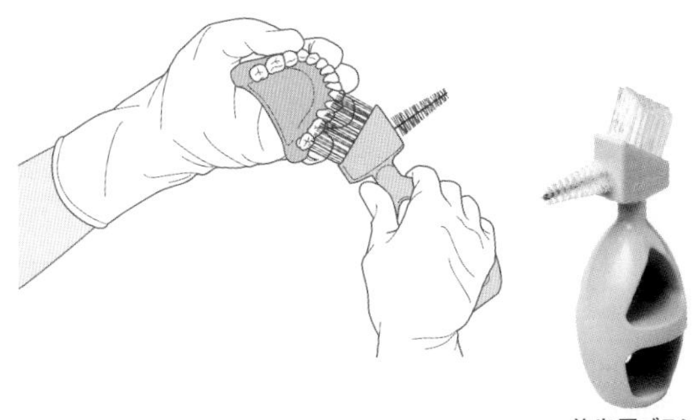

義歯用ブラシ

洗髪

Question 32 ケリーパッドに空気を入れすぎないようにするのはなぜ？

Answer 空気を入れすぎると、後頭部がケリーパッドの底面につかず不安定になるためです。反対に空気が少なすぎると、湯がケリーパッドからこぼれ出たり、患者の寝衣を濡らす可能性があります。

患者によって適宜調節する必要がありますが、一般的にはケリーパッドの2/3に空気を入れます。

Question 33 安楽な体位に気をつけるのはなぜ？

Answer 洗髪中は同一体位を維持しなければなりませんので、エネルギーの消耗を最小限にし、疲労を少なくするために、安楽な体位に気をつける必要があります。

ポイントは、患者の頭部と肩部の位置がほぼ水平に保たれるように、頸部から肩にかけて、小枕や丸めたバスタオルを挿入することです。これによって頭部とケリーパッドの段差がなくなり、安楽な体位を安定して保つことができるようになります。また、この体位は、湯が背部に入るのを防ぐことにもつながります。

より安定した姿勢を維持するために、膝の下に枕やクッション

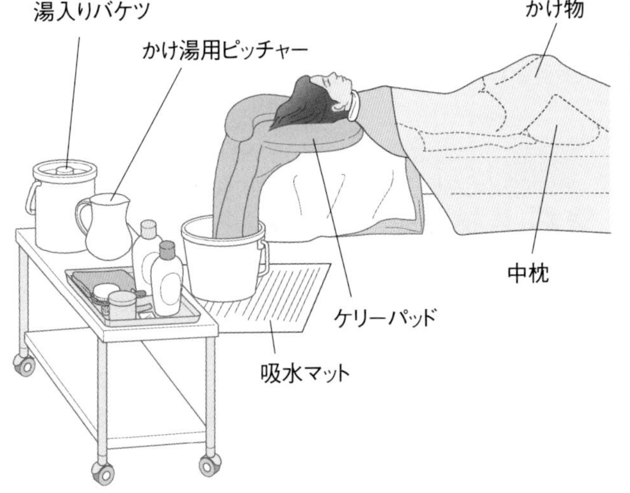

を当て、膝を軽く屈曲させます。これは、腹部の緊張を緩和するためにも効果的です。ベッドと身体の間の隙間をなくすことで基底面が広がり、患者は安楽な状態で同一体位を維持しやすくなります。

片手で頭を支えながら洗うのはなぜ？

Answer

洗髪を行うとき、片手で患者の頭を支えながら頭皮を洗ったほうがよいのは、一定の圧力をかけて洗うため、揺すられることで眩暈（げんうん）や嘔気を生じることが多いからです。

臥床している時間が長い患者ほどこうした傾向があります。患者に与える振動がなるべく少なくなるように、洗浄で加わる圧力の反対側をもう一方の手で支え、洗うようにします。

Question 35 シャンプーの泡や水分を十分に拭き取るのはなぜ？

Answer 指の腹を使って患者の髪や地肌を洗った後は、湯ですすぐ前にタオルで泡を拭き取ります。これは、余分な泡を拭き取ることで、手ばやくすすげるようにするためです。湯の量が少なくてすみ、患者の疲労を少なくするうえでも有効です。

洗髪後は乾いたタオルで十分に水分を拭き取り、ヘアドライヤーで髪と地肌を乾かします。地肌が濡れたままの状態では、気化熱によって体温が奪われ、寒気を感じることがあります。

参考文献

1) 久保田一雄、田村耕成、倉林均他：草津温泉浴の血圧、心拍数、血漿コルチゾール並びにヘマトクリットに及ぼす影響、日本温泉気候物理医学会雑誌、60（2）：61-68、1997
2) 山口瑞穂子他：清拭における石けんの皮膚残留度の研究、順天堂医療短期大学紀要、1：12-19、1990
3) 深田美香ほか：石鹸清拭の効果的な方法に関する検討—石鹸の泡立てによる石鹸成分の除去効果について、日本看護研究学会雑誌、26（5）：169-178、2003
4) 谷澤智子ほか：石けん清拭の皮膚残留度における拭き取り回数の分析、患者群と看護師群の比較、看護技術、51（4）：332 ～ 334、2005
5) 遠藤芳子他ほか：温湯清拭による前腕皮膚温変化の測定—清拭直後に乾布で水分を拭き取る科学的意義、山形保健医療研究、2：41 - 44 、1999

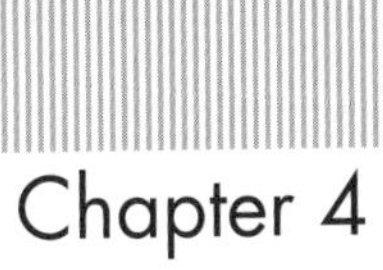

Chapter 4

食事援助のなぜ

Question

Answer

Question 1 食事援助を行うのはなぜ？

Answer 多くの場合、療養中の患者の食欲は低下し、障害によって通常の食物摂取が難しくなっています。食事援助を行う意味は、こうした患者に対して、十分な栄養摂取と、楽しく安楽な食事ができるようにすることです。

また、障害をもつ患者に対して、障害に応じた環境や姿勢を整えることも、食事援助の重要な要素です。

食事は、単に生命の維持や活動エネルギー源として必要なだけでなく、日々の生活の楽しみであり、人間関係を築く社交の場でもあります。つまり、食事をすることは、人間が生きるうえで必要不可欠な行為といえます。

それに加えて、健康を害している人にとって、食事や栄養摂取は回復のための重要な要素になります。というのは、疾患を抱えていても、障害を受けた臓器や組織は生理的に正常になろうとする働きがあるからです。そのため、運動量が少なくても、健康人と同様以上のエネルギーや栄養が必要になるといわれています。

Question 2 経口摂取をめざすのはなぜ？

Answer 意識障害や嚥下障害、口腔内の障害など、さまざまな疾患によって経口で栄養摂取ができない患者には、経管栄養や中心静脈栄養などが行われます。

食事は単に生命維持に必要な栄養を補給するためだけのものではなく、生きる喜びや楽しみにつながる大事な行為です。できるだけ経口摂取をめざすのは、こうした喜びや楽しみが闘病意欲を高めることにつながり、さらに日常生活のリズムを取り戻すことにもつながるからです。患者の回復に合わせて、経口的に食事ができるように摂取能力をアセスメントしていく必要があります。

なお、発熱、下痢、悪心・嘔吐、嚥下痛（えんげ）、嚥下障害、味覚障害など、経口での食事を阻害する要素がある場合は、それぞれの障害の原因を確かめるとともに、症状に応じた食事内容の検討も必要です。

Question 3 年齢や性別などにより、食事摂取基準が異なるのはなぜ？

Answer 2005（平成17）年4月から用いられる『日本人の食事摂取基準』は、健康な個人または集団を対象として、国民の健康の維持・増進、エネルギー・栄養素欠乏症の予防、生活習慣病の予防、過剰摂取による健康障害の予防を目的とし、エネルギーおよび各栄養素の摂取量の基準を示すものです。

エネルギーについて1種類（推定エネルギー必要量）、栄養素について5種類（推定平均必要量、推奨量、目安量、目標量、上限量）の指標が設定されています。栄養摂取過剰の予防や生活習慣病予防に重点を置いています。

推定エネルギー必要量は、個々の基礎代謝量をベースに、3段階に区分された身体活動レベルと組み合わせて算出することができます（成人の場合）。基礎代謝量は性別、年齢によって異なり、身体活動レベルもそれぞれ異なるため、推定エネルギー必要量は異なってきます。また、個人で必要な健康の維持・増進の程度が異なることから、栄養素の推定平均必要量、推奨量、目安量、目標量、上限量も異なります。

一般に推定エネルギー必要量は一定の年齢を越えるとともに低下しますが、これは基礎代謝量が低下するためです。

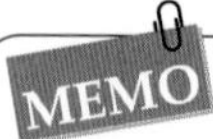

基礎代謝量

基礎代謝量とは、睡眠、安静など、活動をしないときでも最低限必要とされるエネルギーです。つまり、人間が生きていくために必要な最低限のエネルギーのことです。

これに、身体活動レベルに応じた数値を掛けたものが、1日に必要とされる推定エネルギー必要量です。

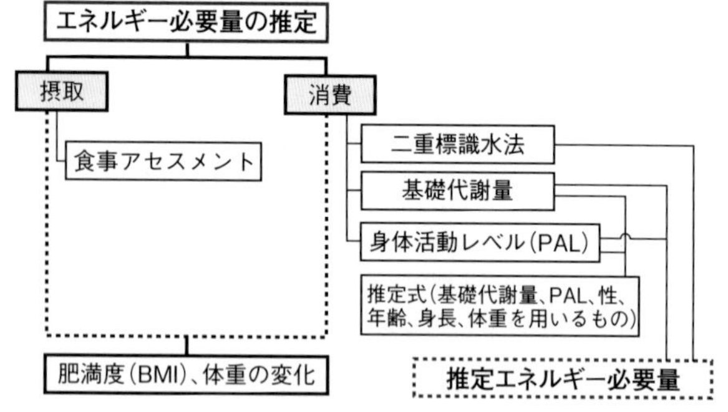

図1　エネルギー必要量を推定するための測定法と体重変化、体格(BMI)、推定エネルギー必要量との関連

エネルギー必要量の推定には、エネルギー摂取量ではなく、エネルギー消費量から接近する方法が広く用いられている（図1）。

二重標識水法は2週間程度の（ある程度習慣的な）エネルギー消費量を直接に測定でき、その測定精度も高いため、エネルギー必要量を推定するための有用な基本情報を提供してくれる。

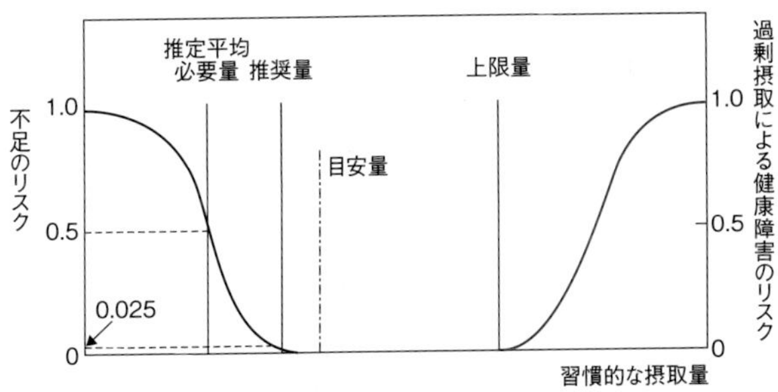

図2 食事摂取基準の各指標（推定平均必要量、推奨量、目安量、上限量）を理解するための模式図

不足のリスクが推定平均必要量では0.5（50%）あり、推奨量では0.02～0.03（中間値として0.025）（2～3%または2.5%）あることを示す。上限量以上を摂取した場合には、過剰摂取による健康障害が生じる潜在的なリスクが存在することを示す。そして、推奨量と上限量との間の摂取量では、不足のリスク、過剰摂取による健康障害が生じるリスクともにゼロ（0）に近いことを示す。

目安量については、推定平均必要量ならびに推奨量と一定の関係を持たない。しかし、推奨量と目安量を同時に算定することが可能であれば、目安量は推奨量よりも大きい（図では右方）と考えられるため、参考として付記した。目標量については、推奨量または目安量と、現在の摂取量中央値から決められるため、ここには図示できない。

表1　推定エネルギー必要量（kcal/日）

性別	男性			女性		
身体活動レベル[1]	Ⅰ	Ⅱ	Ⅲ	Ⅰ	Ⅱ	Ⅲ
0～5（月）	—	550	—	—	500	—
6～8（月）	—	650	—	—	600	—
9～11（月）	—	700	—	—	650	—
1～2（歳）	—	950	—	—	900	—
3～5（歳）	—	1,300	—	—	1,250	—
6～7（歳）	1,350	1,550	1,750	1,250	1,450	1,650
8～9（歳）	1,600	1,850	2,100	1,500	1,700	1,900
10～11（歳）	1,950	2,250	2,500	1,850	2,100	2,350
12～14（歳）	2,300	2,600	2,900	2,150	2,400	2,700
15～17（歳）	2,500	2,800	3,150	2,050	2,300	2,550
18～29（歳）	2,300	2,650	3,050	1,650	2,000	2,300
30～49（歳）	2,300	2,700	3,050	1,750	2,050	2,350
50～64（歳）	2,200	2,600	2,950	1,650	1,950	2,250
65～74（歳）	2,050	2,400	2,750	1,550	1,850	2,100
75以上（歳）[2]	1,800	2,100	—	1,400	1,650	—
妊婦（付加量）[3] 初期				+50	+50	+50
中期				+250	+250	+250
後期				+450	+450	+450
授乳婦（付加量）				+350	+350	+350

1 身体活動レベルは、低い、ふつう、高いの３つのレベルとして、それぞれⅠ、Ⅱ、Ⅲで示した。

2 レベルⅡは自立している者、レベルⅠは自宅にいてほとんど外出しない者に相当する。レベルⅠは高齢者四節で自立に近い状態で過ごしている者いも適用できる値である。

3 妊婦個々の体格や妊娠中の体重増加量、胎児の発育状況の評価を行うことが必要である。　〔厚生労働省：日本人の食事摂取基準（2020年版）〕

Question 4 事前に室内の環境を整えておくのはなぜ？

Answer 清潔で落ち着いた食事環境を整えることで、気持ちよく安心して食事をしてもらうためです。その意味で、環境整備はとても重要です。また、患者に合った環境を整えることで、1人で食事を取ることが可能になる場合もあります。

まず、気持ちよい環境をつくるためにベッド周りを片づけ、窓を開けて空気を入れ替えます。視覚や嗅覚に不快な影響を与えがちなもの（便器や尿器など）も片づけます。オーバーテーブルの上に食膳を置けるように、準備します。

食欲の亢進や不振が起こるのはなぜ？

Answer 食欲のメカニズムはまだ完全には解明されていませんが、間脳の視床下部にある2つの食欲に関する中枢（満腹中枢と摂食中枢）が、互いにバランスをとりながら食欲を調節しているとされています。

短期的な調節は、血中グルコースや血中インスリン、血中遊離脂肪酸などの体液情報と胃壁伸展刺激の神経刺激によってコントロールされています。

食欲は視覚、嗅覚、味覚など、さまざまな感覚や精神機能に影響されており、疾病によって食欲が減退している患者に対しては、視覚や味覚など、精神的な部分を刺激して食欲を促す工夫が必要です。

食欲を亢進させる要因として考えられるのは、糖尿病、過食症、多食症、甲状腺機能亢進症、ステロイド剤内服中、胃・十二指腸潰瘍、過酸性胃炎などです。一方、食欲不振をひき起こす要因として考えられるのは、慢性胃炎、肝機能低下または不全、腹部膨満といった消化器の異常、便秘、全身の炎症反応、口腔内の衛生状態、体温の上昇、薬物の副作用、精神的ストレス、情緒不安定、病室の環境、食事内容などです。

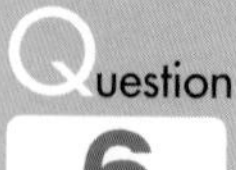

座位、または半座位にするのはなぜ？

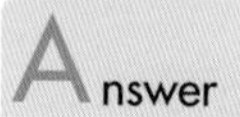

食べ物が口腔から食道を通って胃に至る過程は、解剖学的にみて、座位が最も合理的であるためです。重力によって食塊が食道から胃に送り込みやすくなるので、誤嚥を予防することができます。意識レベルを清明にし、摂食動作を阻害しないためには、背もたれなしで食事をするのが最もよいのですが、食事の介助を必要とする患者のほとんどは、こうした姿勢を維持することが困難です。

そこで、30～80度くらいまでベッドをアップし、背中や両サイドにクッションや枕を置いて、身体が左右に傾かないように保持する必要があります。

Question 7 食事台の高さを調節するのはなぜ？

Answer 安全に食事をするためです。高さは患者に応じて調節します。患者の障害の程度に応じて調節しますが、基本的にはテーブルに肘（ひじ）から手首まで乗せたとき、肘の角度が90度前後になるようにします。

テーブルが高すぎると、食器が転倒しやすいだけでなく、顎をあげた姿勢で食事をすることになるため、誤嚥の危険性が高くなります。反対にテーブルが低すぎると、食器と口元までの距離が長くなってこぼしやすくなります。また、テーブルに寄りかかることで、転倒の危険性が大きくなる場合もあります。

いずれにしても、患者の機能障害に関するアセスメントを行ったうえで対応することが必要です。

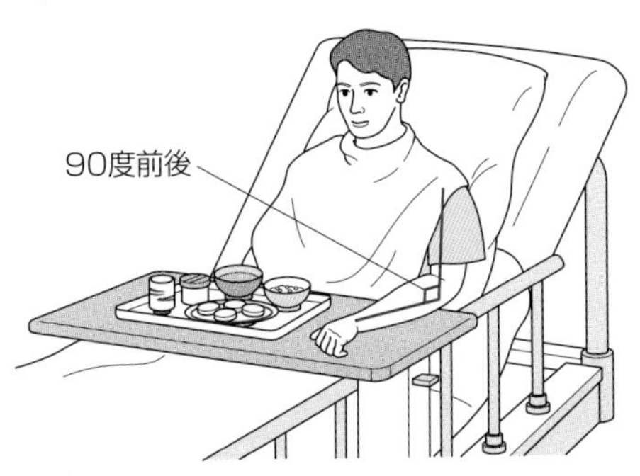

Question 8 片麻痺がある患者は健側を下にした体位にするのはなぜ？

Answer 健側を下にした側臥位を取ることで、重力によって食べ物が健側の咽頭に集まり、嚥下しやすくなるためです。誤嚥の予防にもつながります。

安静時の顔貌（患側での鼻唇溝の消失、口角の下降、眼瞼の開大など）、舌を出したときの傾き（舌が患側に傾いて突出）、前口蓋弓を刺激したときの軟口蓋の動き方（健側のみ上がる）などを観察することによって、健側・患側を確認する必要があります。

介助をする場合は、健側のほうから行います。

MEMO サイレント・アスピレーション

誤嚥をすると、むせる、咳が出る、声が湿声になって痰が増える、発熱するなどの徴候が現れます。しかし、誤嚥をしても、徴候がほとんど現れないこともあります。これをサイレント・アスピレーションといいます。採血をしても炎症反応が低い値しか示さない、肺に感染を起こしていても微熱しか出ないという場合もあります。それでも誤嚥が疑われる場合は、肺のレントゲン、聴診、食道造影などを行います。

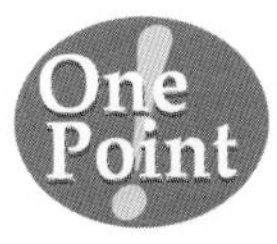

嚥下のメカニズム

嚥下は、舌、軟口蓋、甲状軟骨（喉仏）、輪状軟骨、輪状咽頭筋などの一連の動きによって行われます。

咀嚼が終わると舌の先端が挙上して口蓋に押し付けられ、軟口蓋が咽頭後壁に接触して鼻腔への食塊の流れ込みを防ぎます。次に、舌全体を軟口蓋に付け、奥舌から食塊を喉頭蓋へと送り込みます。さらに舌根部を咽頭後壁に押し付け、食塊を咽頭に送り込みます。そのとき、喉頭蓋によって気管が閉じられ、食物が入るのを防ぎます。

次に甲状軟骨と輪状軟骨が前上方に動き、輪状咽頭筋が弛緩して食道入り口が開き、食塊を食道に送り込みます。

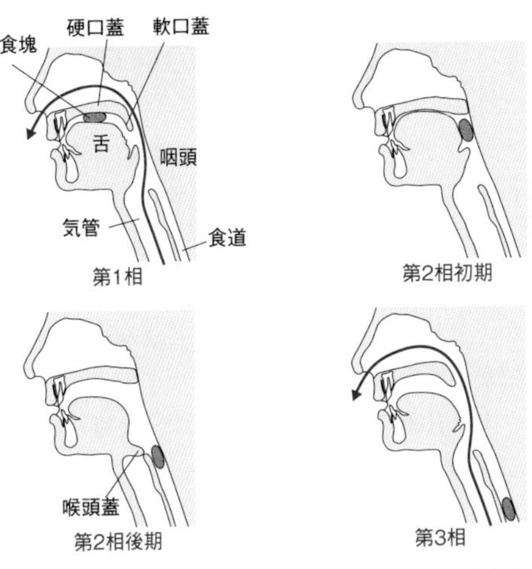

Question 9 はじめに、お茶や汁物などの流動食を飲むのはなぜ？

Answer お茶や水によって口腔内の粘膜や食道を湿らせ、食べ物の通りをスムーズにするためです。胃液の分泌を促す効果もあります。

ストローを用いる場合は、口角に2cmくらいくわえてもらい、「吸ってください」と声をかけます。先を曲げることができるストローは、容器の形によって短いほう、長いほうのどちらを口に入れたほうが飲みやすいか判断します。

Question 10 嚥下障害のある人の食事にとろみをつけるのはなぜ？

Answer 嚥下機能が低下したり、咽頭や食道が狭くなったりすると、つるりとした食べ物、とろりとした食べ物のほうが通過しやすくなるからです。

水分や汁物にとろみをつけると、気管に入ってむせるのを予防できますが、とろみを強くつけすぎると飲み込みにくくなり、咽頭への残留が多くなって誤嚥につながります。

嚥下しやすい食事の状態は、硬すぎず、食塊としてまとまりやすく、喉ごしのよいものです。きざむ、裏ごしする、つぶす、ミキサーにかけるなどの工夫をして食べやすいペースト状にしたり、ゼラチンや寒天でとろみをつけます。

学会分類2021（とろみ）早見表

	性状の説明（飲んだとき）	性状の説明（見たとき）
段階1：薄いとろみ	「drink」するという表現が適切なとろみの程度 口に入れると口腔内に広がる液体の種類・味や温度によっては、とろみが付いていることがあまり気にならない場合もある 飲み込む際に大きな力を要しない ストローで容易に吸うことができる	スプーンを傾けるとすっと流れ落ちる フォークの歯の間から素早く流れ落ちる カップを傾け、流れ出た後には、うっすらと跡が残る程度の付着
段階2：中間のとろみ	明らかにとろみがあることを感じ、かつ「drink」するという表現が適切なとろみの程度 口腔内での動態はゆっくりですぐには広がらない 舌の上でまとめやすい ストローで吸うのは抵抗がある	スプーンを傾けるととろとろと流れ落ちる フォークの歯の間からゆっくりと流れ落ちる カップを傾け、流れ出た後には、全体にコーテイングしたように付着
段階3：濃いとろみ	明らかにとろみが付いていて、まとまりがよい 送り込むのに力が必要 スプーンで「eat」するという表現が適切なとろみの程度 ストローで吸うことは困難	スプーンを傾けても、形状がある程度保たれ、流れにくい フォークの歯の間から流れ出ない カップを傾けても流れ出ない（ゆっくりと塊となって落ちる）

（日本摂食・嚥下リハビリテーション学会嚥下調整食分類、2021）

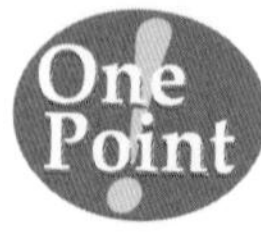

頸部を前屈させる

座位あるいは半座位で食事をするときは、誤嚥を防ぐために、顎が上がらないように枕で調節し、顎と首の間に指３～４本(あるいはげんこつ）が入る程度に、ややうつむき加減で首を保つようにします。患者の視線が前方を向く程度に枕を当てるのがポイントです。

枕の当て方が足りないと視線が上向きになり、誤嚥の危険性が増します。反対に枕を当てすぎると視線が胸元に行くようになり、嚥下しにくくなります。

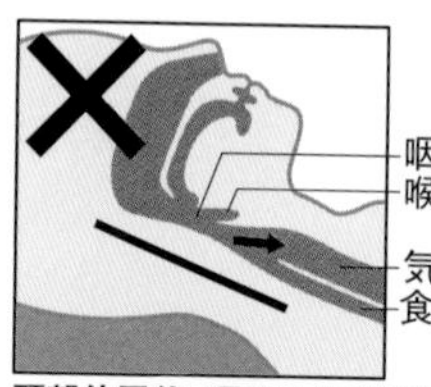

頸部伸展位:咽頭と気管が直線となり誤嚥しやすい

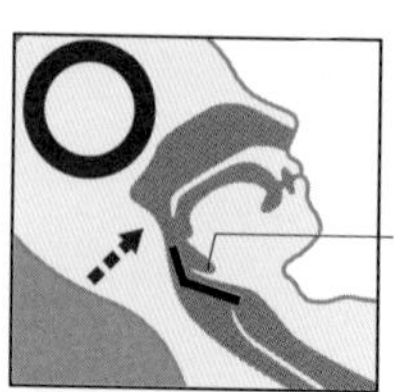

頸部前屈位:咽頭と気管に角度がついて、誤嚥しにくい

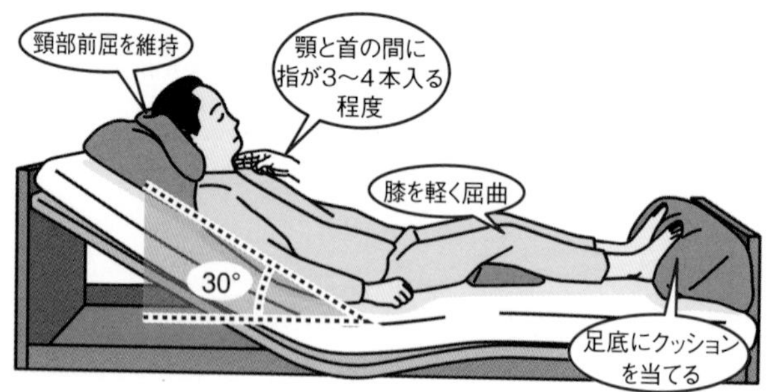

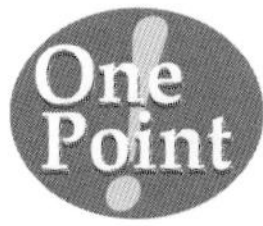

口に入れる１回量

　誤嚥を防ぐためには、口に入れる量を考慮する必要があります。適切な１回量は、ティースプーン１杯程度。口に入れる量が多すぎると咀嚼や嚥下がしにくくなります。

　介助する場合は、食べ物をのせたスプーンを舌の先端から中央部あたりに置き、患者に口を閉じてもらってから、やや上に向けてスプーンを引きます。

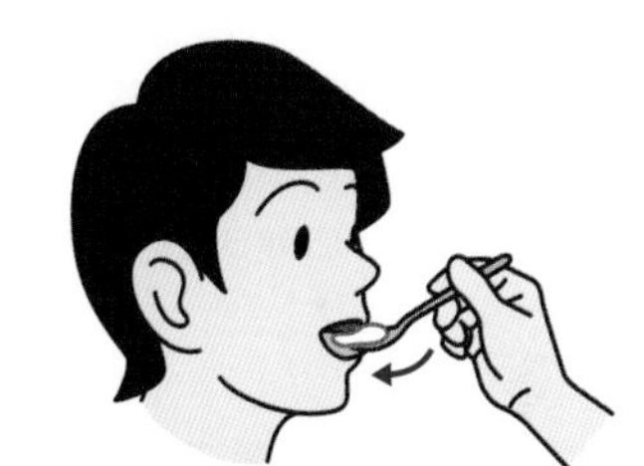

①舌の先端から中央部あたりに食べ物を置く

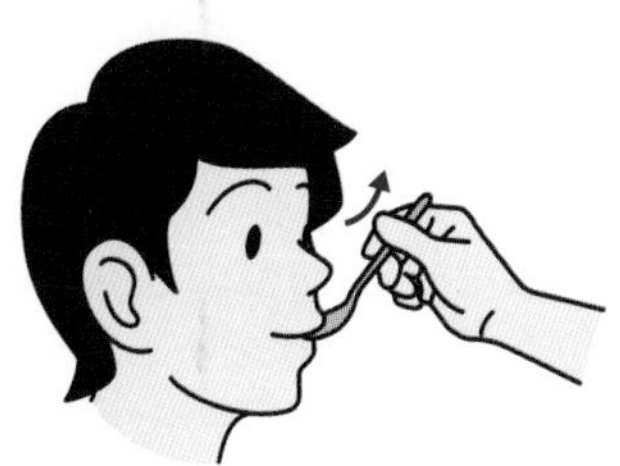

②患者に口を閉じてもらい、やや上に向けて引く

Question 11 時間がかかりすぎないようにするのはなぜ？

Answer 疲労による嚥下機能の低下からくる誤嚥を予防するためです。

咀嚼や嚥下に問題がある患者にとって、食事は想像以上にエネルギーを消耗するものです。

咀嚼や嚥下の状態に見合う調理方法や切り方を栄養士と相談し、30分程度で食べ終われるように工夫する必要があります。その際、食べ方にも注意を払いましょう。食事を治療的な側面から考えると、もちろん全量を摂取することが望ましいのですが、食べきれないと予想される場合は、なるべくタンパク質やビタミンの含まれているものを先に食べ、残さないように援助します。

Question 12 できるだけ、患者に自力で食べてもらうのはなぜ？

Answer 自分で食べているという満足感を得てもらうためです。また、食事の動作にはさまざまな動きが組み合わされていますので、残存機能の維持や上肢の機能回復にも役立ちます。過度のかかわりは依存心を助長し、自立心を損なうことにもなります。そのことを患者に説明してセルフケア能力の保持も考慮し、介助は必要時のみにしましょう。

自力で食べることを促すためには、箸では時間がかかりすぎるような患者には、作業療法士と相談して障害に応じたスプーンや器を選定することも必要です。視力障害がある患者は、器とマットの色にコントラストをつけることで自力での摂取が可能になることもあります。

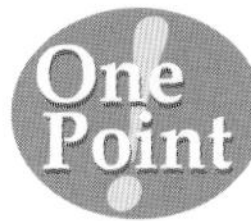

自助具

ホルダーに手を入れて支えることができる食器、すくいやすいように内側に反りをつけた食器、「ニギニギ」という指の動きができれば使えるピンセット状の箸、グリップの太さや角度が変えられるスプーンやフォークなど、様々な自助具が市販されています。

障害に見合った自助具を用います。

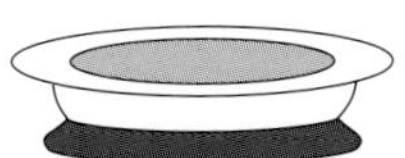
吸盤付きプラスチック容器

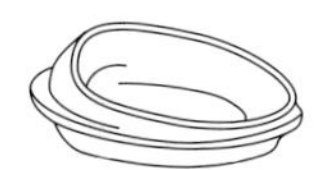
食べやすいようにふちが立ち上がった皿

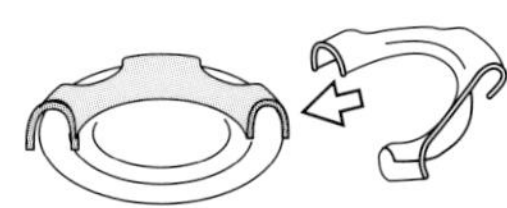
食器ガード

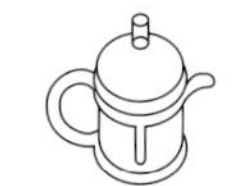
ホルダー付きコップ

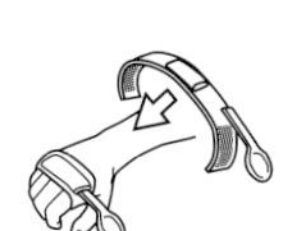
スプーンホルダー

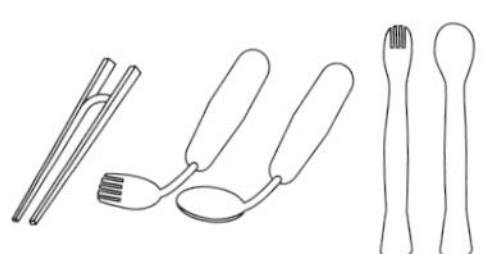
食べやすいように工夫された箸やフォーク

経管栄養

Question 13 経管栄養を行うのはなぜ？

Answer 経管栄養は、意識障害、嚥下障害、口腔内の障害などによって経口で食事を取れない患者に、必要とされる栄養を摂取させる目的で行われます。

栄養療法は静脈栄養と経腸栄養に大別され、経腸栄養は経管栄養ともいいます。経管栄養には、経鼻胃管栄養と胃瘻栄養（PEG）があります。どちらもチューブを用いて栄養を直接消化管に送る方法で、腸管が十分な消化吸収能力を有する場合に行います。

経管栄養は必要栄養量の摂取が容易に行えますが、誤嚥性肺炎などの合併症が発生する危険もあり、あくまでも一時的な処置です。看護師は、医師、栄養士など、専門スタッフらと密接に連絡をとり、よい栄養状態を維持するとともに、経口摂取の可能性をアセスメントすることが重要です。

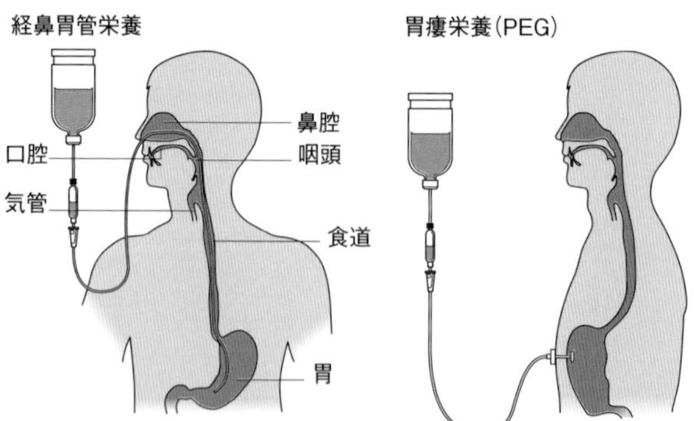

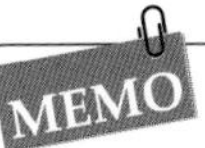

PEG

PEG（percutaneous endoscopic gastrostomy）とは、経皮内視鏡的胃瘻造設術のことです。開腹せずに内視鏡によって胃瘻造設を行うので侵襲が少なく、患者にとって負担の少ない方法です。しかし、適応・不適応がありますので、すべての患者がこの方法で胃瘻を造設できるわけではありません。
腹壁と胃壁の間に形成した瘻孔から、直接栄養補給を行います。

Question 14 チューブの挿入時、患者を座位または半座位にするのはなぜ？

Answer 経管栄養を行うためには、鼻あるいは口をとおしてチューブを胃まで挿入する必要があります。このとき、患者を座位あるいは半座位にするのは、咽頭と食道が一直線になるようにするためです。口腔、咽頭、食道がほぼ一直線になることで挿入しやすくなり、チューブを誤って気管に入れるというミスが起こりにくくなります。また、チューブを挿入することで嘔気・嘔吐が誘発され、胃内容物の逆流による誤嚥を予防することにつながります。

鼻から咽頭まで挿入する際は、患者の頭をやや前屈させます。咽頭部まで入ったら、患者に嚥下してもらい、そのタイミングに合わせて挿入します。

挿入時、患者の苦痛の軽減には、食道上部狭窄部位を通過させるときは速やかにかつ慎重に行い、通過後は嚥下運動とともにゆっくりと挿入します。無理に挿入すると粘膜を傷つけたり、食

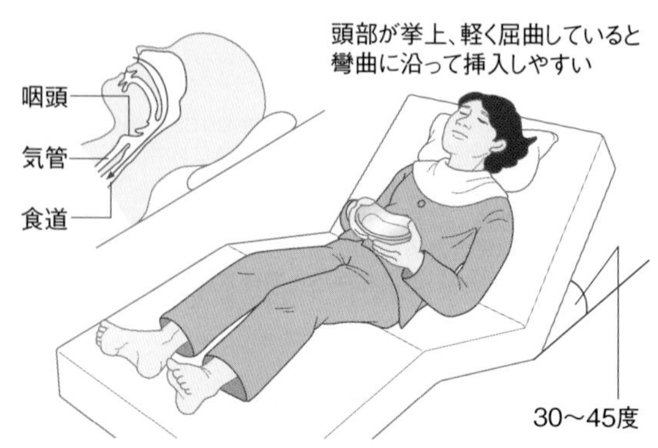

道上部を通過するときに嘔吐反射を誘発することがあります。

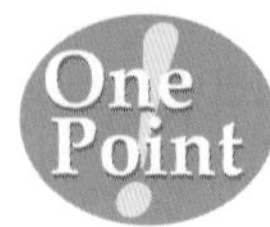

挿入の確認

経鼻胃チューブが正しく挿入できていれば、チューブが咽頭をまっすぐに通過しています。チューブがとぐろを巻いている場合は、正しく挿入できていません。

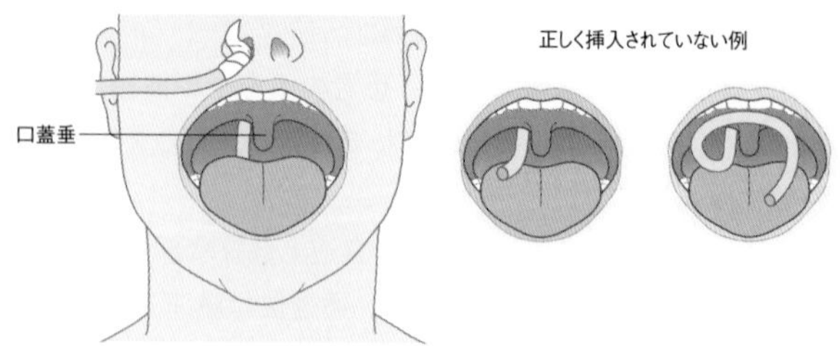

Question 15 注入する栄養剤を37～40℃に温めるのはなぜ？

Answer 患者の状態によっては、冷たい栄養剤を注入することで腸管が刺激されて蠕動運動が起こり、下痢を誘発することがあるからです。

下痢を起こしやすい患者の場合は、37～40℃に温めてから使用し、投与途中にも湯煎（ゆせん）で温めたり、チューブを保温することを検討しましょう。室温24℃の場合、イリゲーター内に貯留している間やチューブを通過する間に栄養剤が冷めてしまい、1時間後には10℃前後も低くなってしまうからです。

ただし、37～40℃に温めておいても、食道より下部の消化管粘膜には温度感覚受容器や味覚受容器が存在しないため、室温程度で十分とする報告もあります。さらに、粉末の経腸栄養剤は滅菌が不能であるため、温めることで細菌が増殖しやすくなるという指摘もあります。実際、使用中のチューブや接続部、イリゲーター内には、細菌が定着しています[1)]。

注入前に栄養剤を温めても注入している間に温度は下がってしまいます。また、栄養剤に含まれる栄養素には温めることで細菌が繁殖しやすくなることから、常温での使用が推奨されています。

加温し過ぎるとビタミンが壊れる可能性もありますので、どの程度の加温が必要なのか、患者の状態を配慮したうえで検討する必要があります。

Question 16 成人用のチューブを45～55cm挿入するのはなぜ？

Answer 口腔から胃内までの距離が45～55cmであるためです。

チューブが短いと胃まで届かずに、食道内に栄養剤が貯留することもあります。こうした場合は、逆流の危険性もあります。反対にチューブが長すぎる場合は、胃壁を刺激したり、穿孔（せんこう）を起こす危険性があります。挿入する場合は、あらかじめチューブの45～55cmの部分に目印をつけておくと安心です。

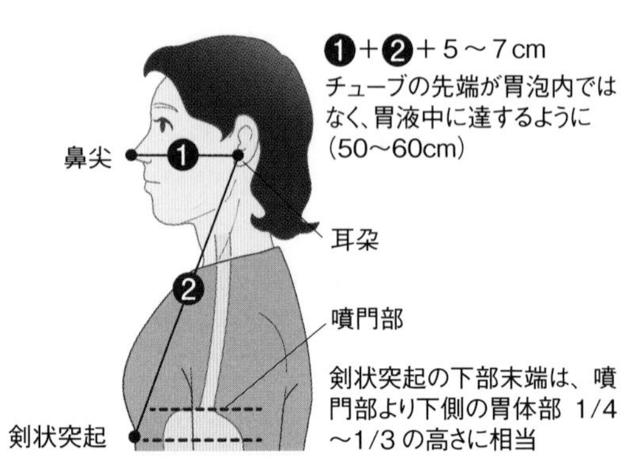

胃チューブに注射器を接続し、胃の内容を吸引するのはなぜ？

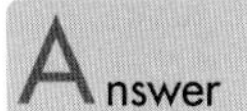

チューブがきちんと胃内に挿入されているかどうか確かめるためです。チューブを注射器で引いた時に胃液が採取されたり、注射器で空気を注入した時に季肋部に気泡音が聴取できれば、チューブが胃内に入っていると確認できます。

咳や嗄声が出たり、チューブの先端を水につけて気泡が出たりする場合は、誤って気管にチューブを挿入していることになります。

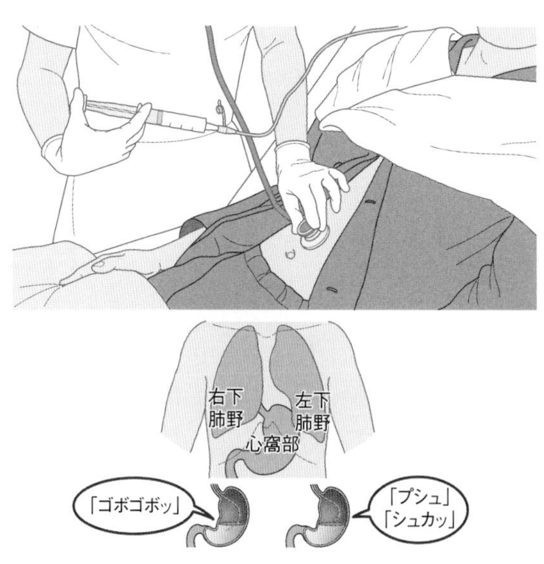

Question 18 イリゲーターをベッドより約50cm高い所に設置するのはなぜ？

Answer イリゲーターを設置する高さにより、栄養剤の滴下速度が変化するからです。

適切な設置位置は、流動物の液面が患者の胃部よりも約50cm上方です。これより高くすると滴下速度が速まり、低くすると遅くなります。

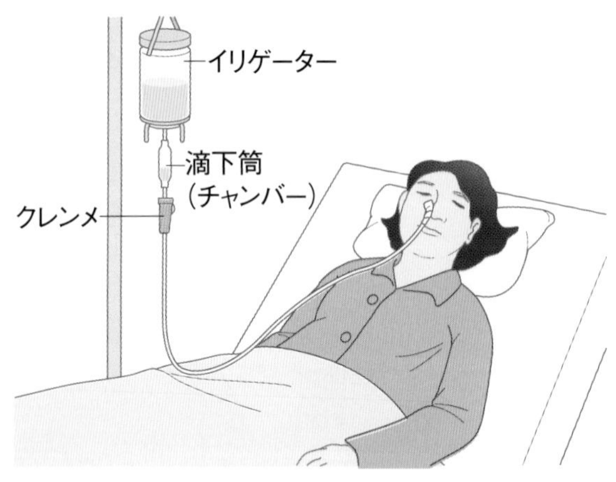

Question 19 注入速度を速くしすぎてはいけないのはなぜ？

Answer 注入速度を速くしすぎると、腹部膨満、嘔気、嘔吐、下痢などをひき起こす原因になるためです。とくに、流動物の大量摂取による機械的刺激で下痢が起きると、頻回に起きるようになり、患者の苦痛が大きくなるので注意が必要です。

Question 20 注入中、30度くらいに上体を上げるのはなぜ？

Answer 経管栄養では、チューブを通じて直接胃の中に流動物が入るため、誤嚥の危険性がないように思われますが、姿勢によっては逆流が起こって気管に入ってしまう危険性もあります。こうした逆流が最も起きやすいのは、臥位です。そこで、注入中は30度くらいにベッドをアップすることが望ましいとされています。

上半身をやや上げた姿勢にすると、重力の作用で流動物が十二指腸へ流れやすくなるという利点もあります。とくに、胃の蠕動運動が十分でない患者、幽門（ゆうもん）部に狭窄がある患者などは、胃の中に流動物が長時間停留すると腹部膨満や嘔吐などを起こす場合がありますので、上半身をやや上げるようにします。

ただし、長期間臥床している患者は、頸部や背部の筋力が衰えて頸部の安定が悪くなっている場合もありますので、枕やクッションで安定した姿勢が保持できるようにすることも必要です。

Question 21 注入後、チューブに白湯を通すのはなぜ？

Answer 注入後、イリゲーターを外してチューブにぬるめの白湯（さゆ）を50mLほど注入します。これは栄養剤がチューブ内に残らないようにするためです。チューブ内に栄養剤を残さないことで、チューブの閉塞を予防するとともにチューブ内の細菌繁殖を防ぐことにつながります。

なお、注入前にも白湯を流し入れるのは、チューブが詰まっていないか確かめるためです。

参考文献

1）塩原真弓ほか：経鼻栄養施行時における経鼻胃管、接続管の再起学的調査、日本看護研究学会雑誌、25（2）、p 37～47、2002

Chapter 5

排泄援助のなぜ

Question
Answer

排泄援助を行うのはなぜ？

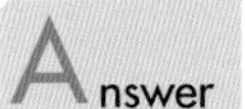

排泄の自立ができない患者に対しての排泄援助は、生理的なニードを満たすために欠かせない重要な援助です。入院中の患者のなかには、身体的な障害や治療上の規制から、自力で排泄行為をできない人もいます。

排泄行為は、他者に援助を求めにくい行為であることから、看護師は十分なプライバシーへの配慮が必要です。

援助を行う際は、患者の自立度を判断し、どの程度の援助が必要であるかアセスメントする必要があります。

患者の自立度

①行動制限がない場合（自立）	排泄援助の必要はありません。ただし、トイレと病室内に温度差がないように注意し、安全のためにトイレ内に手すりや緊急ベルを設置します。たとえ排泄が自立していても、排泄物の内容を口頭で聞き取ることは必要です。
②障害はあるが、トイレまでの歩行は可能な場合	排泄パターンを観察し、適宜声かけを行ってトイレに誘導します。安全に座位を保てるように手すりなどにつかまらせましょう。患者の残存機能に応じて後始末の介助を行います。
③車いすを使ってトイレの使用が可能な場合	車いすでトイレに移動し、トイレ内での移動介助、下着の上げ下ろし、後始末などを行います。座位が保てない場合は、残存機能を生かした介助を行います。患者に付き添い、羞恥心を感じさせないように配慮しながら個室内で援助をします。
④ベッドから降りて座位が保てる場合	ベッドの近くにポータブルトイレを置き、移動や後始末などの援助をします。安定した姿勢で座位が保てない場合は、後ろから支えます。カーテンを引き、芳香剤をまくなど、安心して排泄ができる環境を整えることが重要です。
⑤寝たきりで、尿意や便意がある場合	ベッド上で臥床のまま、差し込み便器や尿器を使って排泄介助を行います。ナースコールの位置を確認し、訴えがあったら速やかに準備をすることが重要です。
⑥失禁の回数が増えてきた場合	尿取りパッド、リハビリパンツ、おむつなどを使用し、装着や排泄にかかわるすべての介助を行います。とはいえ、排泄パターンに合わせたトイレ誘導も必要です。
⑦寝たきりで、尿意や便意がない場合	おむつを使用します。定期的に排泄の有無を確認します。

Question 2 便意・尿意を感じるのはなぜ？

Answer 便意を感じる仕組みは次のとおりです。消化・吸収されて固形化した糞便が直腸に送り込まれ、直腸内圧が40～50mmHg以上になると、直腸壁に分布している骨盤神経が刺激されます。骨盤神経から第3～4仙随(せんずい)にある排便中枢を経由して視床下部に伝わり、さらに大脳皮質の知覚領に伝わって便意を感じ、排便反射が生じます。これによって直腸の蠕動運動が起こり、内肛門括約(かつやく)筋・外肛門括約筋の弛緩(しかん)と肛門挙筋(こうもんきょきん)の収縮によって排便が行われます。

尿意は、膀胱内に尿が溜って膀胱内圧が上昇することによって感じます。一般に、尿意を感じはじめるのは、膀胱に150～250mLくらい溜った状態です。300～500mLになると膀胱が充満し、内圧が上昇して排尿が起こります。このときの内圧は15～20cmH_2O

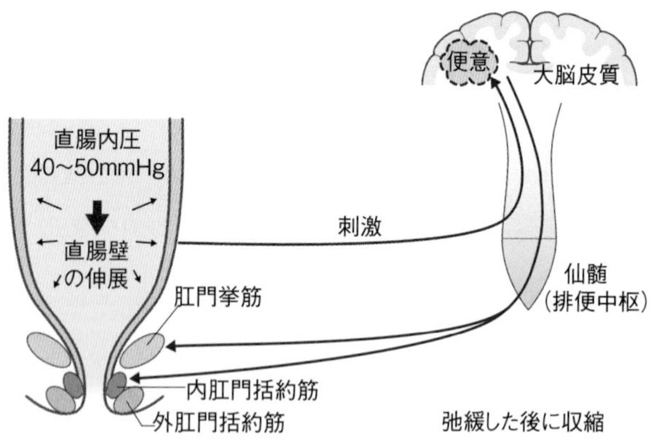

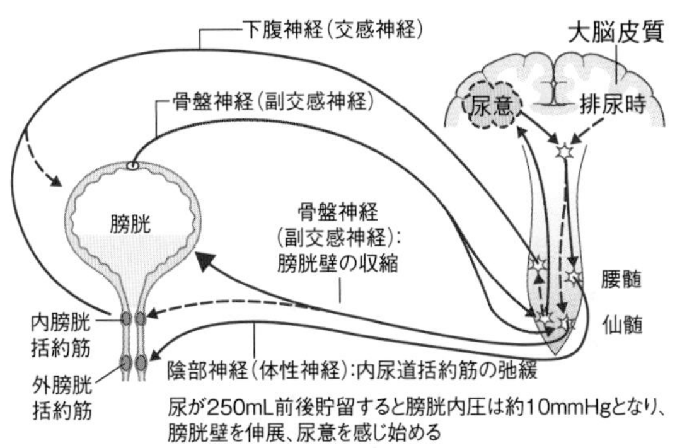

程度です。排尿をつかさどる神経は副交感神経性の骨盤神経、交感神経性の下腹神経、体神経性の陰部神経です。

膀胱内圧が上昇すると、脊髄を通って脳幹の排尿中枢に伝えられます。これによって骨盤神経が興奮して膀胱を収縮させるとともに、下腹神経を抑制し、内尿道括約筋を弛緩させます。一方、膀胱の内圧上昇は大脳皮質にも伝えられ、陰部神経を抑制して外尿道括約筋を弛緩させます。こうした一連の動きが同時に起こり、排尿が起こります。

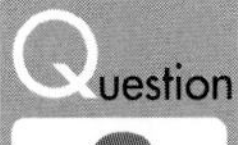

Question 3 便意を我慢していると消失するのはなぜ？

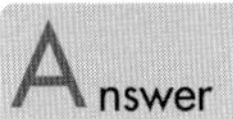

便意を我慢できるのは、陰部神経によって外肛門括約筋を意識的に調節することができるからです。

肛門は交感神経の緊張によって直腸壁が弛緩し、それに加えて内肛門括約筋が緊張収縮することで、常に閉鎖されています。外肛門括約筋も常に収縮し、肛門の閉鎖を補強しています。しかし、直腸に便が溜って便意が起きても、それを意識的に抑制していると、外肛門括約筋が緊張して排便反射が抑制されてしまいます。このため、便意が消失してしまうのです。

こうした意識的な排便抑制が常習化すると、直腸には便が長時間にわたって貯留され、次第に拡張したままの状態で緊張が低下してしまいます。こうして便意を感じる閾値（いきち）が上昇し、生理的刺激だけでは排便反射が起きなくなった状態を、排便困難症といいます。

Question 4 排泄動作、排泄パターンを観察するのはなぜ？

Answer 患者一人ひとりの個別性に合った援助を行うためです。

排泄援助を行うに当たっては、患者の排泄動作を観察し、どの程度の援助が必要であるかアセスメントを行う必要があります。また、スムーズに排泄援助を行うためには、排泄パターンを把握することも重要です。

排泄援助を必要とする患者は、トイレまでの歩行に援助が必要な患者、トイレまでの歩行が不可能な患者、ベッドから降りることが不可能な患者、失禁の回数が増えた患者、術後でベッド上安静を要する患者、寝たきりの患者などです。

機能的な障害によって排泄に援助が必要な場合は、何ができて何ができないかを的確に判断し、残存機能を生かしながら自立に向けた援助を行っていきます。

また、失禁が頻繁になった患者に対しても、安易におむつを当てるのではなく、トイレ誘導を行うことも大切です。こうした患者を援助するためには、排泄パターンの観察は欠かせません。排泄パターンがある程度わかっていれば、失禁する前にトイレに誘導することが可能になります。

便や尿の量や性状を観察するのはなぜ？

Answer 排便の後、便の量、硬さ、太さ、におい、色、混入物などを観察するのは、便を見ることによって腸管の状態や働きを知るためです。通常、成人で1日100～250g程度の排便があります。正常な便は有形の軟便で黄褐色をしていますが、乾燥した硬便、排泄後に形を留めない泥状便、栄養が吸収されていない水様便、血液や粘液が混じった便などは、明らかに異常です。何らかの処置が必要とされますので、速やかに報告しなければなりません。

便の色も重要な観察ポイントです。白色便であれば、十二指腸への通過障害あるいは胆汁の分泌低下などが疑われます。タール様便は消化器上部からの出血によって起こり、胃癌、胃潰瘍、十二指腸潰瘍などが疑われます。血便は消化器下部からの出血で、腸穿孔、潰瘍性大腸炎、直腸癌などが疑われます。

一方、健康な人の1日の尿量は、1000mL（500～2000mL）とされています。体内から不要な物質を排泄するためには、最低でも1日に400～500mLの尿量を必要とします。尿の観察項目は、排尿回数、尿量、色調、臭気、比重、混濁の有無、排尿時の様子などです。排尿回数は、1日3回以上、9回以下であれば正常と考えられます。

排尿直後の尿が汚濁（おだく）している場合は、タンパク尿あるいは感染が疑われます。尿の色が異常に薄いあるいは異常に濃い場合も、医師に報告しましょう。尿のにおいも重要な情報になります。糖尿病、甲状腺機能亢進症、自律神経失調症、ショック時など、血中ケトン体が多くなると甘酸っぱいにおいを発するようになります。

Question 6 排泄後、陰部の清潔に努めるのはなぜ？

Answer 排泄後に陰部を清潔にするのは、感染を防止するためです。スタンダード・プリコーションの考え方に基づき、手袋を装着して行います。女性の場合は、肛門部に付着している大腸菌などによる逆行性感染、尿路感染を避けるため、排便の有無にかかわらず、尿道口から肛門に向けて拭きます。

排便があった場合は、とくに念入りに行う必要があります。便器を当てたまま尿道口から肛門に向かって拭きます。このとき、トイレットペーパーで何回かに分けて拭きますが、トイレットペーパーだけで不十分な場合、あるいは下痢をしている場合などは、使い捨ての清拭タオルで清拭を行うか、洗浄します。便の拭き残しがあると、皮膚炎や褥瘡の原因になります。

とくに下痢の場合は、大腸液が多く含まれているため、ただれを起こしやすいので注意します。最後に患者の腰を持ち上げ、肛門の後ろを殿部まで拭きます。腰が十分に持ち上がらない場合は、一旦側臥位にして十分清潔になっているか確認します。陰部は不潔になりやすい部分ですので、性別にかかわらず清潔に努めましょう。

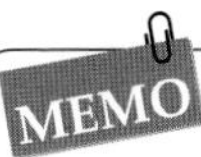

スタンダード・プリコーション

スタンダード・プリコーションとは、すべての患者の（1）血液、（2）すべての体液、汗を除く分泌物、排泄物、（3）傷のある皮膚、（4）粘膜を、感染性のあるものとして取り扱うことを基本とした標準的な感染予防策です。患者から患者へ、患者から医療従事者へ、医療従事者から患者へ、といった感染を防止することを狙いとしています。

主にHIVの流行を背景にして必要性が認識されたユニバーサル・プリコーションでは、患者の血液や体液をすべて感染性があるとして取り扱いますが、糞便を介した接触感染や空気感染、飛沫感染などにも対応できるように、スタンダード・プリコーションでは尿や便なども加えています。現在では、血液、体液、排泄物などすべての湿性生体物質に対して感染の可能性があるというスタンダード・プリコーションに変わっています。

標準的な感染予防策として、手洗いと手指消毒、手袋、ガウン、マスク・ゴーグルの着用が重要視されています。用途により組み合わせて使用します。

ポータブルトイレの介助

Question 7 患者に合ったポータブルトイレを選ぶのはなぜ？

Answer 患者の残存機能に見合ったポータブルトイレを選択することで、安全に自力移乗をして安定した状態で座ることができれば、トイレの自立につながる可能性があるからです。

治療上の必要から安静指示が出ている患者、トイレまでの歩行は無理でもベッドから降りることができる患者などは、片方の手すりが外せるようになっているタイプのトイレを用いると、比較的楽に移乗できる場合があります。

片麻痺があって安定した座位がとれない患者には、手すりのついた安定感のあるものを選びますが、一時的な安静患者であればコンパクトな形のものでも問題ありません。腹圧がかけやすいのは、トイレに座ったとき、股関節と膝関節が60（屈曲120）度に曲がる程度の高さです。

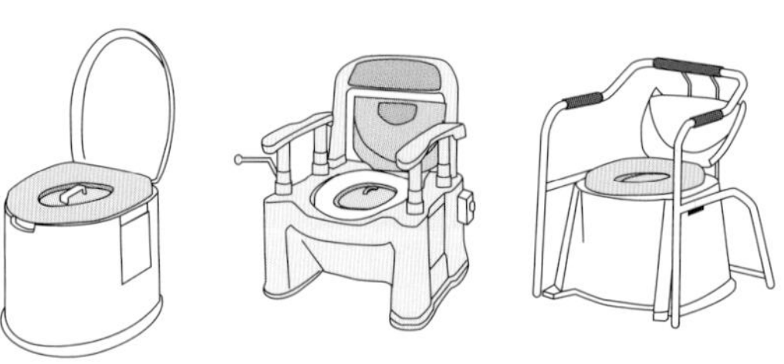

Question 8 ポータブルトイレを置く位置が重要なのはなぜ？

Answer 片麻痺がある患者がポータブルトイレを使用する場合、トイレの置き場所によって使い勝手に違いが出てくるためです。これは、トイレの自立を促すうえで重要なポイントになります。

片麻痺がある場合は必ず、健側のベッドサイドにポータブルトイレを置きます。右麻痺であれば、一部介助で起きる場合、ベッドの左側に端座位になります。さらに、健側側にポータブルトイレを置いて介助をします。

片麻痺患者は、ベッド上で起き上がる、床に足を下ろすという動作を行うとき、健側の腕でベッド柵につかまりながら、健側のほうに降ります。また、ベッドから降りた後も健側の手でポータブルトイレの手すりにつかまりながら、ポータブルトイレに座ります。もし、患側のほうにポータブルトイレが置いてあると、こうした一連の動作がスムーズに行えなくなります。

また、ポータブルトイレはベッドに対して30度くらいの角度をつけて置くようにします。ベッドと平行に置くと、移乗するときにトイレの手すりに健側の手でつかまりにくくなり、スムーズに移乗できません。

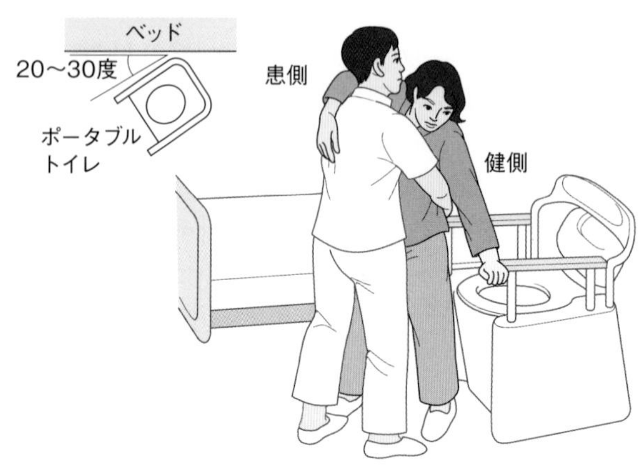

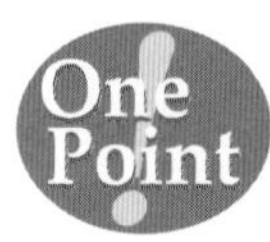

ポータブルトイレでの排泄援助

片麻痺患者に対してポータブルトイレでの排泄援助を行う場合は、患者の残存機能によって１人で介助するか２人で介助するかを決める必要があります。

下着を下ろす間、患者が健側の手でトイレの手すりにつかまってしっかりと立てるようであれば､介助は１人で行えます。立っていられない場合は、１人の看護師が身体を支え、もう１人が下着を下ろします。

これは、車いすでトイレに移動する場合も同様です。

床上排泄

両下肢を綿毛布やバスタオルでおおうのはなぜ？

Answer　排泄の際に両下肢を綿毛布やバスタオルでおおうのは、身体の露出を最小限にするためです。患者のプライバシーへの配慮と、保温への留意という意味があります。

大部屋の場合は、患者のプライバシーを考え、必ずカーテンを引きます。

室温に注意しながら窓を少し開けて換気をします。消臭剤も適宜活用しましょう。

また、言葉遣いや声かけにも注意を払いたいものです。寝たままでの排泄は、患者にとって大きな心理的圧迫になります。不用意な言葉遣いによって患者の心を傷つけないよう、十分に配慮する必要があります。

ベッド上では、便器を当てたからといってすぐに排泄できるものではありません。「まだですか」「また、空振りですね」などの不用意な言葉は慎みましょう。

また、「たくさん出ましたね」という言葉は、看護師にしてみれば「さっぱりしてよかったですね」という思いの表現だとしても、患者にしてみれば不快に感じることもありえます。不用意な言葉で尿閉や便秘になる場合もあることを、肝に銘じる必要があります。

Question 10 便器を温め、中にトイレットペーパーを敷くのはなぜ？

Answer ステンレス製の差し込み便器は、あらかじめスチームやお湯で温めておきます。冷たいものが腰に当たると、途端に便意が遠のいてしまう場合もあるからです。やせた患者や高齢者の排便介助を行うときは、骨への当たりをやわらかくするために便器にカバーをかけます。

便器の中にトイレットペーパーを敷いておくのは、排便後の後始末をスムーズに行うためです。また、排尿時の音や尿の飛び跳ねの防止にもつながります。女性の場合は、細く折ったペーパーを陰部に当て、端を尿器に垂らしておきます。尿がペーパーを伝うことによって、周囲への飛び散りが防げます。

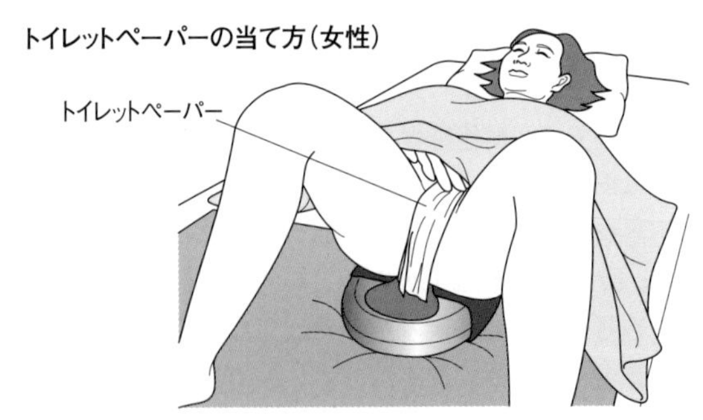

Question 11 患者の上体を30度ほど挙上させるのはなぜ？

Answer 仰臥位から30度ほどベッドをアップした体位にすると、腹圧がかけやすくなるからです。

ベッドをアップをすると、寝ているときとは便器の当たり方が異なってきますので、患者に痛いところがないか確かめ、クッションなどを当てて調節します。腰とベッドの間にできた狭い隙間に丸めたバスタオルを入れると、姿勢が安定します。

ただし、整形外科の手術後などで腰を動かすことが禁じられている場合は、ベッドをアップしてはいけません。

こうした体位は、排尿のときにも役立ちます。腹圧がかけやすくなるだけでなく、尿が背部に回らずに安心して排尿ができます。

Question 12 排便の介助の際、排尿の準備もしておくのはなぜ？

Answer 排便・排尿の調節機能はいずれも交感神経と副交感神経の刺激によって支配されているため、排便に伴って反射的に排尿が起こるからです。

外肛門括約筋と外膀胱括約筋は、ともに仙髄から出る陰部神経の支配を受けており、排便時には外肛門括約筋を随意的に緊張・弛緩させることができます。

そこで、排便時に外肛門括約筋の随意的弛緩が起きると、同時に外膀胱括約筋の収縮が起こって排尿作用を起こさせることになるのです。

そのため、排便のために便器を当てるときは、排尿に備えた準備も同時に行っておく必要があります。

排泄後の便器の取り扱い

排泄後、便器を外したら、便器にすぐにカバーをかけ、臭気が漏れないようにすることが必要です。患者の着衣を整え、部屋の換気をしましょう。

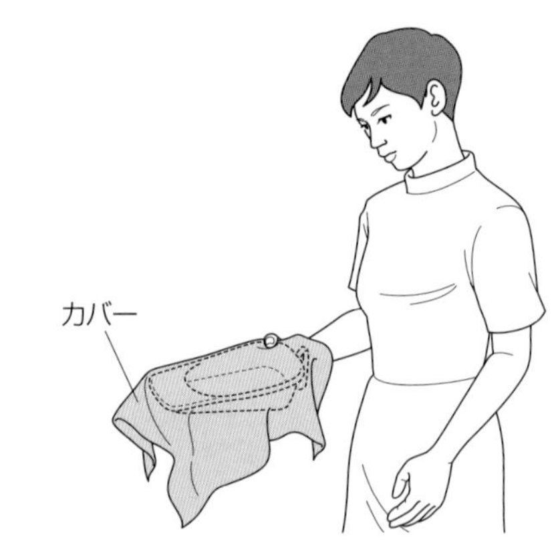

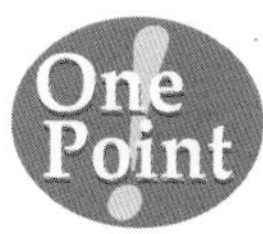

腹圧をかけやすい姿勢

ベッド上では、上体を少し高くして両足を広げ、膝を曲げるように立てると排泄しやすくなります。これは、上体を高くすることで横隔膜が下降し、腹圧が高まるためです。また、両足を広げて膝を曲げることで、怒責（どせき）しやすくなるという利点もあります。

さらに、仰臥であれば恥骨（ちこつ）直腸筋の緊張で肛門管と直腸の軸との交差（肛門直腸角）が 90 度になっていますが、膝を立てることでこの角度が 120 度前後になり、直腸が伸展して便が肛門側に移動しやすくなります。

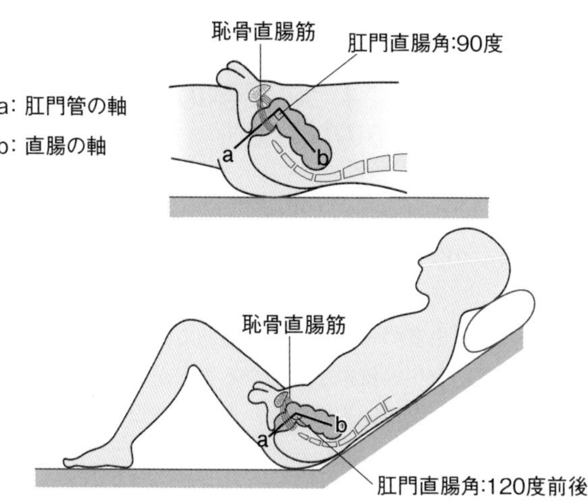

Question 13 テレビやラジオなどをつけるのはなぜ？

Answer　ベッド上での排泄は、患者にとっては心身ともに多大な負担になります。羞恥心をあまり感じることなく、気兼ねなしに、安楽な方法で排泄できるようにするための工夫の1つが、テレビやラジオの音です。こうした人工的な音により、排泄に伴う音をある程度紛らせることができます。

なお、排便前に準備をして退室する際には、排便が終わったことをすぐに知らせることができるようにナースコールを患者の手元に置いておくことが大切です。

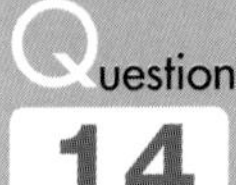

Question 14 患者によって便器の種類を変えるのはなぜ？

Answer　患者の体型、状態などにより、使いにくい形状の便器があるからです。

たとえば、小柄な患者や自力で殿部を持ち上げることが難しい患者の場合は、厚みのある洋式便器より薄い和式便器のほうが腰への負担を軽くすることができます。こうした患者に洋式便器を用いる場合は、タオルでつくった腰枕を背中の隙間に挿入し、安定した姿勢がとれるようにします。

るいそうがあって仙骨が突出していたり、褥瘡がある患者では、ゴム製便器をつぶした状態で挿入し、位置が定まったところで空気を入れて膨らませると使いやすくなります。

自分で便器を取り外しができる患者では、和洋折衷(せっちゅう)便器が軽くて使いやすく、便利です。

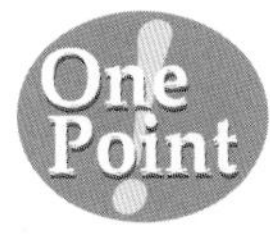

患者を側臥位にして便器を挿入する

片麻痺患者は腰を上げることができないので、側臥位で排泄の援助を行います。

患側側を下にした側臥位になってもらいます（可能であれば、健側側の手でベッド柵をつかまるなど、身体を支えます）。肛門が便器の中央にくるように便器を当て、そのまま殿部に密着させた状態で膝を回転させて仰臥位にします。排泄中の姿勢が安定するように、患側の足や肩にクッションを当て、下半身を布でおおって退室します。

腰を挙上できない場合

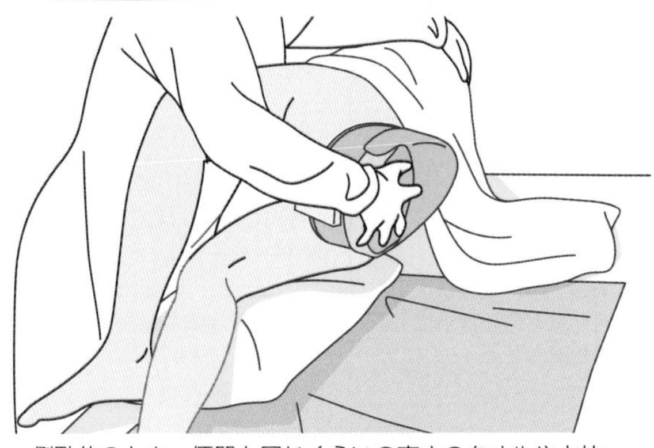

側臥位のとき、便器と同じくらいの高さのタオルや大枕を入れる

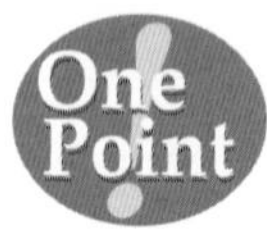

患者の腰を持ち上げる

ベッド上で患者の殿部に便器を差し入れるとき、看護師は自分の腰を十分に下げた姿勢を取ることが重要です。片方の手を患者の腰から殿部に入れて持ち上げ、もう片方の手で便器を殿部に挿入します。腰を上げることができる患者の場合は、「腰を上げてください」と協力を求め、殿部の中央に便器がくるように差し込みます。

便器を挿入する際には、尾骨の先端を確認してから挿入すると、適切な位置に挿入しやすくなります。尾骨の先端が便器の受け口に入るようにすると安定感が増し、排泄物が外に漏れる心配もなくなります。

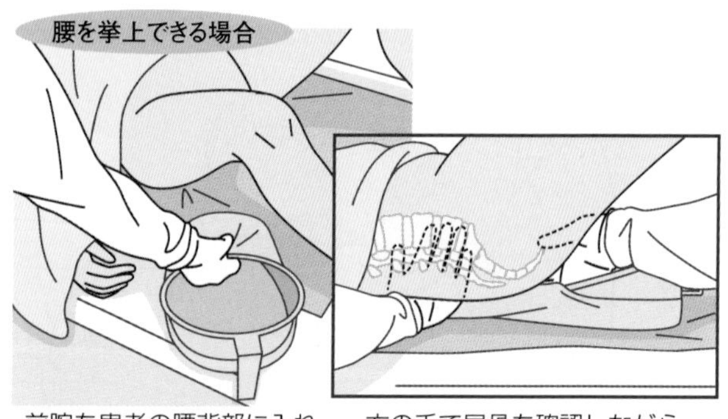

前腕を患者の腰背部に入れ、一方の手で尾骨を確認しながら、便器を挿入する

おむつ介助

Question 15 汚れた紙おむつを小さく丸めるのはなぜ？

Answer おむつ交換の際、汚れたおむつを小さく丸めるのは、新しいおむつとの交換をスムーズに行うためです。

成人の場合のおむつ交換は、仰臥位から側臥位にしておむつを外し、そのままの状態で新しいおむつを当て、仰臥位に戻すという手順で行います。仰臥位のままでおむつ止めを外し、患者を側臥位にしたときに下側になる部分を小さく丸め、背部側に押し込んでおきます。次に、側臥位にして患者の汚れている肛門部をよく拭き、汚れているおむつを丸めてそのまま引き抜きます。新しいおむつの中央を殿部の中央部に合わせて当て、おむつがずれないように仰臥位にします。

おむつにはさまざまな種類があります。失禁の頻度や程度、患者の運動機能などによって使い分けます。失禁が重なって陰部の清潔が保てなくなった段階でおむつの検討に入りますが、患者の状況を見ながらおむつを選択することが大切です。

- フラットシート式のおむつ：あまり失禁のひどくない場合、あるいは上に当てる交換用に用います。量が少なければ2枚をT字に当て、おむつカバーをします。
- 尿取りパッド：おむつやパンツの中に当てて用います。テープ止めタイプのおむつと組み合わせて使うことが多いものです。男女の別があります。

- リハビリパンツ：引き上げるタイプのパンツ型のおむつです。自立目前の患者が使用するケースが多く、リハビリに最適です。患者の自尊心を保持できます。
- テープ式のおむつ：寝たきりの患者に用います。高価なので、尿取りパッドと併用します。

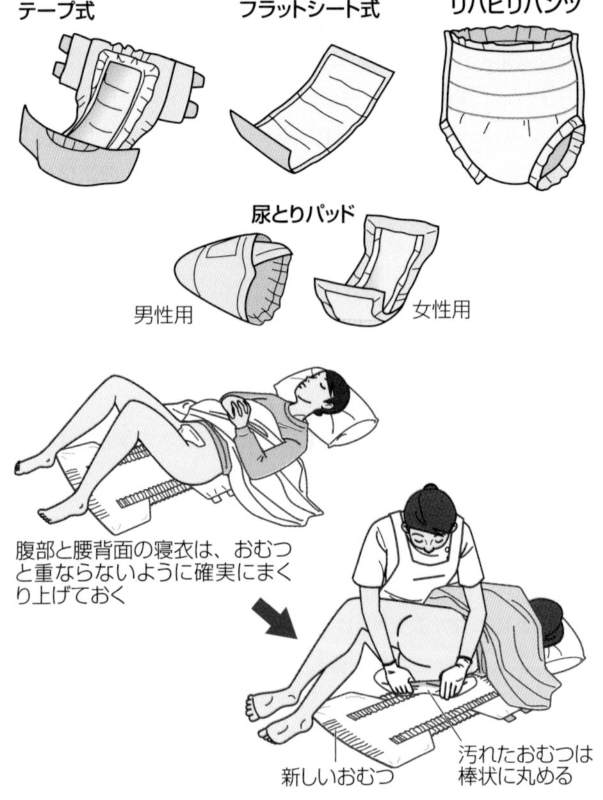

Question 16 おむつ交換のときに陰部を観察するのはなぜ？

Answer おむつを着用していると、排泄物による刺激でかぶれが生じやすくなるからです。陰部だけでなく、おむつでおおわれている部分の皮膚全体を観察することが重要です。

おむつ使用で生じやすいのは、外陰部皮膚炎（尿、便、おむつ素材による刺激）、皮膚真菌感染（湿潤によるカンジダ菌の増殖）、尿路感染（細菌汚染による逆行性感染）、褥瘡（蒸れや湿潤）などです。陰部の洗浄のときに、石けんの成分が残らないように十分に洗い流し、湿気を乾燥させることも必要です。

導尿

Question 17 導尿を無菌操作で行うのはなぜ？

Answer 導尿時には、尿路感染をひき起こす危険性が高いことを考え、必ず無菌操作で行う必要があります。排尿による自浄作用が失われると尿路感染を起こしやすくなることに加え、身体の中に溜まった尿に細菌が増殖しやすいためです。

カテーテルを挿入する際には、器具の滅菌や尿道口周辺の消毒を正確に行います。手には滅菌手袋を装着するか、鑷子（せっし）を使用します。まず、カテーテルを滅菌膿盆に寝かせるようにして汚染を防ぎます。挿入時にカテーテルに塗る潤滑油も滅菌ずみのオリーブ油やグリセリンを用います。

尿道口や亀頭の消毒も厳密に行います。これは、外界から尿路内への細菌の侵入を防ぐためです。陰部の汚染が激しい場合は、陰部洗浄を行ってから消毒します。カテーテルを抜去した後も、尿道口やその周囲を清潔にすることが重要です。このとき、消毒綿球を1回ごとに取り替えるようにします。これは抜去後の感染症の発生を防ぐために大切な行為です。

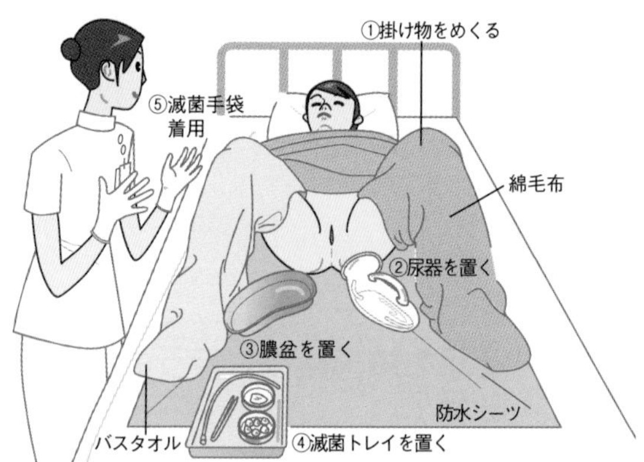

MEMO

尿路感染

尿路感染は院内感染の約40％に達するといわれています。このうち尿路カテーテルに由来する感染は80～90％です。カテーテルの挿入は、生体の防御機能を阻害することになりますので、感染を起こしやすい状況になっていることをしっかり理解してケアすることが必要です。

Question 18 女性の導尿で、カテーテル挿入を4～6cmにするのはなぜ？

Answer 女性の尿道は3～4cmと短いので、これ以上長く挿入すると、膀胱壁を傷つけるおそれがあるからです。カテーテルの先端が膀胱内に届けばよいのですから、必要以上に長く挿入する必要はありません。一般的には10cmを超える長さの挿入は厳禁です。

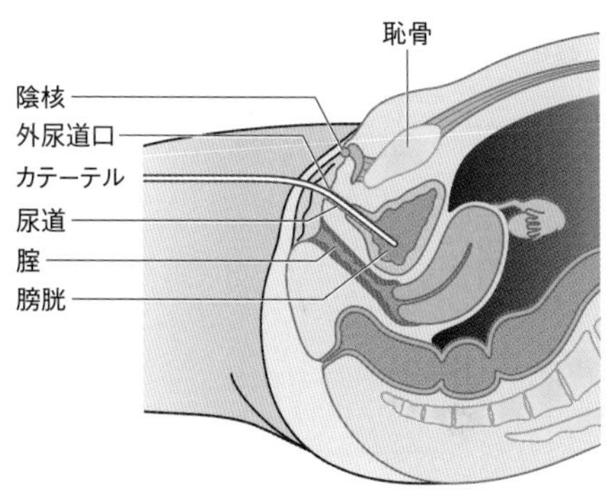

Question 19 男性の導尿で、カテーテル挿入を約20cmにするのなぜ？

Answer 男性は陰茎部の尿道が長く、一般的には約18～20cmの長さがあります。そのため、カテーテルの長さは約20cmを目安にします。挿入する際は、膀胱壁を傷つけないようにすることが重要です。男性の場合、尿道がＳ状に屈曲しているため、まず陰茎を90度の角度で引き上げてカテーテルを12～15cm挿入し、その後60度の角度に戻してさらに挿入し、尿の流出が確認できたらさらにカテーテルを5cm程度進めます。それまで血尿のなかった患者に血尿が見られるようになった場合は、カテーテルによる膀胱壁損傷の可能性もあります。

高齢の男性患者は前立腺肥大によって尿道が狭窄していることが多いので、尿道を損傷しないように挿入することが必要です。

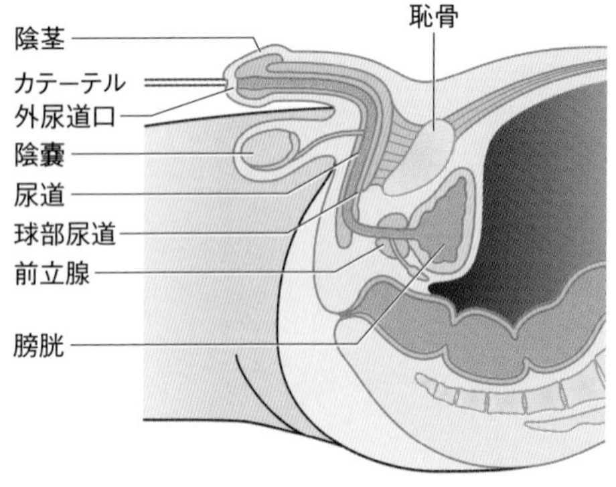

Question 20 持続導尿の際にチューブを腹部に固定するのはなぜ？

Answer

女性も男性も、膀胱留置カテーテルを使用して持続導尿を行う場合は、カテーテルが抜けないように固定する必要があります。腹部に固定するのは、採尿用チューブが引っ張られたときに疼痛や不快感を生じにくくするためです。チューブが足側だけにしか固定されていないと、大腿の動きに伴ってチューブも動くことになり、膀胱頸部がバルーンによって牽引されて疼痛が生じやすくなります。

女性の場合は、カテーテルにゆるみをもたせて腹部に固定し、ループを描くようにして足側にチューブを戻し、さらに大腿外側でも固定します。

男性の場合は、尿道が弯曲しているため、カテーテルで摩擦を起こしやすいという特徴があります。そこで、屈曲を除くために陰茎を頭部側に向けた状態で腹部でチューブを固定し、女

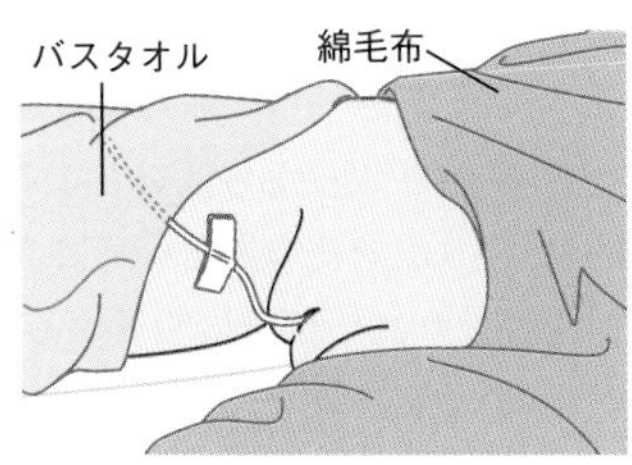

女性の場合：足側にテープで固定する

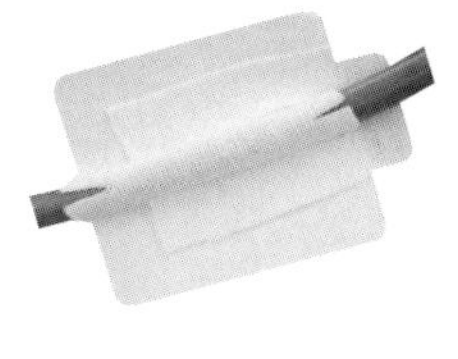
【テープの固定例】テープに切れ込みを入れたり、2重に貼るなど、状況に応じて固定する

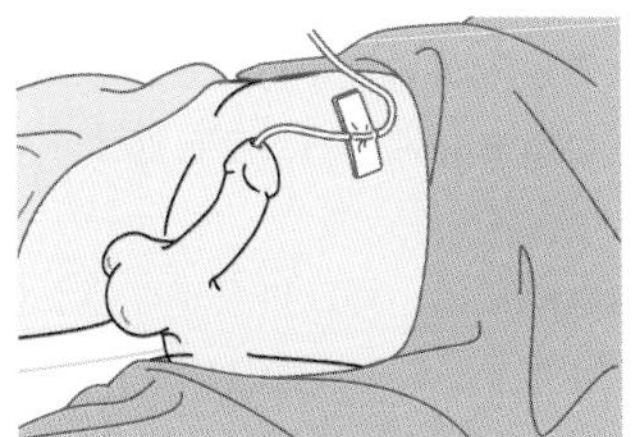
男性の場合：陰茎を頭側に引き上げるようにし、ゆとりをもたせてテープで固定する

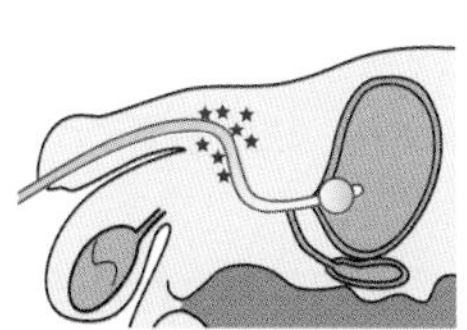
【注意点】陰茎を下向きにして固定するとカテーテルによって尿道が圧迫され、潰瘍や尿道皮膚瘻が形成されることがある

性と同様に大腿外側も1か所固定します。男性で短期留置の場合は、腹部固定をせずに大腿部の内側に固定し、チューブとつなぐこともあります。

Question 21 蓄尿バッグをベッドより高く上げてはいけないのはなぜ？

Answer 持続導尿の際に蓄尿バッグをベッドより高く上げてしまうと、膀胱内の尿を重力によってスムーズに流出させることができなくなり、逆流するおそれが生じるためです。

膀胱留置カテーテルを挿入している状態では、尿の流出は重力によって行われます。つまり、高いところから低いところに向けて水が流れる原理を応用したものが持続導尿ということになります。もし、蓄尿バッグを膀胱より高い位置に設置すると、バッグには逆流防止弁がついていますが、カテーテル内の尿が膀胱に逆流して膀胱内に尿がうっ滞した状態になり、スムーズな導尿はできません。

もう1つ注意したいことは、蓄尿バッグを床に倒して置かないことです。バッグについている逆流防止弁が汚染されるおそれがあり、尿路感染につながりかねません。バッグは必ず下垂（かすい）します。

膀胱内に尿を停留させないためには、経口摂取が可能な患者には十分に水分を取るように指導することも重要です。

Question 22 できるだけ早期に留置カテーテルを抜去しなければならないのはなぜ？

Answer 膀胱留置カテーテルは、常に尿路感染の可能性がありますので、導尿をする必要がなくなった段階で、速やかに抜去します。膀胱や尿道などは、自然状態では細菌感染に対して免疫力をもっていますが、膀胱留置カテーテルがあることによって感染しやすい状態になるからです。

2004年に日本看護協会から出された『感染管理に関するガイドブック改訂版』では、細菌感染の経路にはカテーテルの外側を通るルートと内側を通るルートの2つがあるとされています[1)]。前者として、カテーテル操作時の菌の押し込みやカテーテル外側と尿道上皮の間隙、後者として、膀胱留置カテーテルシステム接続部からの菌の侵入などがあります。全体が完全滅菌された閉鎖式持続導尿法の場合でも、1週間で30％の患者に細菌尿が出現するといわれています。

長期留置せざるをえない場合は、カテーテルの取り替えを行います。抜去したカテーテルに塩類が付着して汚れが激しい場合は、尿の流出障害が生じる危険性もありますので、次回は早めに交換するようにします。閉鎖式導尿バッグの交換ともども、無菌操作で行います。

重症患者のほとんどが膀胱留置カテーテルを挿入されているのが現状ですが、尿路感染が発生しやすいことを常に意識し、患者の状態を見極めて早期にカテーテル抜去の方向性を探ることも重要です。

Question 23 女性の場合、尿道口の周囲を前から後ろに向かって消毒するのはなぜ？

Answer 肛門周囲に付着している可能性がある大腸菌により、尿路感染を起こさないようにするためです。

毎日、必ず前から後ろに向けて消毒します。男性の場合も、亀頭部に潰瘍が生じたときは、オスバン®、ヒビテン®などで尿道口の消毒を行い、ガーゼでおおっておきます。

一般的に、基礎疾患のない単純性感染は8割が大腸菌によるものです。膀胱留置カテーテル使用時は、これに加えて緑膿菌、セラチアなどの弱毒菌による複雑性感染も起こりやすくなります。尿検査（赤血球、白血球、細菌、尿タンパク、尿沈渣（ちんさ）など）を行い、尿路感染が明らかな場合は細菌培養や薬剤感受性検査などを行い、最も適切な抗生剤を投与します。

浣腸

Question 24 浣腸時、患者を左側臥位にするのはなぜ？

Answer 浣腸を行う際には、患者を側臥位にして、両膝を曲げてもらいます。これは肛門部が見えやすくなるからです。このとき、左を下にした側臥位にするのは、解剖学的に腸の走行に沿って浣腸液を無理なく注入するためです。

下行結腸からＳ状結腸、直腸への走行は、左上から右下方に向けて走っています。そのため、左を下にした側臥位をとると、Ｓ状結腸から下行結腸に向けて自然な位置をとることになります。したがって、直腸から入った浣腸液が腸の走行に沿って入っていき、下行結腸に到達しやすくなります。

これに対して右を下にした側臥位をとると、Ｓ状結腸が右側のほうに圧迫され、非生理的な位置をとることになります。

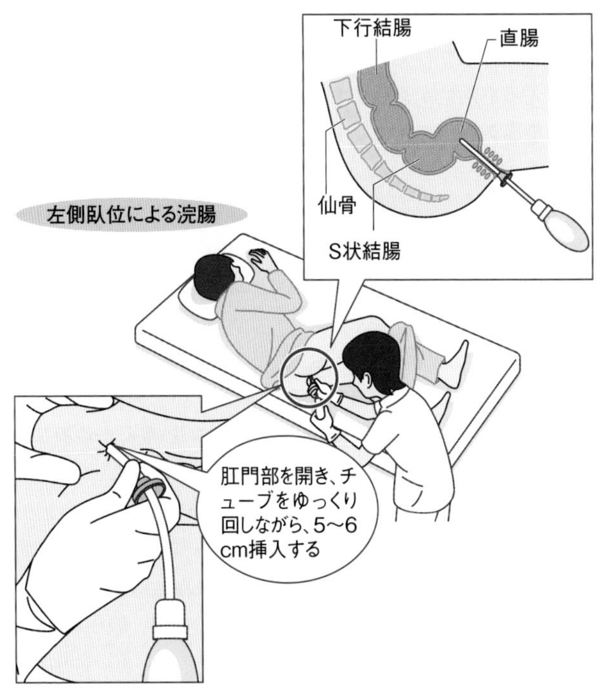

Question 25 浣腸は無菌操作でなくてもよいのはなぜ？

Answer 回盲弁を境にして、大腸内の細菌は急激に増加しますが、健康な人の大腸内には腸内細菌叢によって細菌が常在しているため、浣腸を行う際には無菌操作である必要はありません。

ただし、高圧浣腸の場合にイリゲーターの位置が高すぎたり浣腸液の量が多かったりすると、浣腸液が回盲弁を逆流して回腸内に入る危険性があります。大腸の内容が回腸に逆流すると、細菌性小腸炎を起こすこともあります。

Question 26 浣腸のカテーテル挿入時、口呼吸をしてもらうのはなぜ？

Answer 口呼吸をすることによって患者の緊張をほぐし、腹圧がかからないようにして挿入をスムーズに行うためです。カテーテルを挿入する際には、異物を肛門から侵入することで肛門括約筋が収縮し、自然に腹筋に力が入って腹圧がかかりがちです。この状態は、ちょうど排便のときの「いきみ」に似ています。「いきみ」は、吸息時、声門を閉ざすことで可能になる動作ですから、口呼吸を行うと「いきみ」の動作ができなくなります。その結果、腹圧がかからなくなり、カテーテルの挿入がスムーズにいくようになります。

なお、カテーテルを挿入する前には必ず潤滑油をつけ、患者の苦痛を軽減するようにします。回転させるようにしながら挿入すると、肛門括約筋の不随意な収縮が予防できます。

Question 27 浣腸時、カテーテルを10cm以上挿入しないのはなぜ？

Answer　カテーテルを挿入しすぎると、腸の粘膜を傷つける危険性があるためです。一般的には7～8cm挿入すれば目的を達することができ、腸壁を傷つける心配もありません。

成人の直腸の長さは約20cmです。カテーテルを奥に挿入しようとすると、S状結腸に移行する部位の腸壁を損傷する可能性がありますので、10cm以上の挿入は危険です。直腸膨大部に存在する直腸弁を損傷したり、長すぎるカテーテルが直腸内で折れ曲がって浣腸液の流入を妨げる可能性もあります。

一方、挿入する長さが不足すると、浣腸液を注入するときに

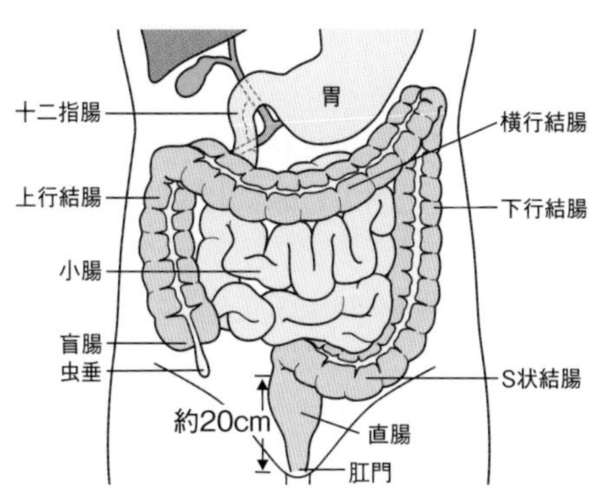

かかる水圧でカテーテルが抜けたり、浣腸液が腸内に入らずに肛門から外へ排出することもあります。適度な長さで挿入する必要があります。

浣腸の禁忌

浣腸は、想像以上に患者に負担をかけます。実施前には、バイタルサインを測定し、患者の状態を十分に観察することが重要です。また、浣腸時に起きるショックや出血などの危険を防ぐために、最終排便日とそのときの便の性状と量、腹部膨満の状態などもチェックします。

一般に、浣腸の禁忌の対象となる患者は、以下のような状態です。

- 血圧の変動が激しい患者
- 直腸や結腸の手術を行った直後の患者
- 重篤な高血圧、動脈瘤、心疾患などの患者
- 脳圧亢進症状のある（あるいは予測される）患者
- 衰弱している患者
- また、虫垂炎、潰瘍性大腸炎、腸出血などがあるときに浣腸をすると、腸壁が刺激されて蠕動運動が高まり、炎症が悪化して腸穿孔を起こすこともあります[2]。

Question 28 イリゲーターを肛門から50cm以上、上げてはいけないのはなぜ？

Answer 浣腸液の入ったイリゲーターをスタンドにつるす場合は、液面から肛門までが50cmになるようにスタンドの高さを調節する必要があります。

50cm以上の高さから注入すると流速が速くなり、腸粘膜に

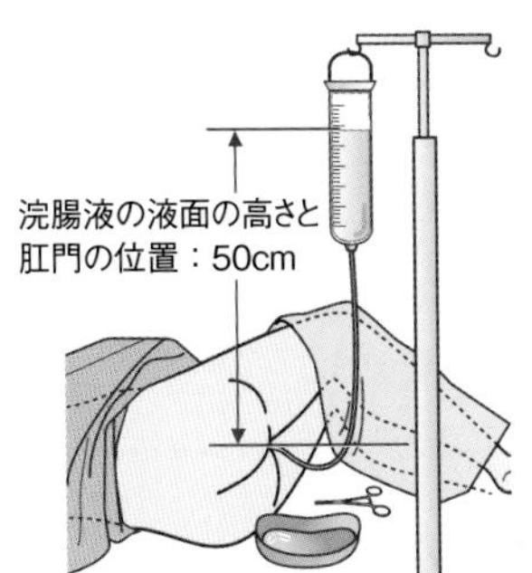

対する高圧の機械的刺激が生じるだけでなく、直腸内圧が上昇して浣腸開始の早期から強い腹痛や便意が出現しやすくなり、浣腸液だけが排出されて効果を得られないからです。ちなみに、便意が生じるのは、直腸内圧が40～50mmHgに達した段階です。

なお、心疾患患者や高血圧患者、全身衰弱している患者に浣腸を行う場合は、安全のために50cm以下で注入するようにします。

Question 29 浣腸液注入後、5分ほど患者に我慢してもらうのはなぜ？

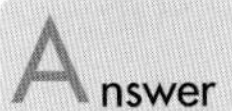

Answer 浣腸液を注入した後、5分くらい排便を我慢してもらうのは、浣腸液を腸内に留まらせることで適度な機械的刺激を与えるためです。この機械的刺激によって腸の蠕動運動が促され、排便に結びつきます。

浣腸後にすぐに排便させてしまうと、浣腸液だけが排出してしまい、肝心の便はそのままということになってしまいます。少なくとも5分くらいは我慢してもらってから排泄を行うように指導しましょう。

なお、重症患者、衰弱患者、高血圧患者などは、必要以上に排泄を我慢させると体力の消耗や血圧の変動につながることもありますので、注意が必要です。

Question 30 浣腸液の温度を40～41℃にするのはなぜ?

Answer 直腸温よりやや高めにして直腸壁を適度に刺激し、蠕動運動を促すためです。一般的に、直腸温は37.5～38℃くらいです。浣腸液の温度は、これより高くても低くても、腸の粘膜を刺激して蠕動運動を促すことにつながります。しかし、あまり高すぎると刺激が強すぎて腸粘膜に炎症を起こす危険性があり、低すぎると、腸壁の毛細血管を収縮させて血圧を上昇させたり、寒気や不快感、腸痙攣(けいれん)などを起こす危険性があります。

そこで、直腸温よりやや高めの40～41℃程度が最も適当ということになります。患者にとっても、この温度帯は自覚的に気持ちがよいと感じられます。

室温25℃、湿度48％の室内で、45℃の湯500mLに110mLのディスポーザブルグリセリン浣腸液をつけると、5分30秒～13分30秒後にかけて41℃前後を維持するという報告があります[3)]。

参考文献

1) 日本看護協会編：感染管理に関するガイドブック改訂版、p31、日本看護協会、2004
2) 井上幸子、平山朝子、金子道子編集：看護学体系第9巻 看護の方法（4）第2版、p123、日本看護協会出版会、2004
3) 掛橋千賀子ほか：パソコンで見る看護基礎技術、p131、医学書院、2004

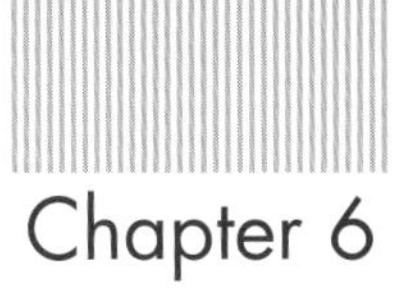

Chapter 6

体位変換のなぜ

Question

Answer

Question 1 体位変換を行うのはなぜ?

Answer 体位変換は、同じ体位で臥床していることで出現する苦痛や影響を軽減するために行います。健康な人は一晩で20～30回の寝返りを打つとされています。寝返りを打つことで、無意識に身体にかかる圧力を分散しているのです。

これに対して身体可動性障害などによって自力で寝返りを打つことができない患者は、長時間同じ体位で過ごさざるをえません。そのため、部分的に不必要な圧迫がかかり、骨の突出部などに褥瘡ができやすくなります。

体位変換は、こうした患者を対象に圧力を分散するために行うケアです。定期的に体位を変換することで、褥瘡の予防だけでなく関節の拘縮(こうしゅく)や筋力の低下、末梢血の循環不全、沈下(ちんか)性の肺炎、皮膚表面の免疫力の低下などの予防にもつながります。

廃用症候群

長期間にわたり、身体や精神を使用しないことによる機能低下を廃用症候群といいます。

安静に臥床することによってもたらされる弊害です。①局所性廃用症候群、②全身性廃用症候群、③精神神経性廃用症候群などの諸症状が複合して、総合的な体力低下をもたらします。

Question 2 患者によって体位変換の間隔を変えるのはなぜ？

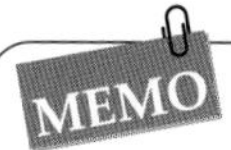

30分間同じ姿勢でいただけで皮膚が赤くなってしまう患者もいれば、頻回な体位変換で不眠や苦痛を訴える患者もいます。患者の状態は一様ではないため、それぞれに合った体位変換の間隔を考える必要があります。

一般的には、体位変換は2時間以内に行うのが原則ですが、一律に何時間おきと決めずに、患者の状態によって判断するべきです。

MEMO

拘縮

拘縮とは、関節包や靭帯（じんたい）の弾性が失われ、筋肉周囲の筋膜や筋肉の結合組織が収縮することにより、関節の運動が制限される状態のことです。

Question 3 体位変換前にバイタルサインの確認を行うのはなぜ？

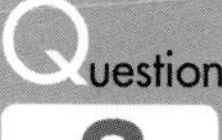

体位を変換する前に一般状態に異常がないかどうか確かめるためです。これは、患者の安全を守るために必要な行為です。

とくに気をつけたいのが脈拍と血圧、呼吸です。重篤な患者はとくに、身体の向きを変えることによって循環動態が変化しますので、脈拍の数、緊張、リズムなどを観察し、血圧測定を行い、明らかに著しい異常がないと確認してから行うことが大切です。

体位変換中、体動によるめまい、頭痛、悪心、発汗などがないかチェックすることも重要です。気分不快、顔色不良などがないかどうか、表情も確かめます。何らかの異常があると思われる場合は、体位変換後に脈拍と血圧、酸素飽和度（SpO_2）などの測定を行い、体位変換前の数値と比較します。

一般に、循環血液量が最も増加するのは仰臥位です。ファーラー位、座位、立位の順で循環血液量は減少します。血圧は、仰臥位で最も収縮期血圧が上昇し、ファーラー位、座位、立位の順で低下してきます。反対に拡張期血圧は立位で最も上昇し、座位、ファーラー位、仰臥位の順で低下します。

Question 4 体位変換のとき、患者に声をかけるのはなぜ？

Answer まれですが、急激に身体の向きを変えることで心臓の位置が変わり、循環動態に変化が生じることもあるからです。

まず、患者に体位変換の同意を得ます。次に、「これから、体の向きを変えますよ」と声をかけて、患者に心構えをしてもらうことが必要です。意識のない患者であっても、必ず声をかけてから体位変換を行います。

体位変換時に患者に声をかけるもう1つの理由は、患者に協力を求めるためです。看護師が全介助してしまうと、患者は残存機能を低下させることにつながりかねません。何ができて何ができないかをきちんとアセスメントを行い、できる動作に関しては患者の協力を求めるようにします。

Question 5 同じ体位を続けると褥瘡ができやすいのはなぜ？

Answer 同一の部位を圧迫し続けることで、その部分の皮膚に血行障害が起き、褥瘡ができやすくなります。褥瘡の直接的な原因は、局所の持続的な圧迫です。局所の圧迫が一定のレベル以上に達すると、皮膚の血流が途絶え、虚血性の壊死が生じて組織の損傷が起こり、褥瘡が生じます。通常、200mmHg以上の持続的な圧迫が2時間以上続くと壊死が生じるとされています。これ以上強い圧迫であればより短時間で損傷が生じ、また弱い圧迫でも長時間持続されると損傷が生じます。

血液の循環障害に陥った皮膚に最初に現れる徴候は、発赤（はっせき）です。やがて水泡が形成され、表皮の剥脱（はくだつ）が起きます。さらに圧迫が続くと、酸素や栄養成分の供給が妨げられます。そして、皮膚、皮下組織の損傷や壊死を起こし、次いで、骨、筋肉の損傷を伴った層が形成されます。

MEMO

ブレーデンスケール

褥瘡の発生危険度が高い患者の状況を、危険項目ごとに点数化して把握するために、ブレーデンスケールがあります。知覚の認知、湿潤、活動性、可動性、栄養状態、摩擦とずれの6項目を、それぞれ1～4（「摩擦とずれ」のみ1～3）段階で評価します。病院では14点以下、施設や在宅などでは17点以下になると褥瘡の発生危険度が高くなります（合計点数は23点）。

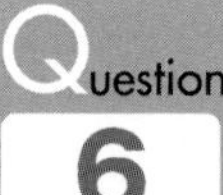

Question 6 褥瘡が骨の出ているところにできやすいのはなぜ？

Answer 骨の出ている部位は筋肉や脂肪などの軟部組織が少なく、さらに血流も比較的乏しいため、骨の突起部に局限性の圧迫を受けやすいからです。

局所に持続的な圧迫を受けると、接触している骨の突起部に体重の圧がかかり、皮膚を圧迫します。この圧力は、皮膚の接触面を頂点にして骨に近い筋肉や皮下組織に円錐状に広く働きます。こうした持続的な圧迫は、皮膚表面よりも骨に近い筋肉や皮下組織に強く働き、虚血に弱い筋肉が容易に壊死を起こし、その後、褥瘡は骨膜、骨に至ることもあります。褥瘡が骨に至ると、腐骨や骨髄炎を併発することもあり、影響は全身に及びます。

褥瘡のできやすい部位は、仰臥位では仙骨部、踵骨部、肩甲骨部、後頭部など、側臥位では大転子部、足の外踝部などです。特に、仙骨部は体重の44％が集中するといわれています。

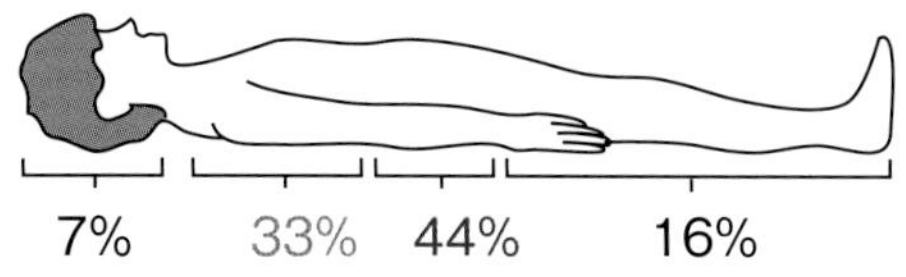
7%
33%
44%
16%

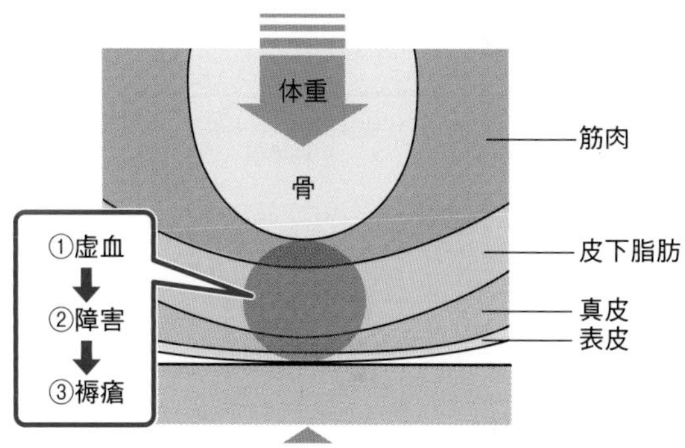
体重
骨
筋肉
皮下脂肪
真皮
表皮
①虚血
②障害
③褥瘡

One Point

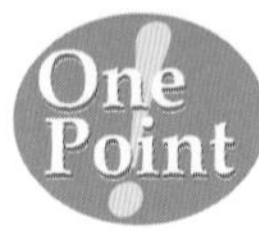

褥瘡の好発部位

　褥瘡ができやすいのは、局所的に圧迫される部位です。とくに、脂肪などの軟部組織が少なく血流量も比較的乏しい骨突出部に発生しやすくなります。

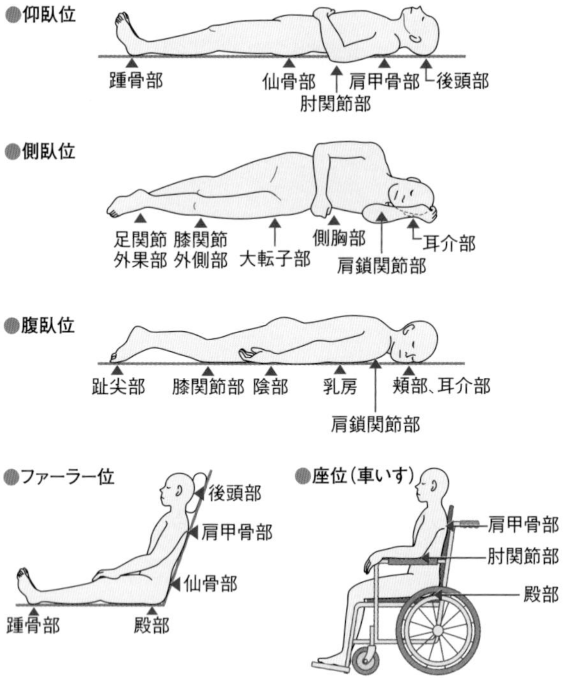
●仰臥位
踵骨部
仙骨部
肘関節部
肩甲骨部
後頭部
●側臥位
足関節外果部
膝関節外側部
大転子部
側胸部
肩鎖関節部
耳介部
●腹臥位
趾尖部
膝関節部
陰部
乳房
肩鎖関節部
頬部、耳介部
●ファーラー位
後頭部
肩甲骨部
仙骨部
踵骨部
殿部
●座位（車いす）
肩甲骨部
肘関節部
殿部

看護師のボディメカニクス

Question 7 ボディメカニクスを重視するのはなぜ？

Answer 看護師は、自身の腰部の負担を軽減するために、さらには患者の負担を軽くするために、体位変換や移動・移送の援助の際にボディメカニクスを重視して行う必要があります。

体位変換や移動動作は頻繁に行う作業であり、患者を起こしたり持ち上げたりするときに力を必要とするだけに、**不用意な姿勢で行うと看護師自身の腰を痛める原因になります。**また、患者にとっても、**負担がかからないように配慮する必要もあります。**

ボディメカニクスとは人間工学で用いられる言葉で、骨格、筋、内臓などの形態や筋力などの特性に基づき、身体の各系統間の力学的な相互作用から起こる姿勢や動作を表します。身体的な特性を生かしたボディメカニクスに基づいて身体を動かすと、**身体に負担をかけずに小さな力で最大の効果が上がり、さまざまな動作を円滑に行うことができます。**

体位変換に関して、看護師にとってのボディメカニクスの主な原理は次のとおりです。

① **足幅を広くして、支持基底面(きていめん)を広くする**：立位の場合、肩幅に足を広げるようにして立つと、支持基底面（身体を支持する面積）が広くなり、作業をするときの安定性が増します。また、片足をやや前に出すと支持基底面がさらに広がり、次の一歩が踏み出しやすくなります。

② **重心を低くする**：背中をまっすぐに保持し、膝を曲げた姿勢を

取ると、自然に重心が低くなり、安定性が増して腰への負担が軽くなります。

③ **重心を支持基底面のなかに置く**：上半身だけでかがみこむと、重心（重心線ともいう）が支持基底面から外れ、患者を持ち上げる動作のときに腰を痛めやすくなります。常に重心が支持基底面のなかにあるように意識します。

④ **段階を追った動きをする**：たとえば、患者をベッド上に起き上がらせる場合なら、まず患者を自分に近い位置に引き寄せ、次に患者の身体を起こすという具合に、段階を踏んで行います。一度に行おうとすると患者側に前傾せざるを得なくなり、看護師にとってのよいボディメカニクスにはなりません。

⑤ **患者の重心をできるだけ自分の重心に近づける**：患者の重心を自分の重心に近づけることで、安定した動作ができるようになります。また、大腿部などの大きな筋肉を活用することで、効率よく動作を行うことができます。

⑥ **てこの原理や力のモーメント（トルク）を活用する**：看護師の膝や肘をてこの支点として利用することで、効率のよい作業を行うことができます。仰臥位から側臥位にするような場合は、患者の回転する力を利用します。

⑦ **摩擦を最小にする**：患者の身体を小さくまとめる（患者の支持基底面を狭くする）と、患者の身体とベッドが触れている面積の摩擦を小さくなり、動作が容易になります。

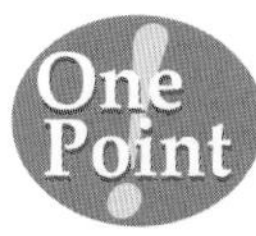

支持基底面

身体を支持する面積のことを支持基底面といいます。足を開き、背中をまっすぐに伸ばして膝を曲げ、支持基底面のなかに重心を置くようなつもりで立ちます。

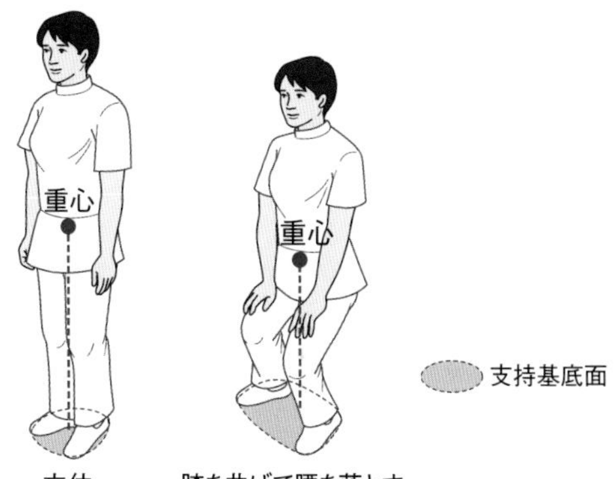

足を広げてしゃがむと支持基底面は広がり、重心も下がり安定する

ケア時にベッドの高さを調節するのはなぜ？

Answer

体位変換時にベッドの高さを調節するのは、看護師の腰に負担がかからないようにするためです。

ベッドが低すぎると、看護師がベッドの上にかがむような姿勢になり、重心が支持基底面から外れてしまいます。その結果、患者を持ち上げる動作の際に腰を傷めやすくなります。

看護師が足を開いて背中をまっすぐに伸ばし、膝を曲げるというボディメカニクスの基本姿勢を取れるように、ベッドの高さを調節します。またそうすれば、看護師は、安定してかつ効率的な作業姿勢を取れ、自分自身の通常作業域内で作業できます。

ただし、看護師の都合でベッドを上下させることは、患者に不安感を与えることも知っておきましょう。

患者のボディメカニクス

Question 9 回転する力や、てこの原理を利用するのはなぜ？

Answer

小さな力で最大の効果を上げるためです。たとえば、仰臥位から側臥位にするとき、まず患者の腕を組み、膝を立てて踵を殿部付近に近づけます。次に、患者の肩と膝を持ち、手前に倒します。そのときの回転を利用すると腰部、背部、肩甲部が回転されて小さな力で側臥位にさせることができます。こうした回転する力を利用することで、体位変換を楽に行うことができます。

また、てこの原理を活用するのは、関節の動きと慣性を利用するためです。人体では、関節が支点、収縮する筋や骨への付着部が力点、動かされる部分の荷重心が重点になります。看護師の肘や膝は、支点としてよく用いられる部位です。

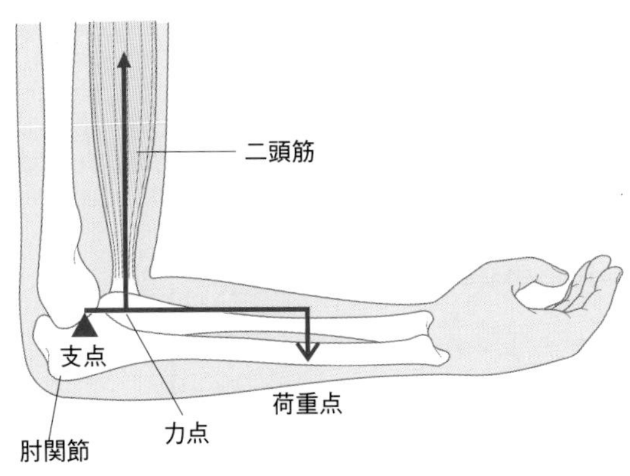

関節可動域（ROM：range of motion）

関節の動く範囲を示す数値を関節可動域といいます。運動が始まる基本の位置（基本肢位）と、ある方向に最大限動かした位置との間の角度を示します。

Question 10 移動にシーツやバスタオルを利用するのはなぜ？

Answer 患者をベッドの上方へ移動したり、片側に寄せたりするとき、患者の身体の下にシーツやバスタオルを敷き、両端を複数の看護師が持って移動することがあります。これは、スライディングシート（ボード）やシーツ、バスタオルによって支持基底面が広くなり、看護師にかかる負担が軽くなるという利点があるからです。また、患者にとっても、看護師の腕で支えられるよりも支持基底面が広く

滑らせて移乗する場合

スライディングボードなど移乗用具ごと滑らせるタイプでは、持ち手をしっかり把持し、水平に引く。斜めに引くと余分な力が必要となり、また上に引くと患者が転がり落ちてしまう危険性が生じる

なるので、安定感が増して安楽に移動することができます。また、スライディングシート（ボード）やシーツ、バスタオルを使うことで、患者を引きずることなく移動が行えます。褥瘡ができている患者の移動にも有効な方法です。

Question 11 患者の身体をコンパクトにまとめるのはなぜ？

Answer 患者の身体がベッドに触れる部分を少なくして摩擦をできるだけ減らすという意味があります。また、上肢や下肢を身体の中心に近づけておくと、回転しやすくなるという利点もあります。

仰臥位から側臥位へ、仰臥位から座位へ、これから行う動きに応じて、胸の前で腕を組んだり、膝を曲げたりします。

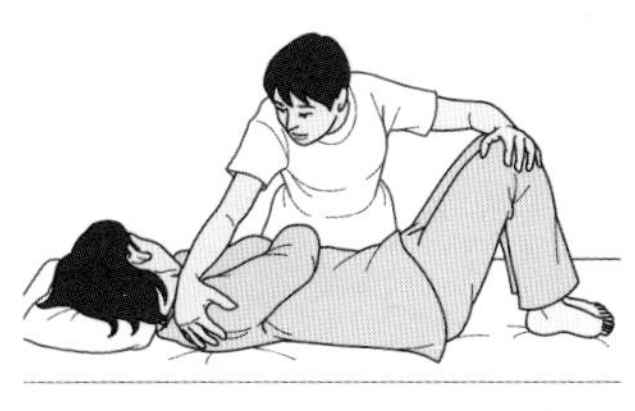

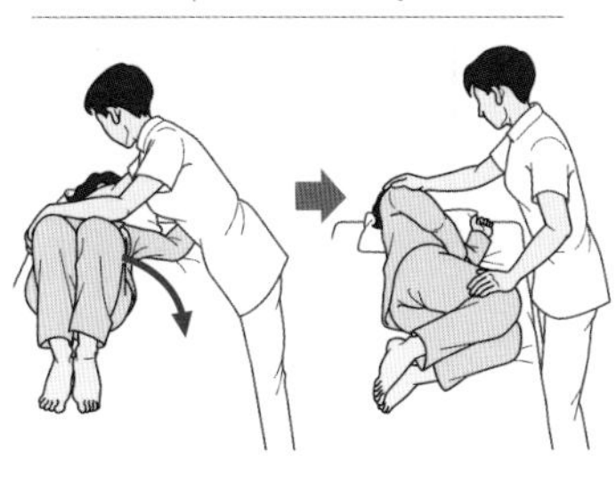

患者の肩と膝を持ち、膝を手前に倒すときの回転を利用して、腰部、背部、肩甲部を回転させて側臥位にする

すべての体位変換に共通

Question 12 患者の頭を支えるのはなぜ？

Answer 頭部は重量のある組織であるため、後頭部を看護師が支えることなく起こすと、患者の頸椎に無理な力がかかってしまうからです。また、頭部への余計な振動を防ぐためにも、頭部はしっかりと支えることが必要です。

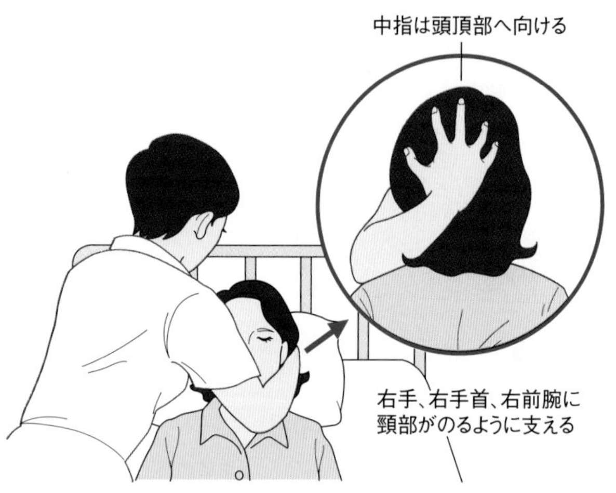

Question 13 静かに上半身を起こすのはなぜ？

Answer　起立性低血圧を起こさないようにするためです。できるだけゆっくりと患者の上体を起こすようにします。起立性低血圧を起こしやすい患者は、長期臥床の患者、麻痺がある患者などです。上体が起きたときに血圧が急激に下がり、めまい、立ちくらみ、動悸などを起こしたり、失神したりすることがあります。

腰や肩に疼痛がある患者を起こすときも、上体をゆっくりと引き上げるようにします。起こす前と起こした後に顔色を観察し、気分不快がないかどうか確かめることも必要です。

仰臥位から側臥位へ

Question 14 まず患者をベッドの片方に寄せるのはなぜ？

Answer　ベッド中央に仰臥している患者をその位置のままで側臥位にすると、ベッドの端に片寄って転落の危険があるからです。

まず患者を側臥位にする向きと反対側に寄せ、次に空いたスペースに顔を向けるように側臥位にすれば、体位変換後にベッド中央に位置することになり、転落の危険性がなくなります。

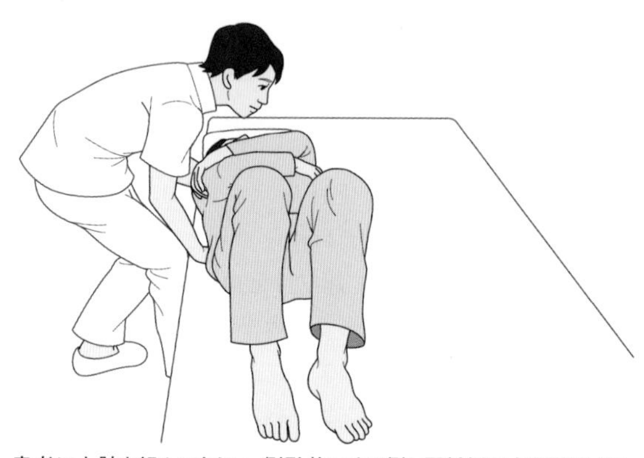

患者に上肢を組んでもらい、側臥位にする側と反対側に水平移動する

Question 15 寄せた側のベッド柵を上げるのはなぜ？

Answer ベッドの端に患者を寄せた場合は、必ず寄せた側のベッド柵を上げます。これは転落を防止するためです。

とくに、麻痺などによって患者の姿勢が不安定な場合は、必ず行います。仰臥位から側臥位にする場合、看護師は患者がこれから向く側に移動し、患者の肩と腰を支えて回転させながら側臥位にします。この移動の間のわずかな時間に、患者が転落する危険性は決してゼロではないということを、しっかり覚えておきましょう。

なお、患者がこれから向く側に看護師が移動するのは、患者と顔を見合わせることによって顔色などの一般状態の観察が容易に行え、体位変換による異常をすぐに発見できるようにするためです。

Question 16 患者が向く側の上肢を体幹から離すのはなぜ？

Answer　患者の上肢を体幹から離しておかないと、側臥位になったときに身体の下になり、体重で圧迫されて血行障害や麻痺障害が起きる危険性があるからです。とくに、片麻痺患者を一時的に患側を下にした側臥位にするときに、患側の手が身体の下敷きになると、血行障害を起こしても気づかず、症状を悪化させてしまいます。また、意識のない患者の場合も、上肢が身体の下敷きになると血行障害につながりますので、必ず上肢を顔の前方に置く、または胸の上で手を組んでから、回転させるようにします。

側臥位から腹臥位への体位変換のときにも、上肢をできるだ

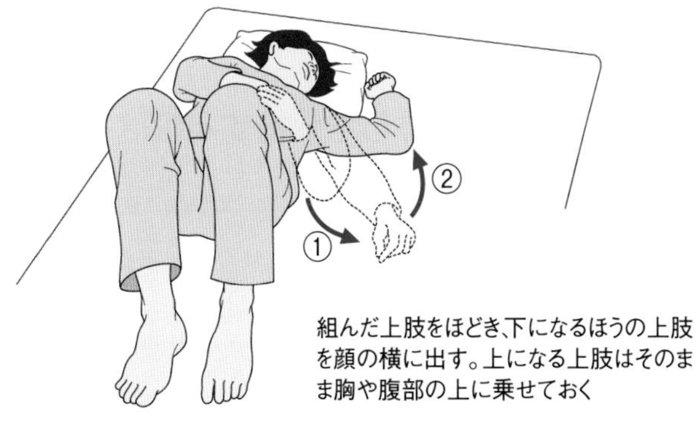

組んだ上肢をほどき、下になるほうの上肢を顔の横に出す。上になる上肢はそのまま胸や腹部の上に乗せておく

け挙上します。これは、寝返り動作の際に上肢が体幹の下敷きにならないようにするためです。上肢が身体の下敷きになると、血行障害をひき起こします。

Question 17 麻痺側を下にした側臥位を避けるのはなぜ？

Answer 片麻痺がある患者は、原則的には麻痺がある患側を上にした姿勢で側臥位にします。血行障害のある患側を下にすると、さらに血流に悪影響を及ぼすためです。それは、褥瘡の発生にもつながります。しかし、健側を下にした側臥位では健側の手を使えないため、日常生活が行いづらくなるという欠点もあります。

そのため現実的には、短時間だけ患側を下にした半側臥位や側臥位にし、患者の日常生活が円滑に行えるようにすることも考慮する必要があります。

体位の保持

Question 18 安楽な体位を保持するのはなぜ？

Answer 人間は、健康なときは無意識に平衡（へいこう）を保って安楽な姿勢をとっています。しかし、麻痺があったり、長期間にわたる臥床のために自分の力では安楽な姿勢を保持することができない患者などは、筋や関節に負担がかかり、腰背部痛や関節障害、褥瘡などが発生しがちです。

そこで、適切なタイミングで体位を変換する必要が生じてきます。その際には、変換後、患者にとって安楽な体位を保持することが大切になってきます。安楽な体位を保持する際にチェックしたい項目には、次のようなものがあります。

①脊椎の生理的弯曲が保持されているか
②筋の緊張はないか
③関節に負担がかかっていないか
④患者に疲労感がないか
⑤支持基底面が広く、物理的に安定しているか
⑥局部的に圧迫が加わっていないか

Question 19 患者の支持基底面に気をつけるのはなぜ？

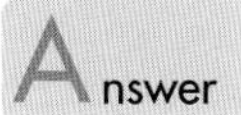

体位を保持する際に最も注意することは、患者の支持基底面を広くすることです。枕、クッションなどを用いて支持基底面が広くなるようなポジショニングをとることで、患者の安定性が増して安全・安楽に過ごせるようになり、褥瘡の予防にもつながります。

Question 20 良肢位の保持に枕やクッションを用いるのはなぜ？

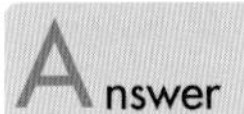

安楽な体位を保持するために枕やクッションを用いるのは、脊椎の生理的弯曲を保持したり、筋や関節にかかる負担を軽くしたり、局所的にかかる圧迫などを軽減して支持基底面を広くし、物理的に安定した姿勢をとるためです。体位により、枕やクッションを当てる部分は異なります。また、当てる部位に応じて、材質、形、大きさなどを選び、数個を使い分けるようにします。基本的には、ベッドと身体の間に隙間をつくらないようにすることが大切です。ただし、枕を当てすぎると患者に圧迫感を感じさせることになりますので、枕の出し入れを適宜行うようにしましょう。

① 仰臥位の保持

仰臥位は支持基底面が広く、筋の緊張も少ない安定した体位です。しかし、長期間の臥床によって褥瘡や腰背部痛、尖足などをひき起こしやすいという特徴があります。

仰臥位を保持する際には、頭部・脊椎・骨盤が一直線に保たれているか、枕の高さは適切か、仙骨部の圧迫は分散されているか、尖足が予防されているか、膝関節10～20度屈曲位になっているか、などを考えながら枕やクッションを当てます。

② 側臥位の保持

側臥位は支持基底面が狭く、腸骨部や大転子部が強く圧迫されるため、褥瘡が発生しやすい姿勢です。

股関節・膝関節を適度に屈曲させているか、下側の腓骨小骨頭部の除圧がされているか、背部は楽に寄りかかれるようになっているか——などを考えてクッションを当てます。

③ 座位・ファーラー位の保持

座位やファーラー位は、腰部や殿部に重力が集中して重心がずれやすい体位です。また、臥位に比べて骨格筋の緊張が高まり、循環動態も変化しますので、ファーラー位、座位、端座位・起座位というように、徐々に負荷を加えていくようにします。

坐骨結節部に局所的に圧迫が集中するので、クッションを用いて除圧を行うことも必要です。また、片麻痺があって姿勢が安定しない患者は、患側に傾きがちになるので、患側の肩から側腹部にかけて、バスタオルを巻いてロール状にしたものや、長枕を入れて固定します。麻痺したほうの手が肘関節より下側に位置していると、手指を中心に末梢側の浮腫が生じやすくなるので、クッションで予防することも必要です。

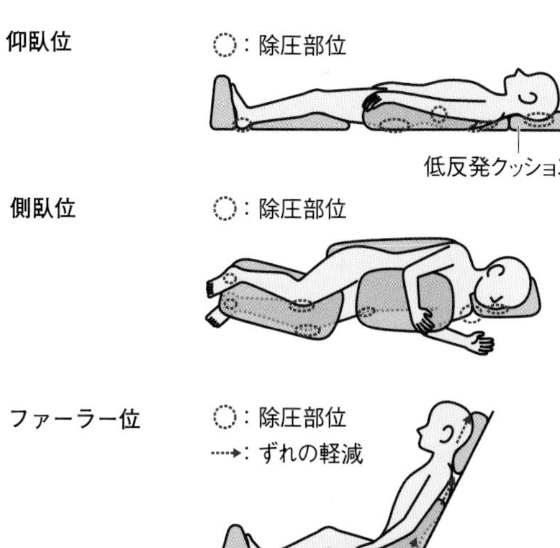

Question 21 心臓疾患患者が起座位をとるのはなぜ？

Answer 心臓疾患患者は仰臥していると肺への静脈還流が増加して肺にうっ血が起こり、呼吸困難が強くなるためです。また、仰臥姿勢では換気量が減少し、横隔膜の動きが制限されることも、呼吸困難を起こす一因です。

オーバーテーブルなどに枕を置き、座位よりもやや前に倒れた姿勢で寄りかかると、心臓の位置が高くなり、血液循環による負担が少なくなります。

起座位は、気管支喘息の発作時やうっ血性心不全、肺水腫、肺気腫にも見られます。

Question 22 褥瘡のできやすい患者を30度側臥位にするのはなぜ？

Answer 30度側臥位にすると、骨の突出のない殿部の筋肉で体重を支えることが可能であり、さらにベッドとの接触面も広いために体圧を分散させることができるからです。ただし、個人差もあるため１つの目安とし、患者の状態に応じた対応を心がけます。

30度側臥位を保持するためには、大小さまざまなクッションを利用します。上側になる肩や腕の下、屈曲させた足の間にやや大きめのクッションを当て、下側の肘や外踝、腕などの下にも薄いクッションを入れます。最終的に患者の身体の下側に手を差し込み、圧迫が生じていないか確認することが必要です。

褥瘡を防ぐためには、たとえば2時間仰臥位であれば、次の2時間は右30度側臥位、次の2時間は仰臥位、次の2時間は左30度側臥位といったように、体位変換のスケジュールを立てます。なお、90度側臥位は仙骨部の圧迫は避けられますが、大転子部、腸骨部に体重がかかり、褥瘡発生のリスクが高まりますので、褥瘡予防にはつながりにくい体位です。

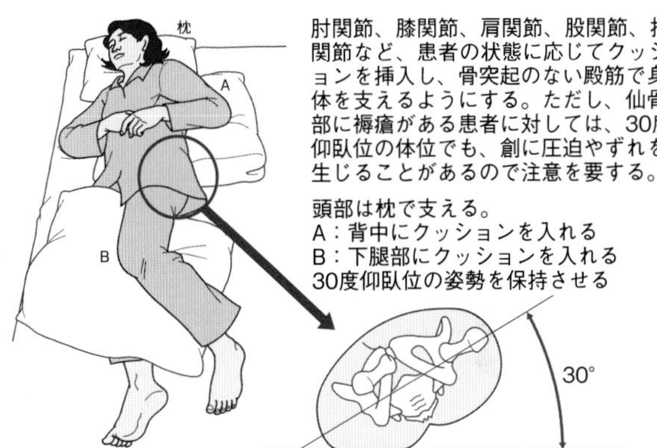

Seiter WO. Stahehn HB.Decubitus ulcers, Preventive techniques for elderly patient. Geriatrics,40(7):56.July 1985.

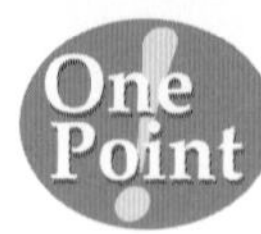

安楽な姿勢と良肢位

安楽を得るための基本的な姿勢とは、筋肉が緊張から解放されて、身体部位が緩んだ状態のことです。なかでも同一体位を続けていても安楽に過ごせる体位として良肢位があります。

良肢位とは、たとえその位置で関節が拘縮したとしても、日常の動作に関する障害を最小限にとどめることができる肢位です。ほとんどの関節の良肢位は、伸展と屈曲の中間位が選ばれています。

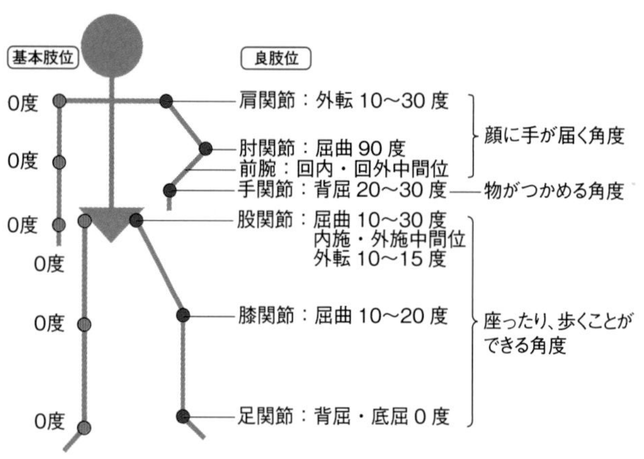

Chapter 7

移動・移送のなぜ

Question

Answer

Question 1 移動・移送の援助を行うのはなぜ？

Answer 人は移動することで、栄養摂取や排泄といった生理的欲求を満たしています。また、社会的な活動も移動によって満たされています。だからこそ、病気や障害によって自分で移動することができない患者に対し、安全・安楽に移動して目的を達成できるように援助をする必要があるのです。

入院施設における移動には、災害時の避難、救急処置の必要上の移送、転室・転棟のための移送、治療や検査のための移送、運動やレクリエーション、気分転換のための移動、日常生活動作のための移動などがあります。

援助の対象になるのは、機能障害のために1人では移動できない患者、意識障害がある患者、エネルギーの消耗を防ぐ必要がある患者、車いすへの移動移送の動作を安全に自立して行えないと判断された患者などです。

移動・移送では、転倒や転落といった事故に最も注意を払う必要があります。看護が手薄になりやすい交替時間、洗面や食事などの時間帯、体幹（たいかん）バランスが保ちにくい起床時などに事故が起こりがちです。

Question 2 患者によって移動方法を選択するのはなぜ？

Answer 移る・送るという動作は、①ベッド上で起き上がる、②きちんと座位を保つ、③車いすに乗る（あるいは立位になる）、④目的地まで行くために車いすを操作する（あるいは歩行する）という一連の動きを安全に行うことで、目的を達成します。

ベッドから起き上がるときに介助が必要か、麻痺はあるか、端座位が保てるか、立位は取れるか、車いすに移乗できるか、歩行は安定しているかなど、患者の運動機能を評価し、それに応じた移動方法を選択するのは、患者の安全・安楽な移動を確保するために必要な手順です。患者の機能を評価して患者に合った移動方法を選択し、必要な介助のみを行います。

機能的自立度評価（FIM）

患者の機能を評価し、移動の際にどの程度の援助が必要か判断する際の目安になるのが、機能的自立度評価（FIM：functional independence measure）です。自立の程度により、完全自立（7点）から全介助（1点）までの7段階に分けられます。

Question 3 看護師が支持基底面を広くとるのはなぜ？

Answer 移動・移送の援助を行うとき、看護師が支持基底面を広くとることを意識しなければいけないのは、患者の安全・安楽を保障するためです。

ボディメカニクスに基づいた合理的な介助を行うことで、看護師のエネルギー消費も少なくなり、患者は安心して看護師にケアを委ねることができます。

移動・移送の援助を行うときは、重心を低く保ち、足をやや開いて支持基底面を広くとります。

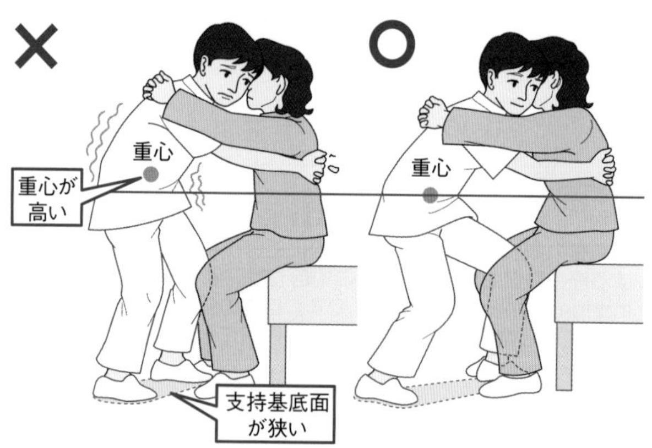

重心が高く、支持基底面が狭いため、不安定な状態である

重心が低く、支持基底面が広く、安定した状態で患者を支えることができる

重心を支持基底面内に置くと同時に、患者や物などの重心をできるだけ自分の重心に近づけるというボディメカニクスの原則を、常に意識する必要があります。

ベッドでの水平移動・上方移動

患者の身体の下に腕を深く差し入れるのはなぜ？

Answer 患者の身体の下に腕を深く差し入れるのは、お互いの重心を近づけるためです。

荷物を持つのに必要な力は、持つ腕の長さと荷物の重さによって変わります。遠くの物を腕を伸ばして持つより、近づいて持つほうが楽です。

これと同様に、患者を移動する場合も、できるだけ患者に近い位置で力を入れることが理にかなっています。こうした体勢をとることで、看護師と患者の重心が近づきます。

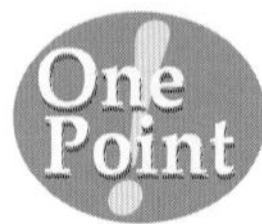

患者を移動させるときの力の働き

臥床している患者を移動させる場合、看護師は足を一歩前に踏み出して支持基底面を広くとり、患者の身体の下にできるだけ深く手を差し入れます。踏み出した足の膝をベッドに押しつけるのと同時に重心を下げ、看護師の膝を支点にして患者の身体を引き寄せます。このときに働く力の方向は、看護師の腰から下に向かう力と、患者を手前に引き寄せる力の２つです。

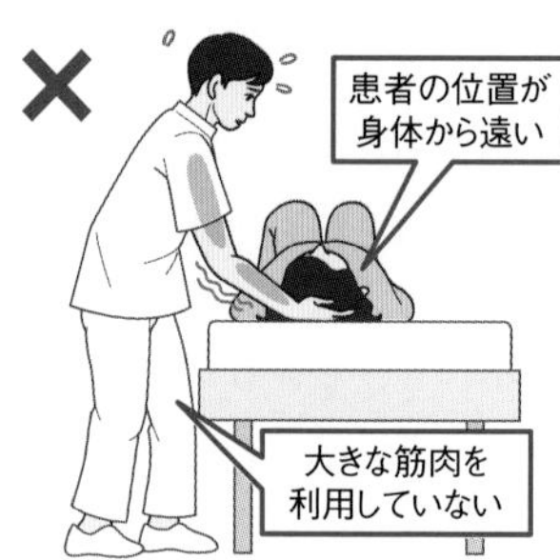

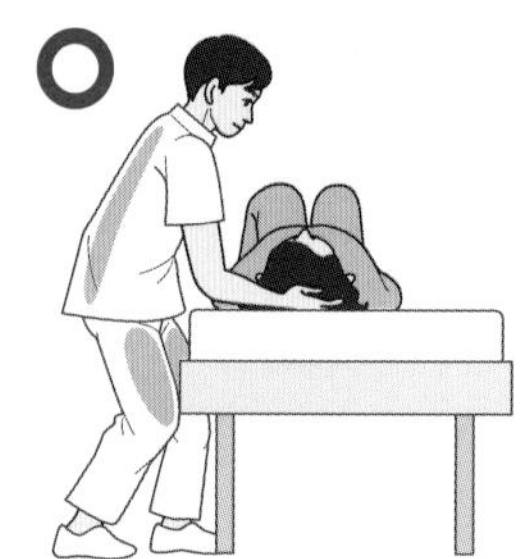

重心を低く、膝を支点にして、支持基底面を広くとる

Question 5 患者を水平に滑らせるように移動させるのはなぜ？

Answer 患者を持ち上げて移動させるという手順を踏むと、看護師の腕に患者の重みが長時間かかり、腰への負担を大きくするからです。実際には、水平に滑らせるといっても、若干持ち上げる動作も加わるのですが、意識としては「持ち上げるのではなく、水平に滑らせる」と考えましょう。

ベッドの端に移動させる場合は、看護師は足を肩幅に合わせて開き、自分の膝をベッド脇に押しつけて「てこ」の支点にし、患者の脇から深く手を入れ、身体を水平に引き寄せると、作用・反作用によって移動が楽に行えます。

Question 6 シーツ移動で、シーツを患者の身体の近くまで折り畳むのはなぜ？

Answer 横シーツや大判のバスタオルを用いて患者を水平に移動させる場合、患者の身体の両側に入り込むくらいまでシーツやバスタオルを小さくまとめるのは、看護師の身体を患者に近づけるという、ボディメカニクスの原理を生かすためです。看護師が患者の身体のすぐ脇でシーツを板のようにぴんと張った状態にして患者を持ち上げることにより、小さな力で持ち上げることが可能になります。反対に、シーツがたるんだ状態で持ち上げると、患者からの距離が遠くなり、シーツやバスタオルに重みがかかり、大きな力が必要になります。

シーツやバスタオルを持つ手は、順手にします。掌を上にした逆手(さかて)では、把持するための余分な力がいるうえ、患者の体重がシーツに加わったときに指が開きやすくなるという危険性もあります。順手で持つと、上腕二頭筋のような大きな筋肉を効率よく働かせることができます。

また、腕を肩幅と平行にすることも大事なポイントです。肩幅より狭めた状態、広げた状態では力が分散され、効率よくシーツを引くことができません。

Question 7 患者と息を合わせて移動させるのはなぜ？

Answer 「いち、に、さん」と息を合わせて移動を行うのは、看護師の力と患者の力が同時に最大限に発揮できるようにするためです。

患者の残存機能を十分に引き出せるように正しく評価し、たとえば健側の足を使って腰を浮かせるなど、患者にできる動作を組み入れていくことが重要です。

複数の看護師が1つの動作を行う場合も、看護師同士、息を合わせる必要があります。

車いすへの移乗

Question 8 患者の膝が崩れないようにするのはなぜ？

Answer ベッド上端座位の姿勢で浅く腰掛けた患者を車いすに移乗させる場合、患者の膝が崩れるとバランスを崩しやすくなるからです。とくに、下肢に麻痺がある患者では、介助者に体重を預けていても、膝が崩れることがあります。

介助者がバランスを崩さずに移動を行うにはいくつかの方法があります。その１つが、介助者の両膝で患者の膝をはさむ方法です。介助者は患者にできるだけ近づき、膝を曲げて腰を下ろしぎみにし、両膝で患者の膝をはさんで支持しながら移乗させます。

「さあ、立ち上がりますよ」と声をかけ、膝を足ではさんだまま後方に反るようにして患者を引き上げます。このとき、介助者が腋を締めて患者の腰部に腕を密着させると、患者の重みを支えや

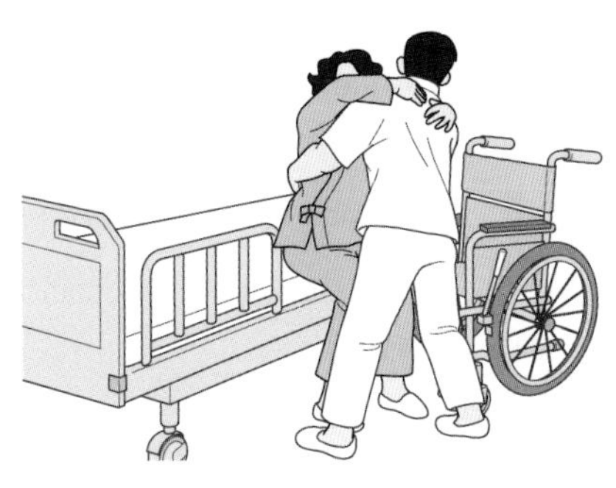

すくなり、安定した立位を保つことができます。

この方法以外に、介助者の足を患者の足の間に入れ、車いす側の自分の足で患者の足をブロックしながら膝の崩れを防ぐやり方もあります。

また、介助者の膝を患者の膝下に当て、そこを支点にして患者を介助者の後方に引くようにして移動させる方法もあります。

患者の身体状況を考慮し、より安全な方法を用いるようにします。

車いすを健側にセットするのはなぜ？

Answer 片麻痺のある患者は、健側の手でベッド柵につかまって起き上がり、健側の側に足を下ろして座るのが基本的な動き方です。車いすを健側の側にセットしておくと、こうした一連の動作がスムーズに進み、車いすへの移乗が自立できる可能性も生まれてきます。

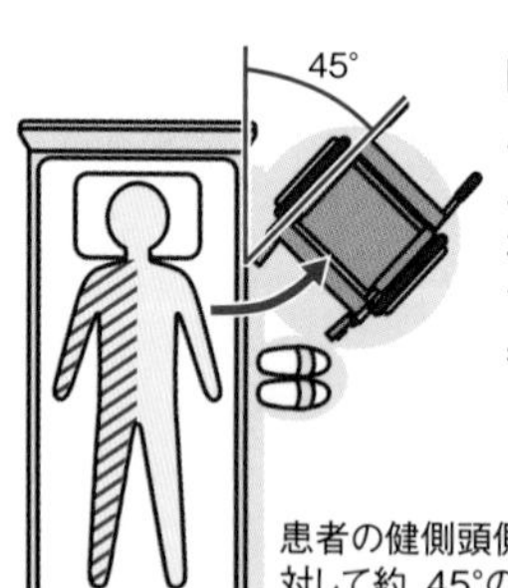

患者の健側頭側に、ベッドに対して約 45°の角度に配置する（右片麻痺の場合）

■片麻痺があるが自立している場合
片麻痺があるが自立している場合は、健側を上手く活用できるような位置に車いすを置く。右片麻痺であれば、ベッドとの角度 45°以内で、車いすのアームレストに手が届きベッド柵もつかめる健側の頭側に置くのが原則です。

ベッドの端に座った患者は、健側の手で車いすのアームレストをつかんで立ち上がる準備をし、健側の足を軸にして立ち上がり、身体を回転させて車いすに座ります。

看護師は常に援助できる体勢で見守ります。

麻痺の種類

麻痺は、脳、神経、筋肉、骨に至る伝達機能のどこかに障害が生じることで起きます。移動や移乗に支障をきたす運動麻痺には、両側の上肢・下肢が麻痺した四肢麻痺、両側の下肢が麻痺した対麻痺、右半身あるいは左半身の上肢と下肢が麻痺した片麻痺といった種類があります。

Question 10 ベッドに対してやや角度をつけて車いすを置くのはなぜ？

Answer 対(つい)麻痺や四肢麻痺などで、看護師が全面介助を行う場合は、車いすをベッドに対して20～30度の位置に置きます。ベッドと平行に置くとフットレストが邪魔になり、看護師・患者ともに足を置く空間が狭くなるからです。反対に、大きく角度をつけすぎると、ベッドからの移動距離が長くなり、回転動作を多く行わなければならなくなるため、体勢が不安定になりがちで危険です。

全介助を行う場合は、車いすをベッドのどちら側に置いてもかまいません。看護師の作業スペースが十分に確保できる側に置きます。

■一般的な車いすの配置

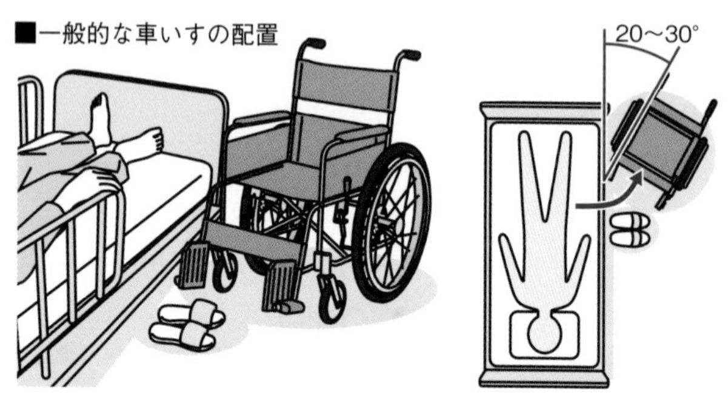

車いすは患者が端座位をとっている位置の側に、フットレストが邪魔にならず回旋角度も小さくてすむよう、ベッドとの角度 20〜30°に置くのが原則です

Question 11 乗り降りの際に車いすをロックするのはなぜ？

Answer 患者の安全のため転倒や転落を防ぐためです。乗降時は、必ず車いすにブレーキをかけます。乗るときも降りるときも車いす本体に患者の体重がかかります。ロックされていなかったり、ロックが不十分であったりすると、車輪が回転してずるずると動き、転倒してしまいます。看護師が乗降の介助を行う場合であっても、安全のために必ずロックしなければなりません。

車いす操作時の事故

・ブレーキのかけ忘れ、外し忘れ
・患側の足をフットレストから下ろさずに立ち上がる
・ブレーキをかけずに落ちた物を取ろうとする

Question 12 ベッドの高さを調節するのはなぜ？

Answer ベッドの高さの調節は、安全面において最も注意を払うべき項目だからです。まず、ベッドの端に座ったとき、足底が床に着く程度の高さまでベッドを下げる必要があります。ベッドが高くて足底が床に着かないと、滑り落ちるような格好になり、自分の体重を支えきれずに転倒する危険性があるからです。

車いすへの移乗の際には、ベッドの高さと車いすのシートの高さを同じにします。一般的な車いすはアームレストやフットレストが外れないため、ベッドに対して20～30°の位置にセットします。

Question 13 座位や立位になったときに脈拍や血圧・呼吸を観察するのはなぜ？

Answer 臥位から座位、座位から立位へと体位が変わると、一過性に血圧が下降し、心拍や脈拍が上昇して起立性低血圧による脳の血流量の減少のためにめまいや冷や汗などが起こりやすくなります。体位が変わるたびに患者の脈拍や血圧・呼吸を観察し、顔色や表情を見ながら気分不快がないかどうかチェックするのは、こうした循環動態の変化が及ぼす影響を確認するためです。

めまいや脳貧血に気づかないまま作業を進めると、患者の足もとがふらついたり、患者の全体重が看護師に突然かかったりして危険です。

半側（はんそく）空間無視

高次脳機能障害の１つ。空間の片側（多くは左側）を見落とす障害です。車いすの左ブレーキや左フットレストが認識できなかったり、左側にある障害物に気がつかないことがあります。移動や歩行中に、次第に右側に寄っていくという行動も現れます。

車いすでの移送

Question 14 裸足で車いすに乗せてはいけないのはなぜ？

Answer 車いすで移動する場合でも安全のため必ず靴を履いてもらうのは、滑り防止と足の保護のためです。

車いすに乗る場合、患者は一度は自分の足で床に立たなければなりません。もちろん、看護師が全面的に支えなければいけない状態の患者もいますが、それでも、足もとが滑りやすいと、患者・看護師ともに危険な体勢になりがちです。こうした危険を回避するために、必ず滑りにくい靴を履くようにしましょう。

車いすに座って移動中も、靴は足を保護してくれます。下半身に麻痺がある場合、移動中に足がフットレストから落ちて引きずられていても患者は気づかず、足が車輪に巻き込まれるという危険もありえます。脱げやすいスリッパではなく、しっかりと固定できる靴を履く意味が、ここにもあります。

失認（しつにん）

これも、高次脳機能障害の１つ。片麻痺患者に多く現れる障害で、患側に対する無関心や否認によって、車いすに患側の手が挟まれても、患側の足がフットレストから落ちて引きずられていても気づきません。

Question 15 保温に気をつけるのはなぜ？

Answer 病室、廊下、戸外は、それぞれ気温が異なります。さらに、患者は病室で寝具をかけて過ごしているため、感じる温度差は看護師が感じる温度差よりずっと大きくなります。そのため、看護師の主観的な判断に頼りすぎると、患者は寒さを強く感じることになりかねません。

車いすで病室から出るときは、こうしたことを想定して、上着や膝掛けを用意しましょう。

上着や膝掛けの着用は、外観を整えるうえでも大切です。患者のボディ・イメージを損なわないような配慮が必要です。

Question 16 車いすをゆっくり押すのはなぜ？

Answer 車いすは座面が低いため、看護師が普通に歩く程度の速さで押すと、患者にとっては非常にスピード感を感じるものです。スピード感は不安につながりますので、できるだけゆっくりと押すようにします。

廊下を曲がるときも、急にカーブを切ると患者の身体が振られて不安定になってしまいます。左折時は右の握りに力を入れ、右折時は左の握りに力を入れ、患者に負担がかからないように曲がる必要があります。

これに加えて、曲がるときには患者に声かけを行います。

Question 17 段差のある場所では一時停止するのはなぜ？

Answer 段差のある場所で一時停止するのは、段差による衝撃をなるべく小さくして段差を乗り越えるためです。同時に、車いすを一時的に傾斜させることを患者に意識させるという意味もあります。

「これから段を上がりますので、車いすを後ろに傾けますよ」と患者に声をかけ、身構えてもらいます。いきなり車いすを傾斜させて患者を驚かすことは、絶対にしてはいけません。

ティッピングレバーの先端に足を乗せて体重をかけ、キャスターを浮かせて段の上に乗せますが、このときに意識するのは「てこの原理」です。力点（足をかける部分）と支点（大車輪の接地面）の距離が大きいほど最小の力でキャスターを浮かせることができます。

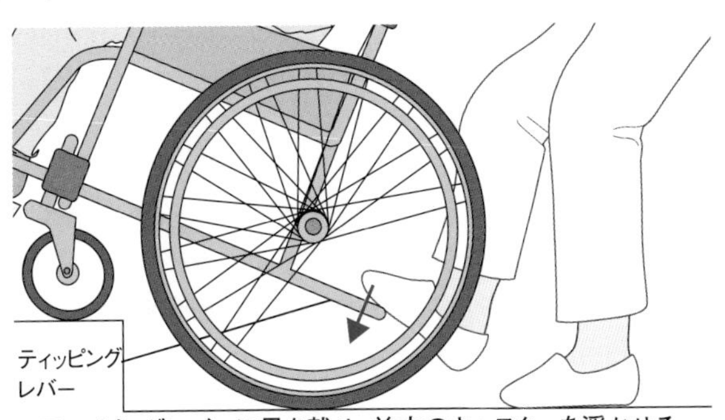

ティッピングレバーに足を載せ、前方のキャスターを浮かせる

Question 18 傾斜路でジグザグに走行させるのはなぜ？

Answer 傾斜路の幅が十分にある場合、左右にゆっくりと蛇行(だこう)するように進むのは、傾斜をゆるやかにするためです。ややきつめの上り坂の場合は、蛇行することで上りやすくなります。

下るときに蛇行するのは、減速するためです。

蛇行できるだけの幅がない場合は、看護師が後ろ向きになりながら車いすを支えるようにして下ります。こうすると患者は坂の上を見ながら進むことになりますので、前のめりにならず転落の危険が少なくなり、患者の不安感も減ります。

ストレッチャーへの移乗

Question 19 ベッドからストレッチャーへの移乗方法は？

Answer スライディングボードやシートは、摩擦を減らして移動介助を容易にするだけでなく、患者に対して精神的にも身体的にも安定感をもたらすため積極的に利用します。

患者を側臥位にして、スライディングボードを敷き込み、患者をスライディングボードの上に乗せます。

ストレッチャーをベッドに横に並べ、高さを合わせます。ま

たベッドとストレッチャーの間に隙間がないように注意し、ベッド、ストレッチャーのストッパーが固定されているか確認

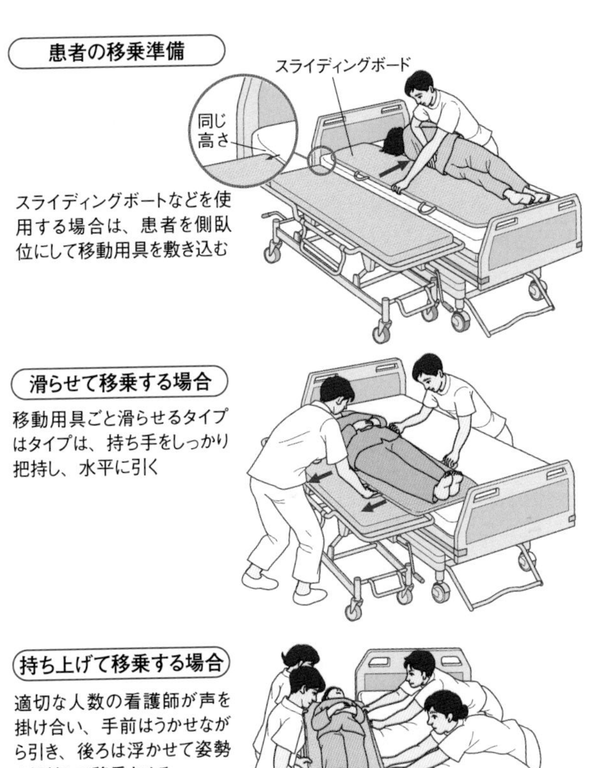

持ち上げて移乗する場合

適切な人数の看護師が声を掛け合い、手前はうかせながら引き、後ろは浮かせて姿勢を保持して移乗させる

します。

患者の腕を体幹に沿わせてまとめます。看護師は、スライディングボードの持ち手をしっかり把持して、水平に引きます。持ち手を上に引くと患者が転がり落ちる危険性があります。また、斜め上方に引くと、余分な力が必要となります。

また、持ち上げて移乗する場合には、適切な人数の看護師が声を掛け合い、手前は浮かせながら引き、後ろは浮かせて姿勢を保持し、移乗します。

急に動かしたり、持ち上げられると患者は恐怖感を感じ、下すときには身体に振動や力が加わります。また、複数で移乗させるため、頭と脚、身体の左右がばらばらに動くと、患者にとっては気分が悪く、力や動作の効率が悪くなります。看護師にとっても持ち上げ運動になり、腰痛の原因になります。バランスよく持ち上げるように注意する必要があります。

ベッドとストレッチャーを同じ高さにするのはなぜ？

Answer

ベッドとストレッチャーの高さが同じであれば、移動用ボードやシートを使用して、患者を持ち上げることなく、滑らせて移動させることができます。患者は持ち上げられると恐怖感を感じたり、下すときには振動や力が加わります。また、看護師にとっても大きな力が必要となります。最小限の力で移動させることは、看護師の負担を軽くするだけでなく、患者の安全にもつながります。

ストレッチャーでの移送

Question 21 足部を先にして進行するのはなぜ？

Answer 足部から先に進むと、患者は進行方向に視野が広がることになり、安心感を抱くことができるからです。反対に頭部から先に進むと、進行方向が全く見えないので不安感を与えてしまいます。看護師にとっても、足部を先にして進行すると頭部側を押すことになるため、患者の状態の観察が行いやすくなるという利点があります。その意味では、経験のある看護師が頭部側につくのが望ましいといえます。

舵(かじ)取りは、足もと側を引いて先行する看護師が行います。走行スピードが速いと、めまいや気分不快を感じるので、ゆっくりと走行させることが大切です。

床の段差や凹凸、通路の障害物などに注意して進路を選びます。

Question 22 傾斜路で頭部を高い位置に保つのはなぜ？

Answer 傾斜路では、上りは頭部から、下りは基本どおり足もとから走行させ、常に頭部が高い位置を保てるようにします。これは、頭部が低くなると重力の作用によって血液循環が変化したり臓器への圧迫が加わったりして、患者にとって不快に感じられるからです。

担架で輸送する場合も、頭部を高い位置に保つ必要があります。背の高い看護師が頭部側を持つようにすると、自然に患者の頭部が高くなります。

Question 23 曲がり角では足側を回転させるのはなぜ？

Answer 曲がり角で方向転換をする場合は、頭部が大きく左右に振られないように、頭部側を軸(じく)にして足もと側を回転させるようにします。これは、頭部が振られることによって引き起こされるめまいや気分不快を防ぐ

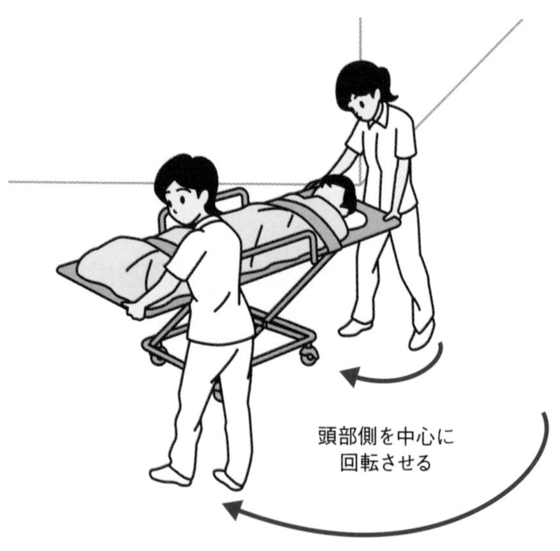

ために必要な処置です。

曲がり角に来たらストレッチャーのスピードをゆるめ、十分なスペースがある場合は、頭部側を中心にして足元で弧を描くように回転させます。

このとき、ゆっくりと回転させることが重要です。回転が速いほど遠心力が大きく働き、患者は不快感とともに投げ出される恐怖も感じることになります。

なお、回転させるだけのスペースがない場合は、ゆっくりとストレッチャー全体を回転させるようにして向きを変えます。

歩行援助

Question 24 歩行時に後ろから声をかけてはいけないのはなぜ？

Answer 歩行器や杖で歩いているときに後ろから声をかけると、振り向きざまに身体のバランスが崩れ、転倒しやすくなるからです。ですから、患者が前方に歩くことで精一杯の段階の場合は、決して後ろから声をかけないようにします。

歩行の援助を行うときは、歩行の妨げになるような服装を避け、足のサイズに合った滑り止めつきの靴を履いているかどうか、チェックすることが大切です。

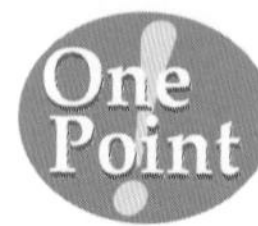

三点歩行と二点歩行

三点歩行というのは、健側の側に杖を持ち、杖→患側下肢→健側下肢の順に出して歩行するやり方です。二点歩行は、杖と患側下肢を同時に出す方法です。

歩行練習は三点歩行から開始し、スムーズに進める状態になったところで二点歩行へと移行します。

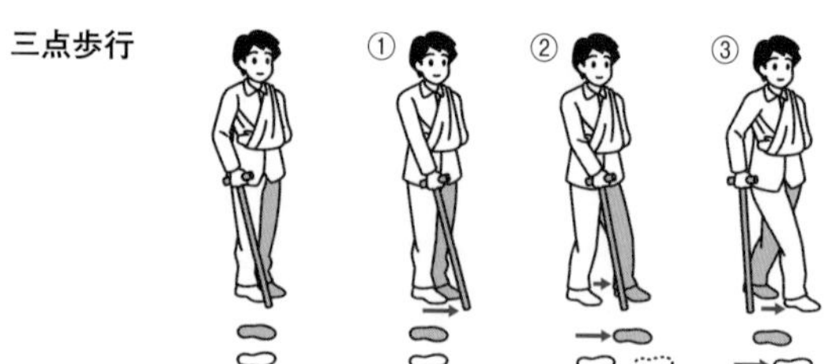

①杖を出す、②麻痺足を出し、体重をかける。③健測の足を杖の線まで（そろい型）、または杖の線より前（前型）に出す、①、②、③を繰り返す

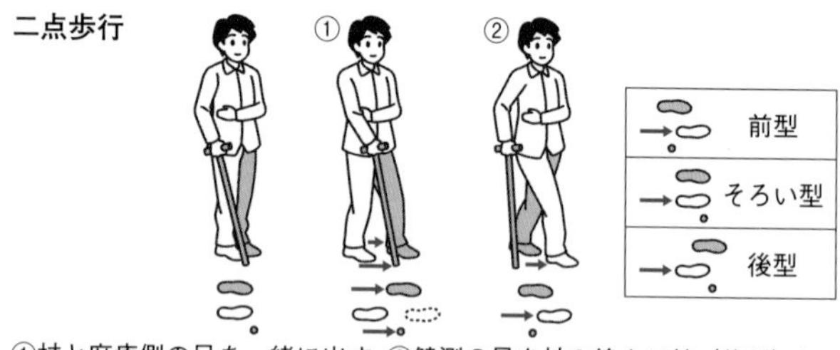

①杖と麻痺側の足を一緒に出す、②健測の足を杖の線より前（後型）に出す

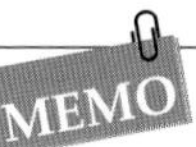

移動（歩行）での事故

- 患側の障害物に気づかずにぶつかる
- ぶつかったまま進もうとする
- 尿意に伴う性急（せいきゅう）な動作による転倒
- 単独で歩行訓練をして転倒
- 道に迷う
- 廊下や病室の環境整備の不良による転倒、転落 など

Question 25 杖を持たない側に看護師が立つのはなぜ？

Answer 杖を突いて歩行をする患者を介助する場合、看護師は杖を持たない側に立ち、患者の腰部と肩に手を当てます。これは、患者の安全を守るためだ

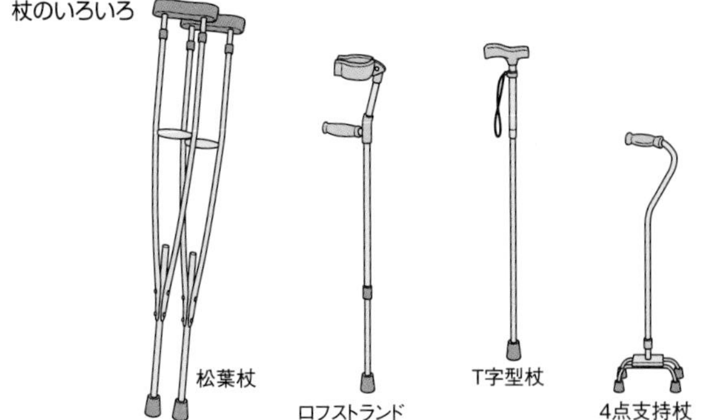

けでなく、歩行にかかわる重心移動をスムーズに行えるようにするためです。

片麻痺がある場合、患者は健側の手で杖を持って歩行を行いますので、看護師は患側に立ちます。介助のポイントは、重心の移動です。片麻痺があると、患側の足が前に出にくくなりますので、やや健側に体重を移動させるように誘導します。また、健側の足を前に出すときは、患側のほうに体重が移動するように誘導します。進行方向に引くのではなく、むしろ左右に重心を移動させるように介助を行うと、スムーズな歩行が行いやすくなります。

患者によって杖の長さを変えるのはなぜ？

Answer 杖の長さが身長に合っていないと、安全な歩行ができないからです。一般的に、足先から前方10～20cm斜め前方に杖をついたとき、杖を握っている肘関節が30～40度に屈曲している長さが適当とされています。杖の長さを選ぶ基準として身長÷２＋３cm（例：身長160の場合、160÷２＋３＝83cm）が参考になります。

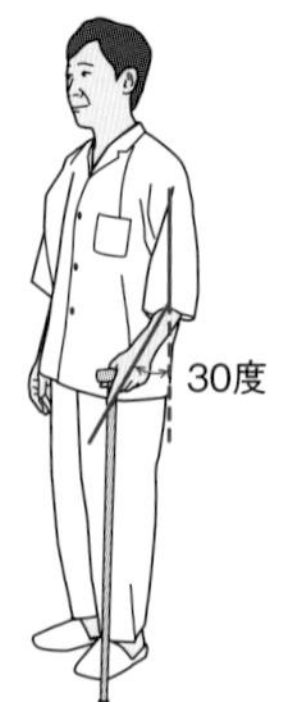

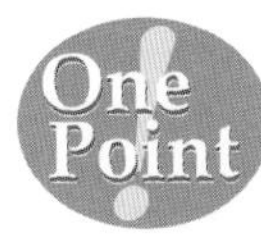

補助具を使った歩行での看護師の立ち位置

歩行器や杖で歩行中の患者は、足もとを見て歩きがちです。しかし、足もとを見ると前かがみになり、前方の障害物が目に入らなくなってしまいます。歩行の援助をする場合は、看護師がいざというときに支えられるように患者の斜め後方に立ち、足もとの確認を行います。患者には、「足もとの確認は私が行いますので、進行方向を見てください」と指導をすることが大切です。

姿勢、視線、リズムに気をつけながら、歩幅に合わせて「いち、に、いち、に」と声をかけながら見守ります。

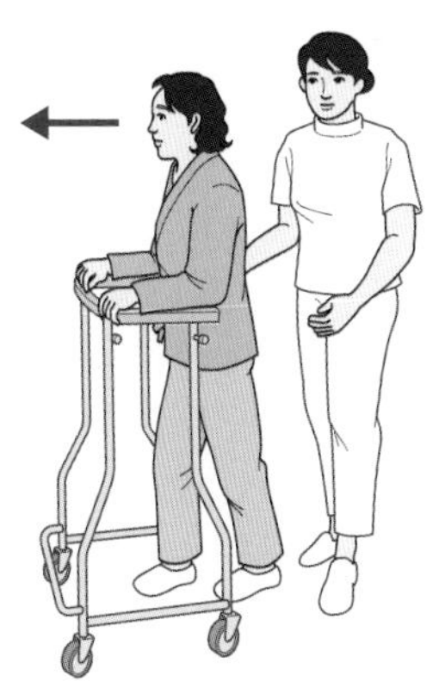

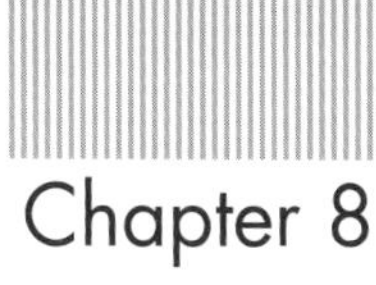

Chapter 8

罷法のなぜ

Question

Answer

温罨法

Question 1 温罨法を行うのはなぜ？

Answer　温罨法（おんあんぽう）は、温熱刺激を体の一部に与えて血管、筋、神経系に作用させ、血液やリンパ液の循環を促進したり、老廃物の排出を促したり、筋肉の緊張や疼痛を緩和するなどの目的で行います。便秘や鼓腸（こちょう）がある

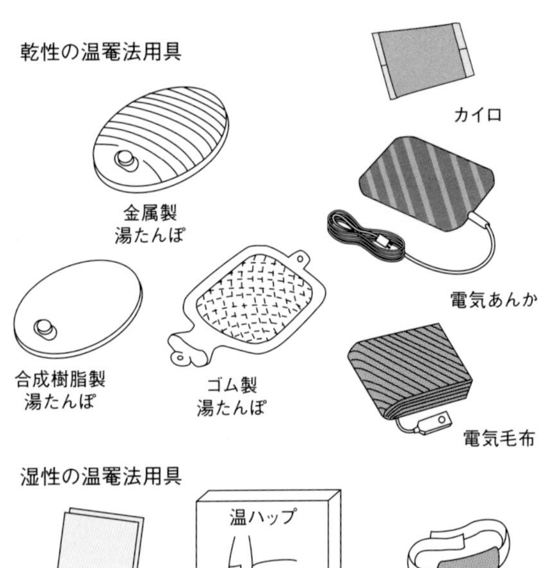

場合には、腹部あるいは腰背部に温罨法を施すと、自然な排便や排ガスを得やすくなります。また、腰背部への温罨法は排尿を促す効果もあります。

温罨法の特徴は、「心地よい全身の温かさ」です。温熱刺激で加温された血液が拡張した血管をゆっくりと循環することで、保温効果が生じます。また、温罨法によって鎮痛効果がもたらされるのは、温熱刺激そのものと、痛みで緊張した筋が弛緩することの相乗作用であるとされています。

温罨法には、乾性（かんせい）と湿性（しっせい）があります。乾性の温罨法で用いる物品は、湯たんぽ、カイロ、電気あんか、電気毛布などです。熱気浴、光線照射などを行う場合もあります。湿性の温罨法には温湿布、温ハップ、ホットパック、部分蒸気浴、部分温浴などがあります。患者の体調に応じて物品を選択し、体の一部を温める場合、全体を温める場合など、用途によっても使い分けます。

Question 2 湯たんぽにたっぷり湯を入れ、中の空気を出すのはなぜ？

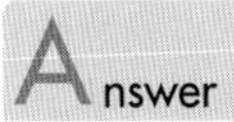

湯たんぽには、ゴム製、金属製、プラスチック製などの種類があります。素材に応じた使い方をする必要があります。入れる湯の量も、種類によって変えます。

ゴム製の場合は、湯を湯たんぽの2/3程度まで入れます。

湯たんぽを平らに置いて口を上に向け、湯を口まで押して空気を抜くのは、中に空気が入っていると熱伝導が悪くなるためです。

金属製、プラスチック製の湯たんぽは、湯たんぽを縦にして注入口から湯の水面が見える程度に湯を注ぎ入れます。湯の量が少なすぎると冷めやすくなり、湯たんぽの中が陰圧となってしまい、容器にへこみが生じたり、栓が開けにくくなります。多すぎると中の空気が膨張(ぼうちょう)して湯が栓から漏れやすくなって危険です。

MEMO

使う物品による湯の温度

ゴム製の湯たんぽは、熱による変質を防ぐために60℃くらいの湯を用います。金属製の湯たんぽは、80℃程度の湯を注ぎ入れます。

Question 3 湯たんぽを患者の身体から10cmほど離すのはなぜ？

Answer 必ず患者の身体から10cmほど離して湯たんぽを置くのは、湯たんぽによる熱傷を防ぐためです。

一般的には、患者の足もとに置きます。寝返りをしたときに患者の足が触れる危険性もあるため、湯たんぽにはカバーをかけるか、バスタオルで包むようにします。カバーをかけるのは、熱伝導度が小さい布と空気（比熱0.24cal/g）で湯たんぽを包み込むことで、患者への温度刺激を和らげるためです。湯たんぽの表面温度が45℃以上にならないように気をつけましょう。

意識障害や知覚鈍麻(どんま)・麻痺などがある患者の場合は、定期的に観察して熱傷に十分に注意する必要があります。湯温は8～10時間経つと40℃程度にまで下がりますが、40℃であっても長時間皮膚に直接当たっていると、低温熱傷が生じることがありますので、注意が必要です。(60℃の湯を用いた湯たんぽであっても、表面温度が43℃以上の状態が110分間持続したとの報告もあるため、低温熱傷には注意が必要です)

ゴム製湯たんぽは、直接皮膚に貼用(ちょうよう)することもありますが、この場合も深部熱傷を起こす危険性がありますので、長時間にわたる使用は避けます。

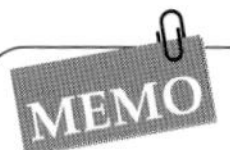

温痛、冷痛

皮膚には、温覚と冷覚という2つの温度覚があります。この温度覚の受容体が温点と冷点で、対象物からの熱が皮膚に到達するとこれらの受容体が反応し、最終的には頭頂葉に達して「熱い、冷たい」などの感覚を生じさせます。

温点は40～45℃の温度刺激で応答し、45℃以上の温度では温痛を感じさせます。冷点は25～30℃の温度刺激で応答し、15℃以下になると冷痛を感じさせます[1)]。

Question 4 湯たんぽを挿入後、頻回に訪室して観察するのはなぜ？

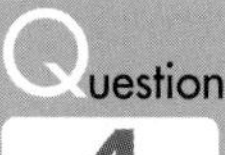

熱さや痛みなどの訴えがないか、皮膚に発赤や熱傷がないかを確認するためです。寝具の中に挿入された湯たんぽの表面温度は、15～20分後くら

いまで上昇を続け、その後、温度が一定して45分後くらいには定常状態に達します[2) 3)]。つまり、挿入後から20分までの温度上昇時間帯と、一定に達するまでの45分後くらいまでの間が、最も観察を要する時間帯ということになります。

Question 5 温湿布貼用中の患者の状態や皮膚の状態を観察するのはなぜ？

Answer 温湿布による苦痛や不快感、皮膚に何らかの変化が起きていないか確認するためです。温湿布（おんしっぷ）には、43～45℃程度に温めたタオルを用います。温度感覚は個人差が大きいものです。上腕内側などの皮膚が薄い部分に当て、温度確認を行いますが、看護師にとっては適温と感じても、患者には異常に熱いと感じられる場合もあります。必ず、患者に「熱くありませんか」と尋ねるようにしましょう。また、数秒間、タオルを皮膚に当てた後、タオルをめくって皮膚に紅斑（こうはん）のような変化がないか確かめることも必要です。

温湿布の貼用（ちょうよう）時間は10～15分程度を目安にしますが、この間、気分不快や発汗、顔色の変化などを観察します。温湿布がもたらす効果についても、患者に確かめましょう。

腹部や腰背部の温湿布は腸の蠕動（ぜんどう）運動を亢進しますので、貼用中に腸音がするかどうか確認するようにします。

終了後は皮膚の状態を確認し、タオルで十分に湿気を取ります。

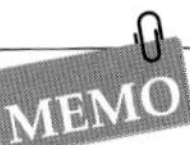

ゴム製湯たんぽの保管

使用後、水分をすぐに捨て、完全に中の水分がなくなるまで逆さに吊るします。完全に乾燥したら内側にタルクを振り、棒状に折ってタルクを塗布した新聞紙を中に入れます。ゴム製品は高温多湿に弱いので、直射日光が当たらず、湿気の少ない場所に保管します。

冷罨法

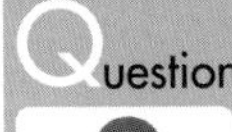

冷罨法を行うのはなぜ？

Answer

冷罨法（れいあんぽう）を行う目的は、基本的には発熱時に皮膚温を下げて苦痛を緩和するためです。これは、家庭でも行われている方法です。

血管を収縮させて血液の循環量を低下させ、局所の炎症や化膿、出血、分泌物などを抑えるという目的で冷罨法を実施することもあります。血流量が低下すると細胞への栄養や酸素の供給が減り、組織細胞の新陳代謝（しんちんたいしゃ）が緩慢になるためです。

また、寒冷刺激によって知覚神経の活動が抑えられ、感覚が鈍麻することで疼痛の緩和、鎮静（ちんせい）、安楽などをもたらす効果もあります。

Question 7 氷枕の場合、氷塊の角をとっておくのはなぜ？

Answer 氷塊の角をとっておくのは、使用時にゴツゴツと当たって感触が悪くなるのを避けるためです。また、氷の角で氷枕が傷むのを防ぐという目的もあります。角をとるための最も簡単な方法は、氷をザルに入れて上から流水をかけることです。

氷枕には角をとったクルミ大の氷を用います。なお、氷嚢にはクルミ大よりやや小さめのものかクラッシュした氷を用い、氷頸にはクラッシュ状のものを用います。

Question 8 水を入れた後、氷枕の余分な空気を出すのはなぜ？

Answer 氷枕には、2/3程度の氷を入れ、コップ1杯程度の水を注ぎ入れます。止め具をはめる前に氷枕の内部の空気を抜くのは、安定感と熱伝導を高めるためです。

空気は比重が小さいために氷枕の貼用面に溜まります。この状態で頭を乗せると、ゴム風船の上に頭を乗せたようになって安定が悪くなります。また、空気は熱伝導率が低いため、氷の冷たさが頭部に伝わらず、冷罨法の効果が薄れてしまいます。

Question 9 氷枕をカバーやタオルなどで包むのはなぜ？

Answer 氷枕にカバーをかけるのは、皮膚に当たる温度を調節するためです。

一般的には、皮膚に当たる温度は15℃前後が心地よいとされており、この程度の温度であれば凍傷や知覚麻痺を起こさないとされています（10℃以下では痛覚が出現）。しかし、こうした快適温度にも個人差がありますので、カバーやタオルで調節するようにします。

カバーをかけることによって、湿潤（しつじゅん）による過度の冷却を避けることもできます。しかし、長時間カバーをかけたままにしておくと、カバーそのものが湿潤してしまいます。水の熱伝導率は空気の25倍も高く、カバーが湿潤した状態では必要以上の熱伝導が加わり、凍傷をひき起こす危険性もあります。氷枕をビニール袋で覆ってからカバーをかけたり、濡れたカバーを取り換えるなどの注意が必要です。

場合によっては3～10℃程度の温度でも凍傷が起きることがありますので、直接的に湿潤冷感が伝わらないようにカバーの素材や厚みで調節する必要もあります[4)]。

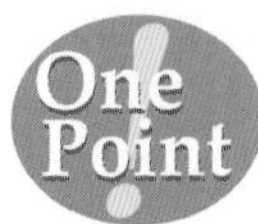

氷枕内の空気を押し出す

　氷枕は、止め具をはめる前に寝かせて置き、水がこぼれないように口を上に向けて貼用面を掌でなぞるようにして空気を抜きます。

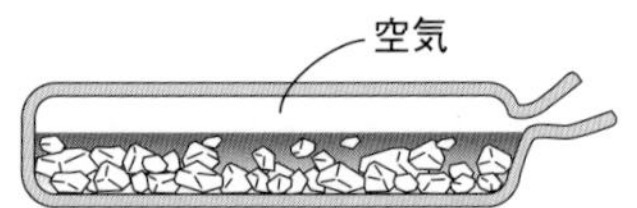

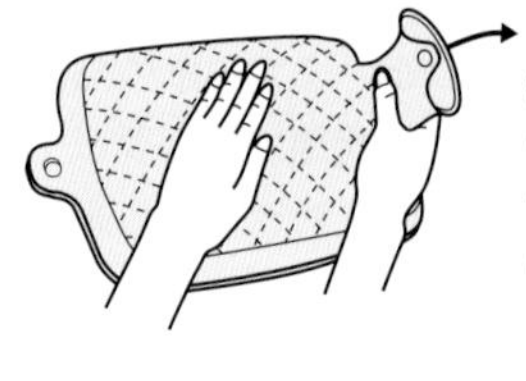

氷と水を入れたら氷枕の腹を押し、氷枕内の少しの水を口まで押し出して空気を抜く

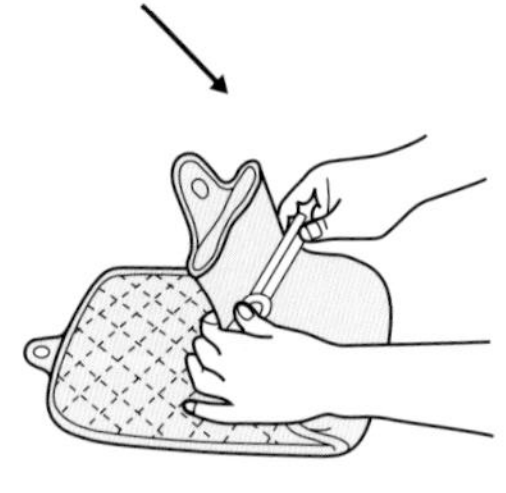

空気が入らないように氷枕を二重に折り、止め具をはめる

Question 10 氷枕を肩に触れない位置に調整するのはなぜ？

Answer 氷枕を当てるときに気をつけたいのは、患者の肩に当たらないように調節することです。肩が氷枕によって持続的に冷やされると血液循環が悪くなり、肩こりや不快感の原因になります。氷枕の中央に患者の後頭部を載せるようにしますが、このとき、止め具は上向きにして、床頭台とは反対側に置くようにします。臥床中の患者は床頭台側に向きやすいため、止め具が床頭台側にあると顔を傷つけやすくなるからです。

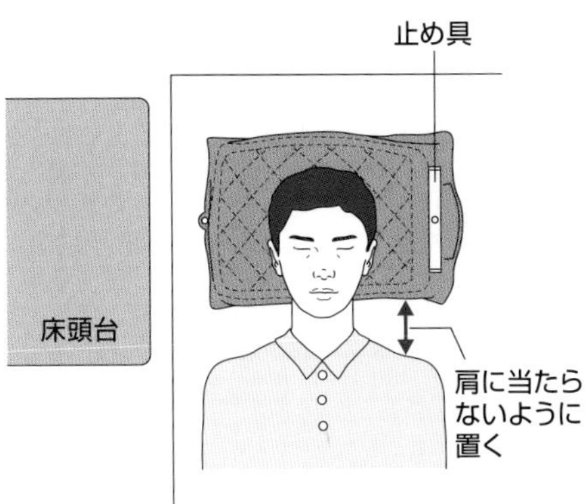

Question 11 貼用中の患者の状態や皮膚の状態を観察するのはなぜ？

Answer 氷枕を貼用中に患者の状態を観察するのは、血液循環や末梢神経の働きが低下することによって様々な症状が出現する可能性があるからです。

知覚麻痺が生じていないか、皮膚に紅斑や青紫色の変化が生じていないかなどを、患者の表情や皮膚の色から判断する必要があります。

また、氷枕そのもののチェックも必要です。患者にとって安定感はあるか、水が少ないために氷がゴロゴロしていないか、氷が溶けて温度が上がりすぎていないかなどを確認します。

MEMO

CMC製品の利点、欠点

CMC製品（線維素グリコール酸ナトリウム）には、アイスノン、エバーアイスなどの商品があります。氷枕、氷嚢、氷頸などの代用品として用いられることもあり、冷罨法を施す必要が生じたとき、あらかじめ冷凍庫で冷却しておけば取り出すだけですぐに使えるという手軽さが利点です。一方で、頭部や頸部への密着感がなく、かたくて痛いという欠点もあります。また、年月が経つと中の水分が蒸発し、保冷時間が短くなります。

参考文献

1）郷利憲、廣重力監修：標準生理学、第5版、p.214～215、医学書院、2003
2）長谷部佳子：温罨法が就寝中の生体に与える影響に関する基礎的・応用的研究、日本看護研究学会雑誌、26（5）：45～47、2003
3）大西由紀ほか：湯たんぽによる寝床内温度の経時的変化と保温範囲、日本看護技術学会、9（2）：14～22 、2010
4）工藤由紀子：看護における複数クーリングの現状と課題、日本看護研究学会雑誌、34（2）：143～149、2011

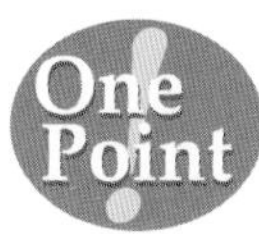

解熱に効果的な貼用部位

発熱時に頭部に氷枕や氷嚢を貼用すると、頭痛や熱感など、発熱に伴う随伴（ずいはん）症状を緩和させることができます。

しかし、これは一時的に知覚神経を刺激しているだけなので、解熱効果は期待できません。解熱を目的とする場合は、頸動脈、腋窩動脈、大腿動脈といった太い血管の部位を、氷嚢やCMC製品などを使って冷却する必要があります。

ただし、これらの部位の冷却は治療法であるため、必ず医師の指示を受け、循環障害の危険を予防するために十分に観察を行わなければなりません。

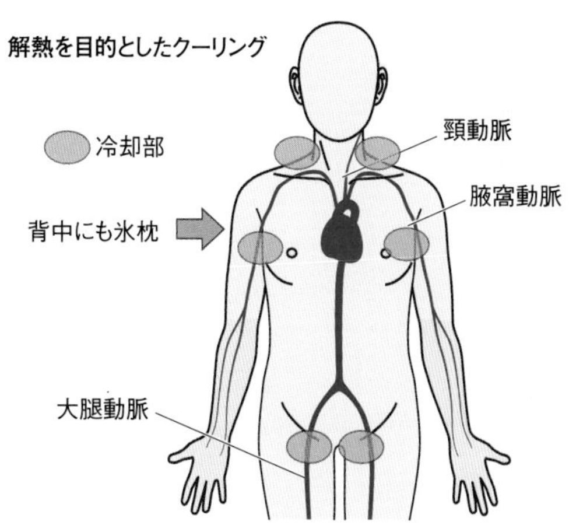

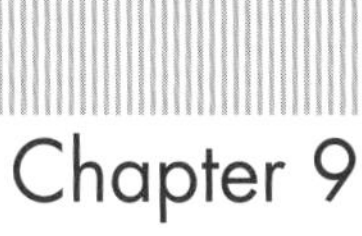

Chapter 9

感染予防のなぜ

Question

Answer

無菌操作

Question 1 無菌操作を行うのはなぜ？

Answer 使用物品や使用部位を無菌状態に保ちながら操作を行うことを、無菌操作といいます。無菌状態に保つ物品や部位に触れる手や機械・器具なども、無菌状態でなければなりません。

無菌操作を行う目的は、1にも2にも病原体が人体に侵入するのを防ぐためです。そのためには、使用物品や適用部位の無菌状態を保ちながら手順よく処理をしなければなりません。また、無菌状態のところに菌を運ばないために、侵入経路を遮断することも必要です。

無菌操作のポイントは、次のとおりです。

① 無菌操作を行う前には、衛生的手洗いを行う。
② 使用前に滅菌物の有効期限や破損・湿潤の有無を確認する。
③ 清潔で十分な広さをもつ場所で行い、おしゃべりや咳をしない。
④ 滅菌物は常に自分の視野のなかに入れ、目をそらさない。
⑤ 一度取り出した滅菌綿球・滅菌ガーゼなどを容器に戻さない。
⑥ 滅菌の消毒薬、清潔区域と汚染区域を往復させない。
⑦ 滅菌物は使用直前に開封し、滅菌物が空気に触れる時間を最短にする。
⑧ 汚染した物は、滅菌物の上を横切って通過させない。

⑨ 汚染されたかどうか疑わしい場合は、汚染物として取り扱う。
⑩ 汚染した物は、誰が見てもわかるようにして処理する。
⑪ 滅菌物を取り扱う場所を清潔に保つ。

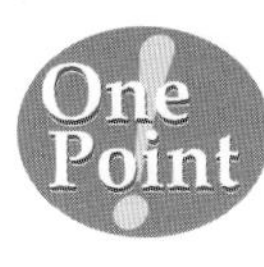

滅菌ずみの確認

物品が滅菌されているかどうかは、化学的インジケーターの色の変化で確認できます。

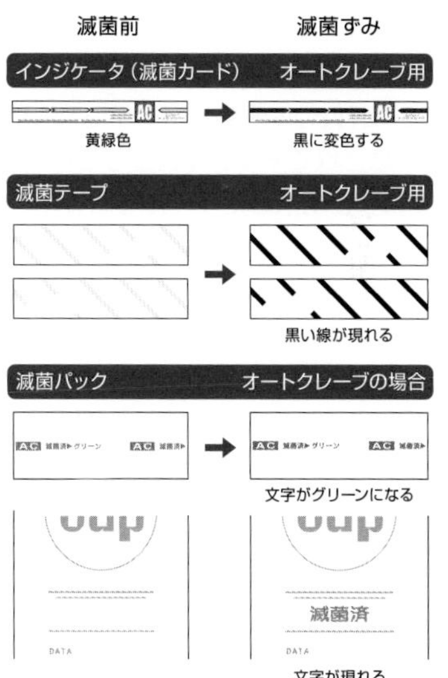

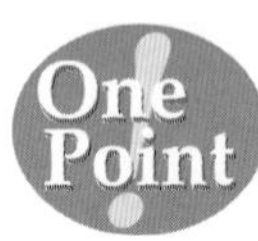

バイオハザードマーク

厚生労働省は、感染性廃棄物処理マニュアルに規定されている感染性の廃棄物であることを識別するために、廃棄物処理容器にはバイオハザードマークをつけることが望ましいと指導しています。医療廃棄物に関するバイオハザードマークは、廃棄物の性状によってマークの色が異なります。

赤色……液状または泥状のもの（血液など）
橙色……固形状のもの（血液などが付着したガーゼなど）
黄色……鋭利なもの（注射針など）

なお、外見上、感染性廃棄物と区別がつきにくい場合は、感染性廃棄物とみなされてトラブルが生じる可能性もあるため、「非感染性廃棄物」と明示したラベルを貼ることも推奨されています。

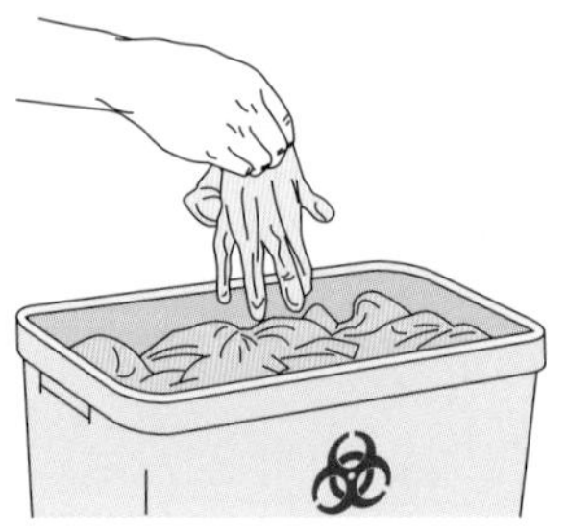

バイオハザードマーク

	赤色：血液などの液状物
	橙色：血液などが付着した固形物
	黄色：注射針などの鋭利な物

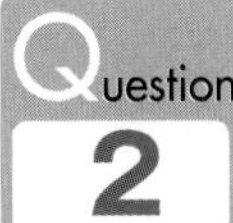

鑷子を取り出す際、先端を閉じるのはなぜ？

Answer

滅菌パックから鑷子を取り出すとき、鑷子の先端を閉じるのは、パックの外装面や周囲の不潔な部分との接触を避けるためです。

鑷子の把持部を上にして、滅菌パックの左右の端をめくるように外側に開き、滅菌パックを開封します。開封する際に、鑷子の先端から開封したり、滅菌パックを突き刺して開けると、外装面に触れる可能性があります。

把持部から1/3の部分を手で持ち、外装面に触れないように垂直に取り出します。鑷子の把持部は不潔な部分として扱います。基本的に、鑷子の上方1/3は汚染域と考えます。

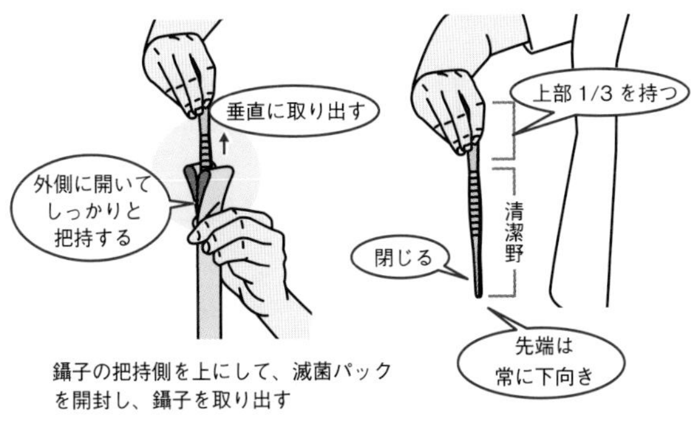

鑷子の把持側を上にして、滅菌パックを開封し、鑷子を取り出す

Question 3 鑷子の先を水平より高くしてはいけないのはなぜ？

Answer 鑷子（せっし）の先端を上に向けてはいけないのは、鑷子先端の消毒薬が把持部の不潔部分に流れ、その後に先端を下に向けたときに汚染された消毒薬が清潔な部分に流れてしまうためです。このように、消毒液が清潔部→不潔部→清潔部と流れることで、清潔部は汚染されてしまいます。

鑷子が消毒薬に浸されている場合や、取り扱うものが液状である場合にとくに守りたいルールですが、日頃から鑷子の先端を常に下に向けて持つように習慣づけることが重要です。脇を開くと、先端が上向きになりにくくなります。一般的に、無菌操作では持ち手を安定させるために脇を閉めますが、鑷子の無菌操作では脇を閉めると鑷子の先端が上向きになりやすいので注意が必要です。

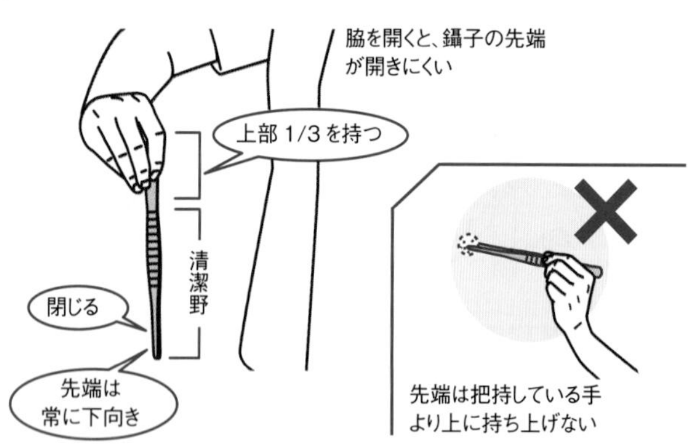

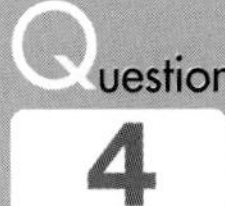

Question 4 消毒用綿球を渡す際、相手の鑷子より高い位置で渡すのはなぜ？

Answer 消毒用綿球を鑷子で受け渡す場合、相手の鑷子より高い位置で渡すのは、不潔になる可能性を極力避けるためです。

消毒用綿球を受け渡す場面とは、介助者が消毒用綿球を容器から取り上げ、術者の鑷子に受け渡す場合があります。この場合、介助者の鑷子は無菌操作で消毒用綿球を取り上げていますが、術者の鑷子は患者の創傷に直接触れた可能性があるため、不潔物として扱わなければなりません。

無菌操作では、滅菌物の上を不潔なものが通らないようにするという原則がありますので、介助者の清潔な鑷子が上方に来るような位置をとります。

相手が受け取りやすいように、鑷子で消毒用綿球の端を持って渡すことも大事なことです。もし、汚染されている可能性のある相手の鑷子に触れてしまった場合は、介助者の鑷子を新しいものに取り替えます。

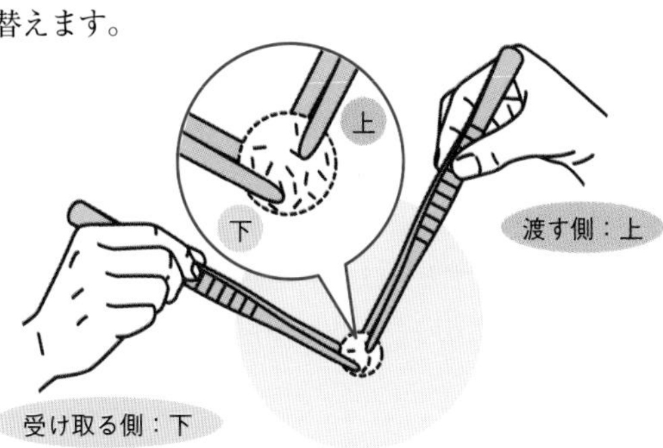

Question 5 滅菌手袋をはめる前にも手洗いを行うのはなぜ？

Answer 滅菌手袋はその名のとおり滅菌済みの手袋ですが、汚れた手ではめると、微生物が通過してしまう可能性がゼロではないからです。そのため、滅菌手袋をはめる前にも、必ず手洗いを行います。

JIS（日本工業規格）の検査基準をクリアした滅菌手袋でも、1.5％未満の確率でピンホールが存在する可能性があるとされています。手洗いをしていないと、微生物がピンホールを通過して周囲を汚染する危険性が生じてきます。また、手袋の中は密閉に近い状態になりますので、汗をかきやすくなり、それによって微生物が増殖することもありえます。

滅菌手袋を用いる場合は必ず手を洗い、有効期限や滅菌ずみの印、包装の破損の有無などをチェックし、自分の手のサイズに合ったものを用意することが大切です。

なお、手袋についているパウダーは、製造過程で使用される蛋白・化学物質・エンドトキシンなどを体内に運ぶ媒体になります。手袋をパチンと音を立てて勢いよくはめると、パウダーを浮遊させて呼吸器合併症や過敏症、刺激性皮膚炎、創傷の治癒力低下、感染リスクの増大などをひき起こしかねません。パウダーを浮遊させないように静かに装着しましょう。

手袋を使用後に外すときは、手袋が裏返しになるように片方の手袋を外し、もう片方の手に外した手袋を握り込みながら、1つにまとめて外します。

滅菌手袋の装着

①滅菌パックから取り出す

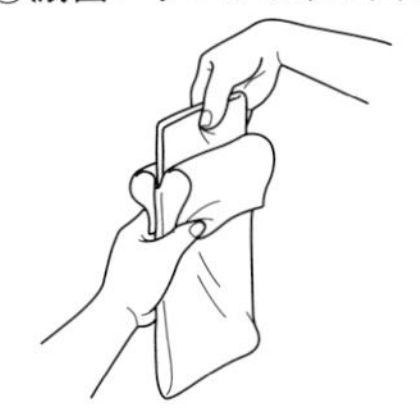

②内装を開く

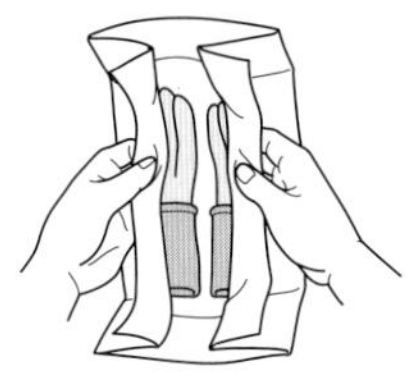

③折り返し部分を持つ

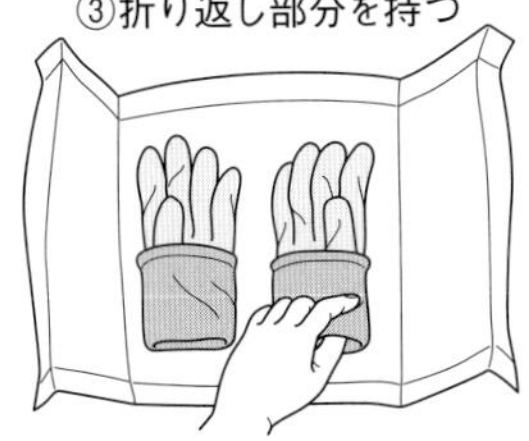

④ 装着する

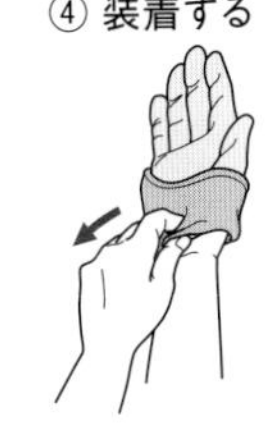

⑤手袋をはめた手を
片方の折り返し部分に入れる

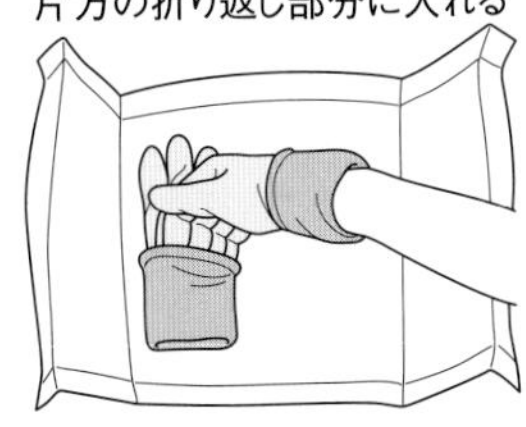

⑥折り返し部分を伸ばす

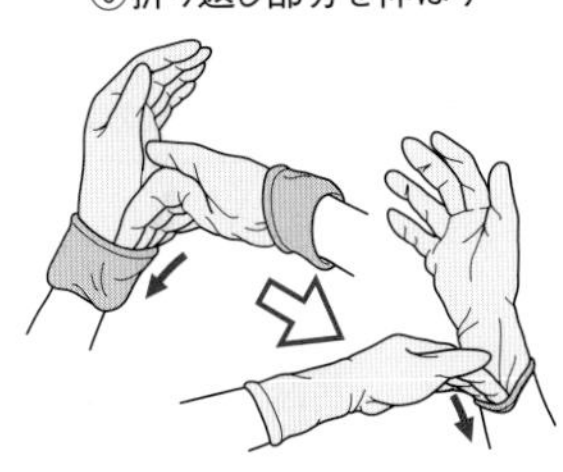

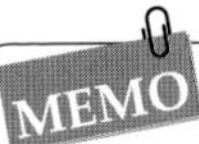

手袋のサイズ

手袋には、6、6.5、7、7.5というようにサイズ表示がされています。単位はインチで、手の甲の周りの大きさを表します。6.5のサイズは甲周り約16.5cmです。自分の手の大きさに合ったものを選びます。

手袋の外し方

①外す側の手袋の手首部分を外側からつまむ。外側をつまんだまま、裏返すように外していく

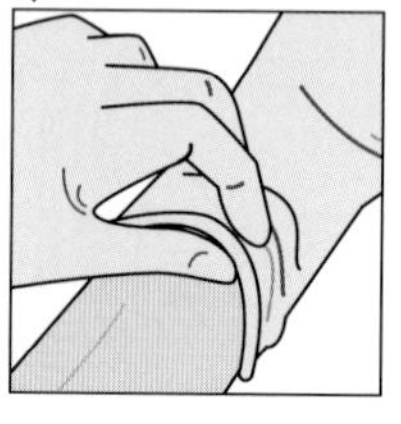
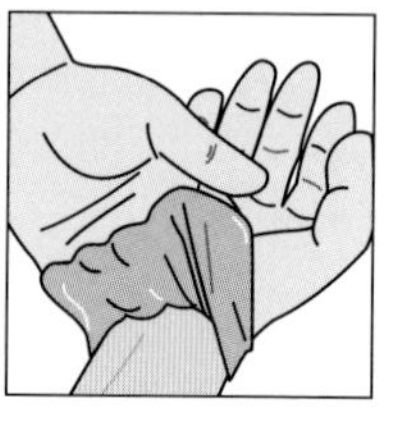

②つまんだ手袋を指にかけ、内側が外になるように引っ張る。外した手袋を小さく丸め、手袋を装着した側の手で持つ

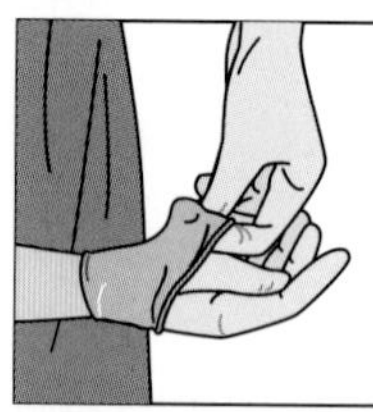
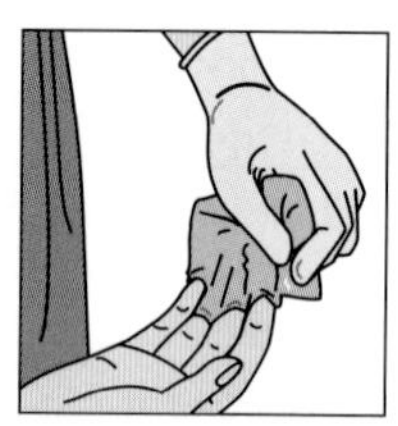

③手袋の内側に指を入れ、残りの手袋も同様に外す。手袋の表面は素手で触らない。先に脱いだ手袋を包み込むようにして、内側が外になるように外す

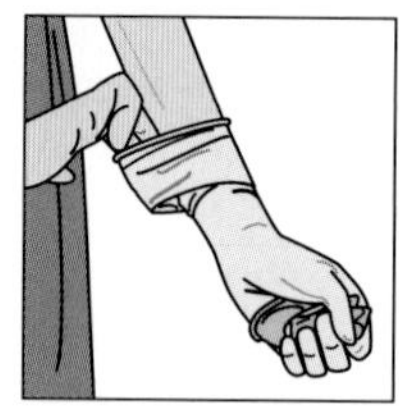
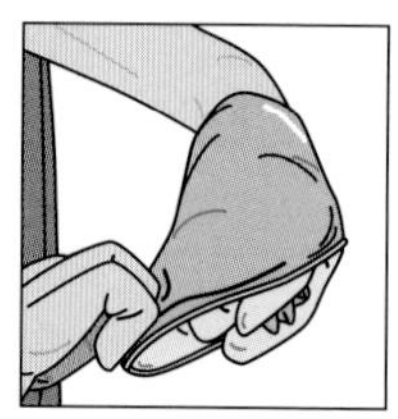

④手袋を破棄し、手洗い・手指消毒を行う。両手の手袋をひとかたまりにして、専用の廃棄物容器（橙色のハザードマークの容器）に廃棄する。手袋内にあった手が汚染されている可能性でもあるため、手洗い・手指消毒を行う

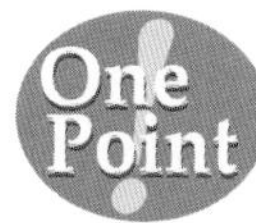

滅菌物の取り扱い方

滅菌包みの開け方

滅菌包みの開き方の手順は、以下のとおりです。

① 衛生的手洗いを行い、ペーパータオルなどで十分に水分を拭き取り乾かす。
② 滅菌済みであるかを、滅菌マーク、検知テープで確認する。
③ 滅菌物の使用期限、破損・湿潤の有無を確認する。
④ 広く安定した場所に滅菌パックを置き、片方の端を開き、滅菌包みを水平に引き出すⓐ。
⑤ 折り返し部分を手前（自分側）に置くⓑ。
⑥ 折り返し部分をつまんで、自分とは反対の方向へ折り返して開く。その際、包布の内側に触れないように注意するⓒ。
⑦ 内側に畳み込まれている部分は、滅菌鑷子を用いて順次開いていくⓓⓔ。

滅菌パックの開け方

滅菌パックから中のものを取り出す場合は、有効期限を確かめてパックを開き、口の両端を折り返して物品の先端を出し、直接手を触れずに、鑷子や鉗子で取り出します。注射器を取り出す場合は、外筒の部分であれば手で持つことができます。

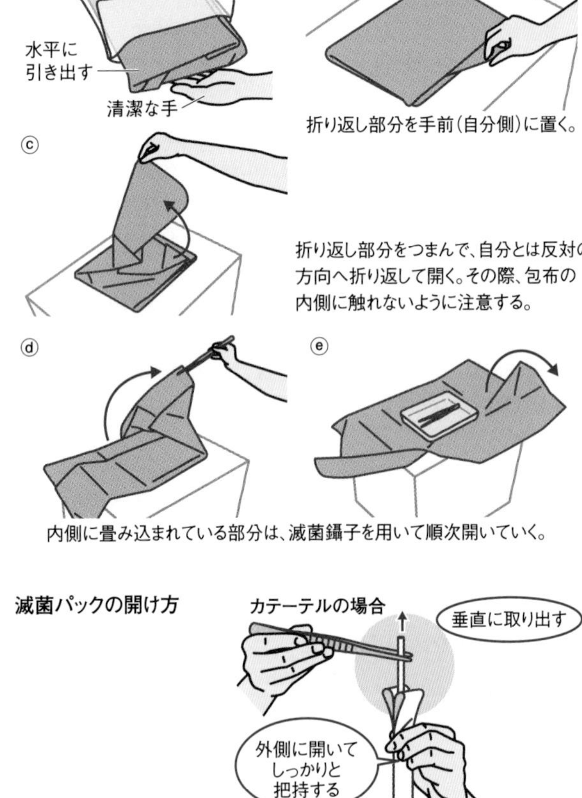
滅菌包みの開け方
ⓐ
水平に
引き出す
清潔な手
ⓑ
折り返し部分を手前（自分側）に置く。
ⓒ
折り返し部分をつまんで、自分とは反対の
方向へ折り返して開く。その際、包布の
内側に触れないように注意する。
ⓓ
ⓔ
内側に畳み込まれている部分は、滅菌鑷子を用いて順次開いていく。
滅菌パックの開け方
カテーテルの場合
垂直に取り出す
外側に開いて
しっかりと
把持する

手洗い

手洗いを行うのはなぜ？

Answer 手洗いを行うのは、医療従事者の手指を介した交差感染から患者を守るためです。これは、医療従事者を守ることにもなり、感染予防につながります。

手洗いには、日常的手洗い、衛生的手洗い、手術時手洗いなどの種類があります。両手指を機械的に動かし、こすり合わせることで、付着した通過菌やほこり、皮脂、汗、落屑した皮膚細胞などを除去します。

・**日常的手洗い**：日常生活において行われる手洗いです。皮膚表面の汚れ、有機物、通過菌（一時的に付着した細菌）の一部を除去します。石けんを泡立て、15秒間ほど手全体をすり合わせ、流水で洗い流す方法です。

・**衛生的手洗い**：患者のケアなどの医療行為の前後に行う手洗いです。皮膚表面の汚れ、有機物、手指に付着する通過菌を除去するために行われます。石けんや抗菌石けんを泡立て、15秒間以上両手の表面全体をすり合わせ、流水で洗い流す方法です。しかし、多忙な医療現場で遵守することが困難な場合があり、現在ではアルコール擦式製剤（液状製剤とゲル状製剤）を用いた手洗いが行われています。手洗いに要する時間を短縮でき、なおかつ手指消毒効果も高く、皮膚刺激も少ないことから、衛生的手洗いが主流となってきました。ただし、CDCから出された「医療現場における手指衛生ガイドライン」(2002年)「手が日に見えて汚れているときは石けんと流水で手を洗う」とされています。

・**手術時手洗い**：手指に付着する通過菌を除去し、さらに皮脂腺にいる常在菌までを可能なかぎり減少させ、手術中に手袋が破損した場合でも術野が常在菌によって汚染されるリスクを最小限に止めることを目的としています。手術の前に行う消毒薬と流水やアルコール擦式製剤（液状製剤とゲル状製剤）を組み合わせた厳重な手洗いです。「医療現場における手指衛生ガイドライン」では、通常の衛生的手洗い後、持続効果のある速乾性擦式手指消毒薬による手指消毒が推奨されています。

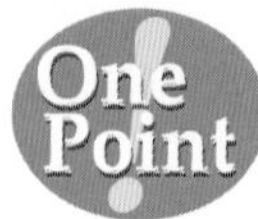

手洗いミスが起こりやすい部位

手洗いでは、手掌側よりも手の甲側に洗い残しが多いという報告があります。手を洗う際には、これらの部分を意識して、ていねいに洗いましょう。また、利き手側に洗い残しが多いとの報告もあります。これは、利き手でない手は動きにくいため、利き手側を洗いにくいと考えられます。手を洗うときは、利き手をより入念に洗いましょう。

手洗いミスが起こりやすい部位

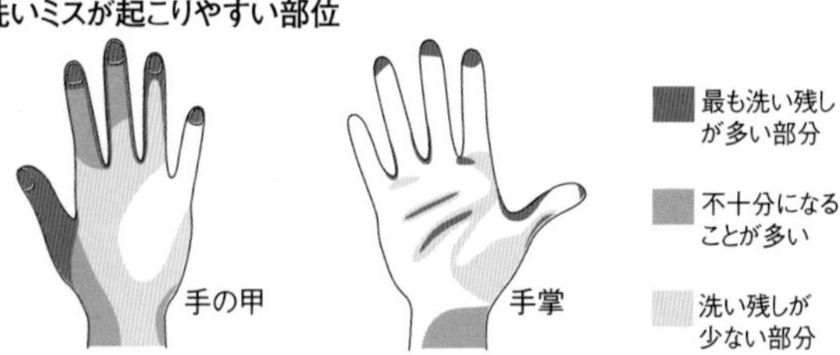

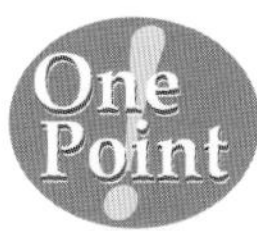

手洗いの方法

手洗いのポイントは、手のどこが汚染されているか、患者に接するのは手のどの部分であるか、考えながら行うことです。

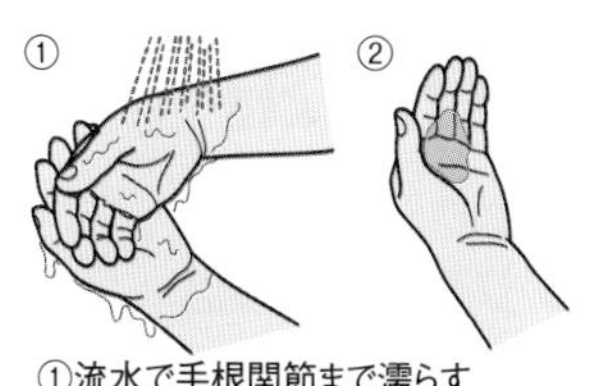

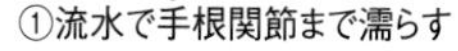
①流水で手根関節まで濡らす

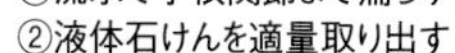
②液体石けんを適量取り出す

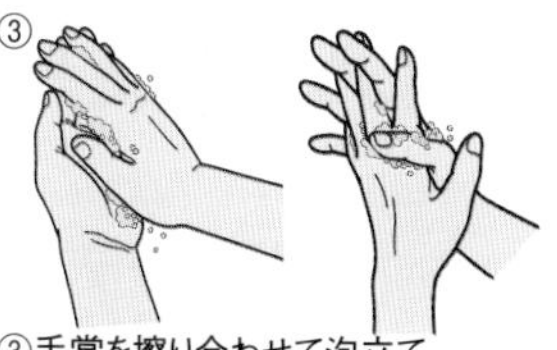

③手掌を擦り合わせて泡立て、両手の指の間も擦り合わせる

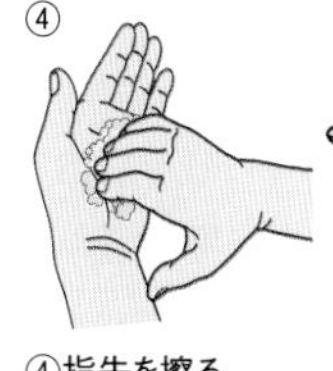

④指先を擦る

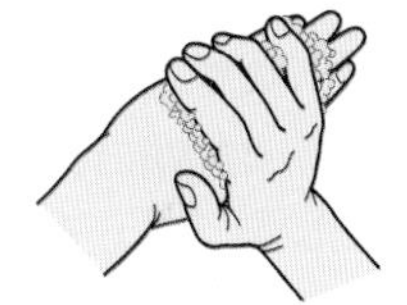

⑤両手の手背も擦る

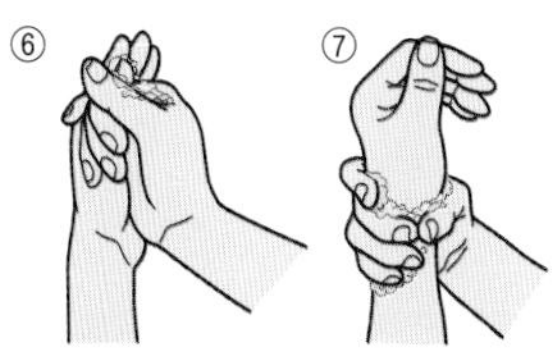

⑥母指を片方の手でねじり洗いする（両手）
⑦手首をねじり洗いする（両手）

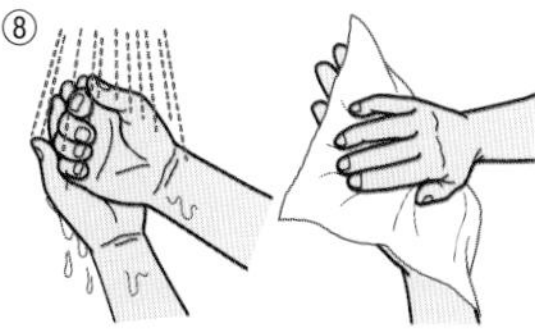

⑧流水で十分すすぎ、ペーパータオルを使用して水分を拭き取る

MEMO

通過菌（通過性細菌）

一過性細菌叢ともいいます。常在菌や腸内細菌が人から人、人から物へと伝わり、皮膚に付着します。普通は24時間以上生息することはなく、手洗いや手指消毒で容易に除去できます。

個人防護用具の着用

Question 7 ガウンテクニックを行うのはなぜ？

Answer さまざまな処置の際に、さまざまな処置の際に、病原体から看護師の身を守り、他者への伝播を防ぐために行う標準予防策（スタンダード·プリコーション）として、また、手術時など清潔区域で患者に無菌操作を行うためにガウンを着用します。

ガウンは1回ごとの使い捨てが基本です。ガウンの汚染面に触れないよう、また清潔面を汚染しないように正しく着脱することが必要です。

Question 8 ガウンの着用時、手袋を最後に付けるのはなぜ？

Answer 清潔な手で患者に対して処置やケアを行うため、防護用具を着用する際には最後に手袋を装着します。また、処置後は、最も汚染されている手袋を最初に外し、手指消毒を行い、それからガウンを脱ぎます。

Question 9 手袋を外した後にも、手指消毒を行うのはなぜ？

Answer 手袋を装着していても、処置などの際に手袋を破損したり、手袋を外すときに汚染面に触れてしまう可能性があります。手袋を外した後には必ず手指消毒を行いましょう。また、同じ患者であっても処置ごとに手袋を交換し感染を予防します

One Point!

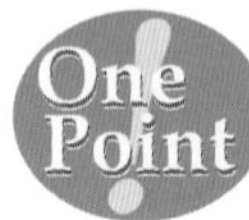

個人防護用具とは

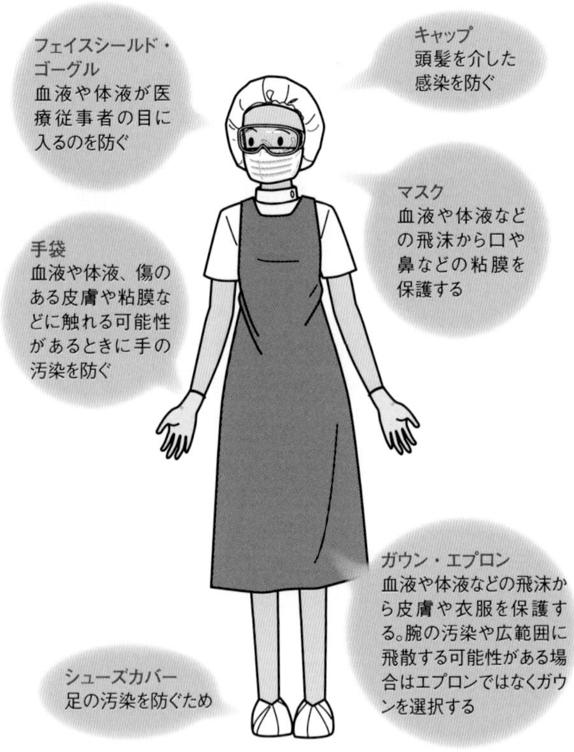
フェイスシールド・ゴーグル
血液や体液が医療従事者の目に入るのを防ぐ
キャップ
頭髪を介した感染を防ぐ
マスク
血液や体液などの飛沫から口や鼻などの粘膜を保護する
手袋
血液や体液、傷のある皮膚や粘膜などに触れる可能性があるときに手の汚染を防ぐ
ガウン・エプロン
血液や体液などの飛沫から皮膚や衣服を保護する。腕の汚染や広範囲に飛散する可能性がある場合はエプロンではなくガウンを選択する
シューズカバー
足の汚染を防ぐため

Chapter 10

採血のなぜ

Question

Answer

Question 1　採血を行うのはなぜ？

Answer　患者の静脈血を採血する目的は、①疾病の診断や治療方針の資料にするため、②病状の経過や状態を知ることで治療効果の判定材料にするため、③看護活動などの資料にするためなどです。採血によって採取された血液は、血液学的、生化学的、血清学的、微生物学的に検査を行います。

採血を実施するときのポイントは、食事や運動など測定値に変動を与える因子をできるだけ取り除き、血管を怒張（どちょう）させて溶血させないようにすることです。

患者の負担をできるだけ少なくするために、1回で成功させる技術を身につける必要があります。

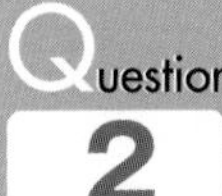

Question 2　採血には、真空採血管を使うのはなぜ？

Answer　従来は、採血には注射器が用いられてきました。しかし、近年では高齢者、乳幼児、小児、肥満者などの血管が細い患者を除き、真空採血管を用います。真空採血管を用いると、採血後に試験管に血液を移す必要がなく、採血管を差し替えるだけで必要な血液量を採取できるなど、手間がかからないうえに針刺し事故などの感染のリスクも少なくなり、患者への負担も軽くなるからです。

しかし、真空採血管が室温に戻らないうちに採血をしたり、真空採血管が抜かれないまま駆血帯(くけつたい)を外したりすると、真空採血管内あるいは静脈内の圧力の変化によって血液が体内に逆流することも起こりえますので、注意が必要です。

また、患者の腕を下向き（肘より手首のほうが低くなる位置どり＝アームダウン法）にすると、逆流発生を防止する効果が期待できます。これは、採血管内の穿刺針と採血管の位置関係により、穿刺針が採血した血液に接触しないためです。

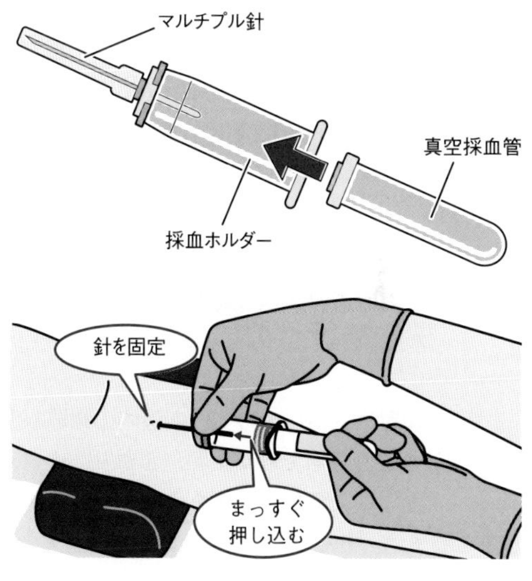

Question 3 検査によっては抗凝固薬入りの試験管を使うのはなぜ？

Answer 血液が凝固すると実施できなくなる検査には、抗凝固薬入りの試験管を使います。白血球数、赤血球数、血小板数、ヘモグロビン量、ヘマトクリット値などを算定する一般血液検査、プロトロンビン時間や活性化部分トロンボプラスチン時間などをみる凝固・線溶系検査、ホルモン定量検査などです。

これに対して、糖質、タンパク質、脂質、電解質、酵素などをみる生化学検査、血液型や感染症血清反応を調べる血清学的検査などには、遠心分離機にかけられる試験管を使います。この場合、抗凝固薬ではなく、血液の凝固を速める凝固促進薬が入ったものを用います。

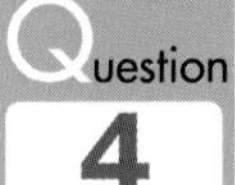

Question 4 運動後や入浴後を避けて採血を行うのはなぜ？

Answer 運動や入浴によって、血液内の物質が変動する可能性があるためです。

食事や入浴後に採血をすると、血清タンパク質の上昇がみられます。また、激しい運動の後は、筋肉の乳酸、ピルビン酸、無機リンなどが生成されたり、LDH、CPK、GOTなどの酵素が遊出して血中濃度が上昇します。運動や入浴によって減少することがあるのは、血糖、中性脂肪などです。

運動の影響は、行った運動の強度や持続時間、個人差などによっても異なりますが、翌日、翌々日まで影響が残る場合もあります。こうした影響を避けるためには、なるべく活動前に採血を行うことが大切です。

Question 5 朝食前に採血することが多いのはなぜ？

Answer 血液中の物質のなかには、食事の影響を受けて変動するものがありますので、なるべく食事の影響を受けない空腹時、多くは朝食前に行います。朝食前に採血することで、食事の影響を受けずに病的変動のみをとらえることができます。

空腹時のなかでもとくに朝食前を選ぶのは、基礎代謝が最も安定しているのが早朝だからです。

食事に影響を受けやすい物質は、血糖、インスリン、無機リン、中性脂肪、遊離(ゆうり)脂肪酸などです。影響を受ける度合いは一律でなく、血糖やインスリン、無機リンは食後3時間で空腹時と同一になりますが、中性脂肪や遊離脂肪酸は10～12時間経っても食事の影響が残ります。どうしても食後に採血せざるをえない場合は、少なくとも食後2～4時間経ってから行いましょう。

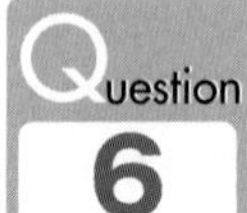

Question 6 採血の前に、患者のフルネームを確認するのはなぜ？

Answer 患者の取り違えミスを防ぐためです。採血を行う患者を取り違えると、検査結果による疾患の診断や症状の判定を正しく行えず、重大事故につながりかねません。

患者の名前と採血管のネームが一致しているか確認するときは、患者に自分の名前をフルネームで名乗ってもらうことが大切です。看護師が患者の名前を呼んでしまうと、自分でなくても瞬間的に返事をしてしまう場合もあるからです。

最近では患者の在院期間が短くなる傾向があるため、入院患者の名前と顔が一致しないケースが多くなっています。症状が似ていることで患者を取り違えたり、部屋やベッドの位置を思い違えることによっても取り違えは起きます。

「確認のために、フルネームでお名前を言っていただけますか」と患者にお願いし、指示書に書いてある名前を見せて、「間違いありませんね」というくらいの慎重さが求められます。

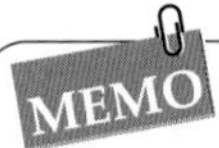

採血量

血液検査のための採血量は必要最小限にするのが基本です。各血液検査には最低必要量が決まっていますので、行う検査に応じて採血量を決定します。必要採血量が多い場合は、緊急度の高い検査を優先します。

採血部位として前腕を多く用いるのはなぜ？

Answer　採血に適した部位の条件は、簡単に露出することができること、比較的太い静脈が表面に出ていること、皮膚がやわらかくて刺しやすいことです。前腕の肘窩は、腕まくりをすれば露出することができ、皮膚のすぐ下の皮下組織中に皮静脈が走行しているため、こうした条件にぴったり当てはまります。また、深在性の静脈のように動脈と並走していないので、動脈に穿刺するといったミスをすることなく安全に採血することができます。皮膚から透けて見えることも、採血の部位として選ばれる理由の1つです。

前腕の屈側部には、橈側皮静脈、肘正中皮静脈、尺側皮静脈が走行していますが、一般に最も採血しやすいのは肘正中皮静脈です。

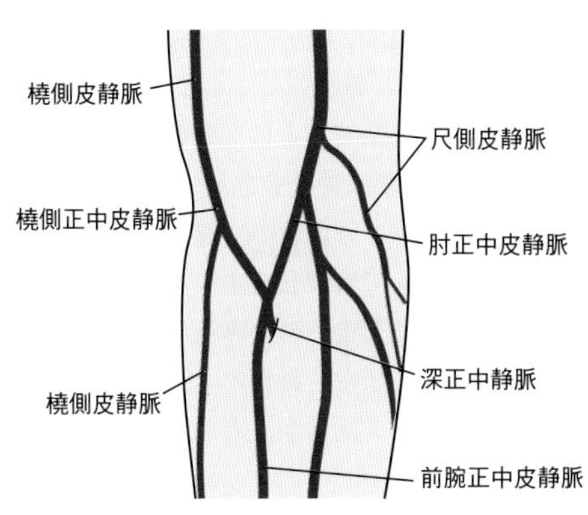

Question 8 採血時に、腕を肘枕に乗せるのはなぜ？

Answer 採血を行う際に腕を肘枕（ひじまくら）に乗せるのは、肘を安定させるためです。皮膚が伸展していると、針が血管に到達しやすくなります。また、腕を肘枕の上に置くことで支持（しじ）されますので、安定感が増します。

肘枕に乗せるときには、肘が反り返らないように注意しましょう。肘が反り返ると血管が引き伸ばされ、血管径（けい）が細くなって針が入りづらくなります。

Question 9 駆血帯を巻くのはなぜ？

Answer 駆血帯（くけつたい）を巻くと静脈血の還流が阻止（そし）され、末梢静脈が怒張して穿刺が容易になるためです。血管をしっかり怒張させることで深く穿刺しなくてもすむので、神経の損傷を防ぐことにもつながります。穿刺部位より7～10cm上方の中枢側に巻きます。

ゴム管を用いる場合は、ゴム管の一端を折り曲げて他方のゴム管と皮膚の間に挟みこんで緊縛（きんばく）しますが、このとき、ゴム管の両端が下方（末梢（まっしょう）側）にくるように挟み込んでしまうと、針を刺すときの邪魔になります。また、針がゴム管に触れて汚染される危険性もありますから、必ず両端が上方（中枢側）にくるようにします。

その他、ゴム管の先端にピンチがついたタイプや、ワンタッチで着脱できるようクリップがついたタイプの駆血帯があります。いずれも、使用時には針の刺入の邪魔にならないようにすることが大切です。

緊縛するときの強さは、静脈血の還流をある程度阻止し、動脈血の流入を止めない程度が最適とされています。強く締めすぎると動脈も圧迫されて末梢へ流入する血液量が減少し、還流血液量が減って静脈の拡張が困難になってしまうからです。脈拍が普通に触れる程度の緊縛にすることが大切です。

血管が出にくい場合は、血圧測定をして最低血圧程度に圧迫すると、静脈のうっ血が強くなり、刺入しやすくなります。

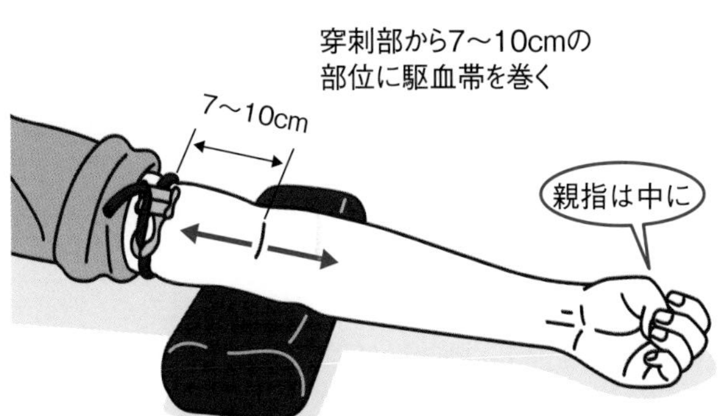

Question 10 駆血帯を腕に１分以上巻いてはいけないのはなぜ？

Answer 駆血帯を１分間以上巻いていると血液凝固が起こりやすく、血液の性状が変化してしまうため、測定に影響を及ぼす危険性があります。標準採血法ガイドラインでは、１分以内であれば測定値への影響がわずかであるとしています。

Question 11 採血部位をアルコール綿で拭くのはなぜ？

Answer アルコール綿で拭くのは、皮膚の皮脂や垢を取り除き、刺入時に病原菌が侵入するのを防ぐためです。刺入部位の中心から外側へ向かって縦7cm程度の楕円を描くように消毒します。

皮膚を伸展させ、アルコール綿の清拭面を変えながら清拭することがポイントです。消毒効果を高めるために、アルコールが乾燥してから針を刺します。

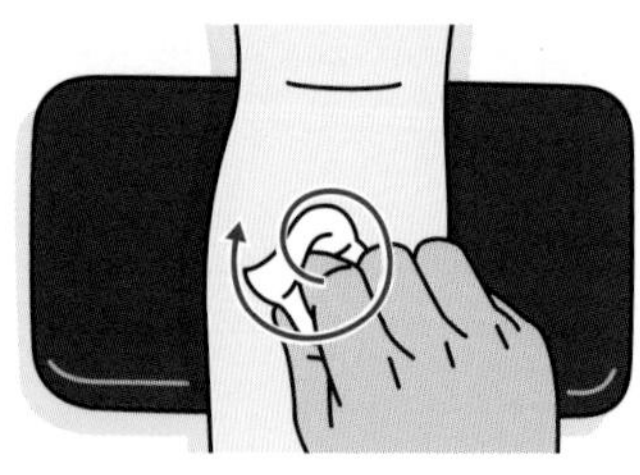

穿刺部の中心から外側に向かい７cm 程度をアルコール綿で消毒

アルコール（エタノール）へのアレルギー反応がある場合は、アルコールを含まない無色無臭の「クロルヘキシジン」「塩化ベンザルコニウム」などのノンアルコールの消毒液を用い、皮膚を殺菌し、血行性感染を防ぎます。

Question 12 母指を中にして手を握ってもらうのはなぜ？

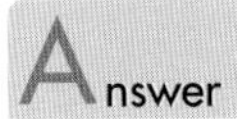

母指（ぼし）を中にして握ることで前腕部の筋肉が収縮し、末梢部からの静脈血の還流が促され、駆血部より末梢の静脈に強い怒張が起きるためです。静脈血がうっ血して血管が拡張し、採血しやすくなります。

静脈怒張を得るための方法として、以下の方法があります。

- 採血管の底が穿刺部位より低くなる姿勢をとります（アームダウン法）。
- 前腕を末梢から中枢に向かって軽くマッサージを行います。
- 手を握ったり開いたりを繰り返します（クレンチング）。ただし、駆血帯を絞めた後は、カリウムの偽性高値になる可能性があるので行いません。
- 穿刺部位をホットパックや蒸しタオルで温めると、血管を拡張させる作用があります。ただし、血管が怒張するわけではありません。

Question 13 注射器を用いて採血する場合、内筒をゆっくり引くのはなぜ？

Answer 血管に針を刺入させて内筒(ないとう)を引くときにゆっくりと静かに行うのは、**溶血や気泡(きほう)の発生を防ぐため**です。内筒を強く引きすぎると血球が破壊されたり、気泡が立ってしまいます。また、針先が血管壁に吸い付き、血液が採取しにくくなることもありますので、内筒はゆっくりと静かに引かなければなりません。

なお、内筒を引くときには注射器と針の接合部を指で押さえて固定することが重要です。患者の腕に看護師の指の一部を触れさせるようにすると、注射器が固定されて内筒が引きやすくなります。

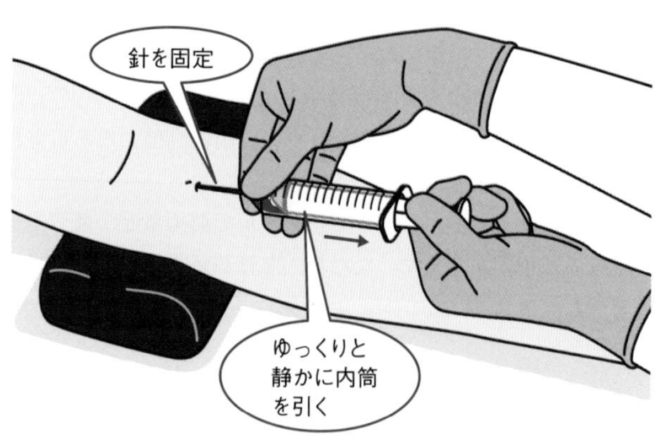

Question 14 駆血帯を外してから針を抜くのはなぜ？

Answer 注射器による採血の場合、駆血帯をした状態で針を抜くと、静脈が怒張しているために多量に出血してしまいます。必要とされる量の採血が終わったら駆血帯を外し、握っていた指の力を抜いてもらい、静脈の怒張を解放してから針を静かに抜きましょう。このとき、刺入部にアルコール綿を添え、針の角度を変えずにスムーズに抜きます。

真空採血管の場合は、まず採血管を抜き、握っていた指の力を抜いてもらってから駆血帯を外します。刺入部をアルコール綿で押さえながら、ホルダーの針を抜きます。採血管を装着した状態で駆血帯を外すと、逆流の危険性が高くなります。

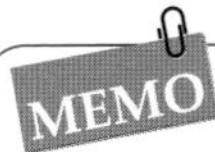

針の処分

採血終了後は、針刺し事故を防止するためにリキャップせず、針と注射器を接続したまま専用容器に速やかに廃棄(はいき)します。リキャップをしないことで、針刺し事故は大幅に減ります。

1991年に「廃棄物の処理および清掃に関する法律（廃棄物処理法)」が改正され、医療関係機関では厳重な廃棄物の処理・管理を行うように定められました。注射器や針などの感染性廃棄物の処理・管理は、この法律に基づいて行わなければなりません。2022年には、具体的な手順を解説した「廃棄物処理法に基づく感染性廃棄物処理マニュアル」の改訂版が出されています。

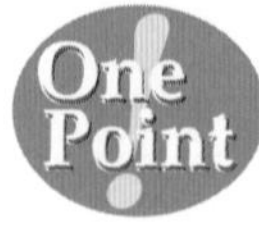

刺入

　刺入する前に、刺入部位から 5cm 末梢側の皮膚を引き下げるように押さえます。こうすると皮膚が伸展し、血管が固定されて刺入部位がよく見え、刺入しやすくなります。

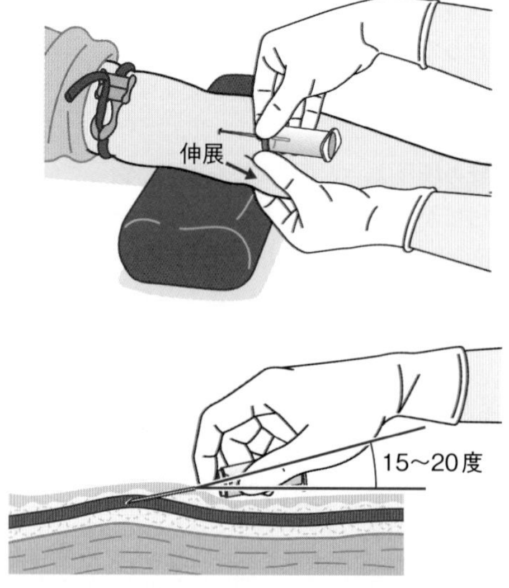

針のカット面を上に向け、約15〜20度の角度で血管に刺入します。血液が逆流してきたら、血管の走行に沿って2〜3mm針を押し進めます

Question 15 注射器による採血後、注射器から試験管に血液を移すときに、試験管壁に沿わせるのはなぜ？

Answer 無造作に試験管に移すと血液内に気泡が生じ、それが溶血の原因になるからです。溶血を起こして赤血球の膜が破れると、血色素などの内容物が血清や血漿（けっしょう）に混入し、正確な検査ができなくなります。注射器から針を外し、試験管壁に沿わせるようにゆっくりと静かに注入しましょう。採血時に注射器と針の接合部などから気泡が混入していた場合は、注射器の中に気泡を残すようにして試験管に血液のみを移します。

Question 16 採血後、マッサージしないのはなぜ？

Answer 早めに確実に止血させるためです。採血後は、刺入部位をアルコール綿で押さえ、５分間圧迫止血します。出血傾向のある患者の場合は長めに圧迫し、確実に止血されているか確認することが必要です。また、採血後にマッサージをすると、損傷を受けた血管壁からの出血を促進することもありますので、決して行いません。

Question 17 採血中や採血終了後、患者の状態を観察するのはなぜ？

Answer 採血時には静脈を怒張させることに加えて、針を刺すという心理的なストレスで循環動態（じゅんかんどうたい）が変化する可能性があるからです。

また、針の刺入時には、神経損傷によるしびれがないか確認しましょう。採血中は顔面蒼白、冷汗、呼吸促迫（そくはく）、頻脈などがないか、患者の様子を観察することが必要です。採血後も、気分不快がないか、刺入部に疼痛（とうつう）はないか、皮膚に内出血がないかなど、観察を行います。

採血に伴う出血は、普通は5分程度で止まりますが、止血後は、刺激しないように指導を行います（p.314、止血のしくみ参照）。

Chapter 11

注射のなぜ

Question
Answer

Question 1 注射を行うのはなぜ？

Answer

与薬には、経口与薬、注射法、塗布塗擦法、吸入法、直腸内与薬法などの種類があります。

注射法は速やかに、確実に、比較的高濃度の薬剤を血管や組織に注入できるという利点があります。これに対して、経口与薬では消化液の作用を受けたり、吸収・代謝においても影響を受けるために、効果が低くなったり投与量が増えたりする場合があります。

注射法を行うのは、効果が速く出現して吸収がよいという注射法のメリットが患者にとって必要と判断されたからです。経口摂取ができない患者にとっても、注射法は有効な治療法です。

看護師による注射

2002年に法解釈が変更され、医師の指示・監督のもとで、看護師よる静脈内注射が認められるようになりました。日本看護協会は、この法解釈の変更を受け、2003年に「静脈注射の実施に関する指針」を発表し、医師の指示により、看護師が行う注射の範囲は、皮内注射、皮下注射、筋肉内注射、静脈内注射（点滴静脈内注射を含む）となりました。

ただし、この法解釈の厚生労働省通知は、同時に「静脈注射は身体への影響が大きい」として、医療機関および看護師等学校養成所に十分な研修と教育の見直しを求めています。

Question 2 目的によってさまざまな注射法を使い分けるのはなぜ？

Answer 注射法には、静脈内注射、筋肉内注射、皮下注射、皮内注射などの種類があります。それぞれの目的によって薬物の種類や量、注入速度や作用させたい時間に適した注射法を選択する必要があるからです。

吸収速度や持続性に違いが生じるのは、血管内への吸収の差によるものとされており、薬効は静脈内注射、筋肉内注射、皮下注射、皮内注射の順で速く出現します。これに対して薬物の持続性は、その逆の順で長くなるといわれています。

吸収速度と持続性

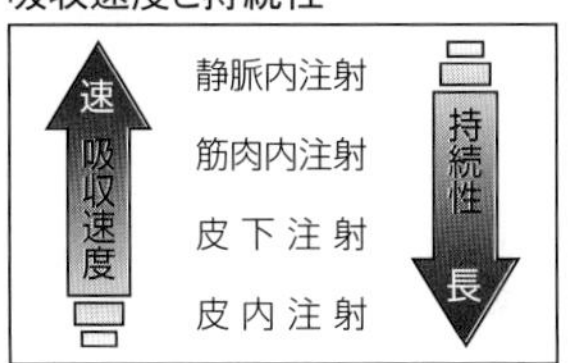

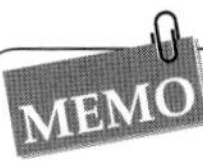

重量の単位と用量の単位

注射用の薬剤は、100mg/5mLというように記されているものがほとんどです。これは5mLの容量の中に100mgの重量の薬剤が含有されていることを意味します。100mg/Aというのは1アンプルに含まれる薬剤の重量、100mg/Vというのは1バイアルに含まれる薬剤の重量です。

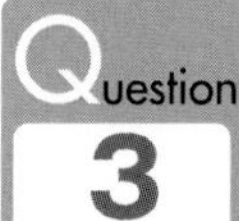

Question 3 薬剤を3回以上確認するのはなぜ？

Answer 注射法は、薬剤が速やかに血中に移行するため、患者にとって影響の大きい与薬法です。投薬ミスを予防するために、薬剤は容器や色で確認せず、必ず薬品名を読んで確認します。

ラベルの確認は、①薬品を棚から出すとき、②アンプルカットをする前、③注射器に吸い上げるとき、④アンプルを廃棄するときに行います。

このほかにも確認すべき点はたくさんあります。

・薬品そのものの確認

使用期限が切れていないか、結晶や混濁（こんだく）、湿潤（しつじゅん）、カビ、沈殿物（ちんでんぶつ）、異常などはないか確認します。

・投与方法の確認

静脈内注射、筋肉内注射、皮下注射、皮内注射など、処方箋（しょほうせん）を確認します。

・量の確認

mgとg、mLとmgなど、間違いやすい単位は慎重に確かめます。同じ薬剤名でも、1mL中の単位が100単位（U）、40単位（U）など、濃度が異なる場合もありますので、重量で指示されている場合は何mLであるか換算する必要があります。

・日時・回数の確認

とくに気をつけたいのは、隔日（かくじつ）、週2回、時間与薬などの場合です。

・氏名の確認

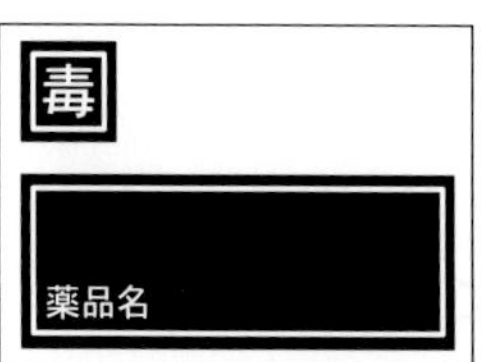

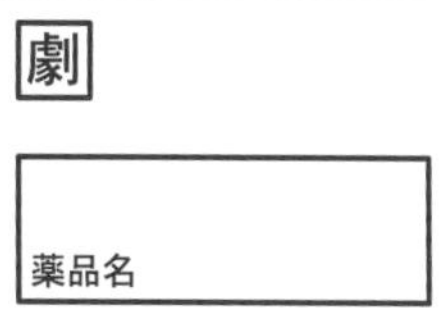

名前、年齢、部屋番号を確認し、本人にフルネームで名乗ってもらいます。意識障害がある患者、認知症の症状のある患者の場合は、とくに注意を要します。

・毒薬や劇薬のラベル確認

薬事法によって、毒薬と劇薬はそれぞれ普通薬と区別して保管することが定められています。毒薬は黒地に白枠、白字で薬品名と「毒」の字を標示し、施錠してほかのものと区別して保管します。劇薬は白地に赤枠、赤字で薬品名と「劇」の字を標示し、ほかのものと区別して保管します。必ずラベルを確認し、使い終わったら元の場所に戻します。

投薬時の 6R

注射事故を防ぐためには、6つの正確性（six right）の確認を徹底させる必要があります。

①正しい患者（right patient）：氏名、生年月日、同姓同名の患者に注意
②正しい薬剤（right drug）：薬剤名、薬剤の形状、使用期限など
③正しい用量（right dose）：指示どおりの薬剤の用量、単位、濃度
④正しい方法（right route）：指示された投与経路
⑤正しい目的（right purpose）：何のために投薬するのか
⑥正しい時間（right time）：日付、与薬時間、注射速度など

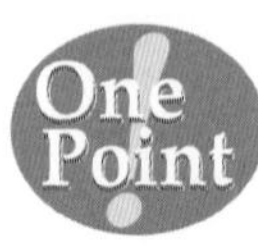

mg と mL

注射を準備する際、医師から mg で指示された場合、mg は含まれる薬剤の重量の単位ですから、用量の単位である mL に換算しなければなりません。たとえば、2mL に 0.4mg の薬剤が含まれているアンプルの場合、医師から 0.3mg の投与を指示されたときには、次のような計算を行います。

1 アンプルが 0.4mg なので、0.3mg は 3/4 アンプルに相当。1 アンプルは 2mL なので、2mL × 3/4=1.5mL。つまり、1.5mL を取り出せばよいということになります。

ただし、薬品名が同じでも薬剤の含有量が異なる場合もありますので、思い込みで作業をすることは危険です。必ず含有量を確かめることが重要です。

薬液0.4mg = 1アンプル　2mL

× $\frac{3}{4}$ =

0.3mg = 1.5mL

注射法によって注射針のゲージが決まっているのはなぜ？

Answer 注射法によって針を変えるのは、必要な薬液を目的部位へ確実に注入するためです。また、適切な太さの針を選択することで、針を刺すときの疼痛を最小限にする目的もあります。

注射針は、針管の外径と長さ、針先端の角度などで分類されています。針管の外径はゲージ（G）で、長さはインチで表示されます。ゲージは、数値が大きいほど細くなります。ゲージによって針基の部分が規格により色分け（カラーコード）され、識別しやすくなっています。針先端の角度は、RB＝レギュラーベベル（カット面の角度が12～14度で、刃面長が長いタイプ）と、SB＝ショートベベル（カット面の角度が18度で、刃面長が短いタイプ）の２種類があります。

各注射法に用いる針の種類は次の通りです。

- **静脈内注射**：21～23ゲージを用います。針先はショートベベル。
- **筋肉内注射**：21～23ゲージを用います。針先はレギュラーベベル。
- **皮下注射**：23～25ゲージを用います。針先はレギュラーベベル。
- **皮内注射**：非常に細い26～27ゲージを用います。針先はショートベベル。

●ディスポーザブル注射器(プラスチック製)

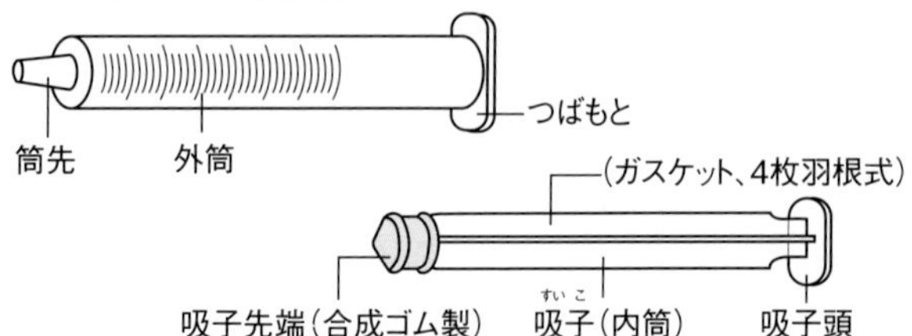

●注射針の表示

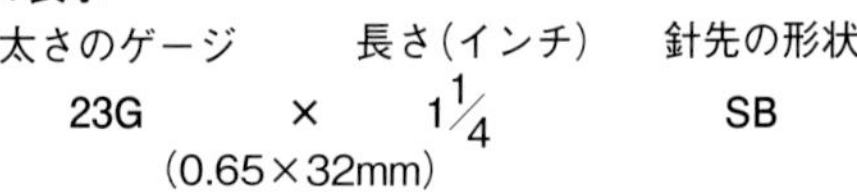

●ディスポーザブル注射針

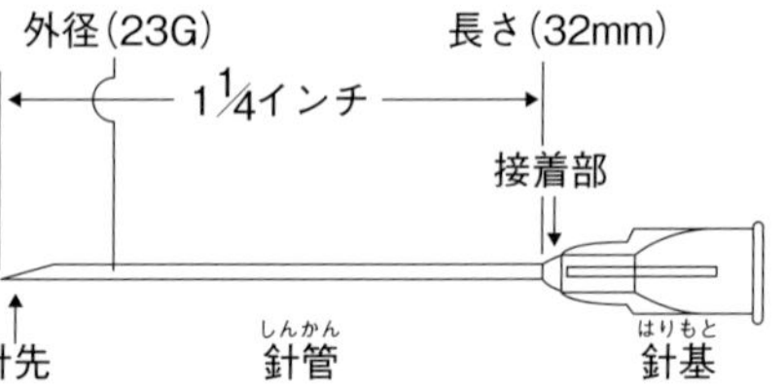

●針先形状

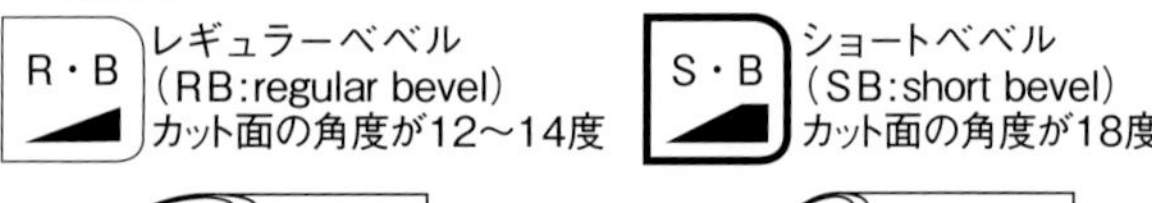

●注射針の種類と適した用途

用途	ゲージ	針先
皮内注射	26〜27G	SB
皮下注射	23〜25G	RB
筋肉内注射	21〜23G	RB　筋肉が薄い場合はSB
静脈内注射	21〜23G	SB
輸血用	18〜19G	SB

Question 5 必要以上に吸った薬剤はバイアルに戻さないのはなぜ？

Answer バイアル内の薬剤の汚染を防ぐためです。薬剤の準備は無菌操作で行わなくてはなりません。

バイアルから薬剤を吸い上げる場合は、注射液と同等の空気をバイアルに注入して必要な量だけ吸引します。このとき、必要以上に吸引してしまった場合は、いったんバイアルから注射器を外し、余分な薬剤を処分して量を調節します。

Question 6 小児の薬剤量は体重と身長で決めるのはなぜ？

Answer 小児に用いる薬剤の量を体重と身長で決めるのは、年齢が同じでも体格差があるからです。薬剤事故を防ぐためには、薬剤量を正しく計算することが重要です。

実際には、小児の薬剤量の計算には、年齢、体重、体表面積などを基に多くの計算式や表がつくられています。理論的にも実際的にも最も優れているとされているのは、体重と身長から計算した体表面積に基づく方法です。年齢から計算できるようにした体表面積の近似法を用いる場合もあります。

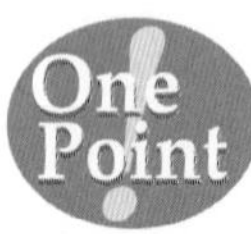

薬剤の吸い上げ方

• バイアルの場合

注射器の内筒に触れないようにして必要薬剤量の空気を入れ、注射針をバイアルのゴム栓の指定位置もしくは中央に垂直に刺入し、バイアルを逆さにして薬剤を吸います。バイアルのゴム栓を刺入する際、針先のヒール部でゴム片を削り取ってしまうこと（コアリング）があるため、注射針はゆっくり垂直に刺入し、また、何度も刺し直さないように注意しましょう。

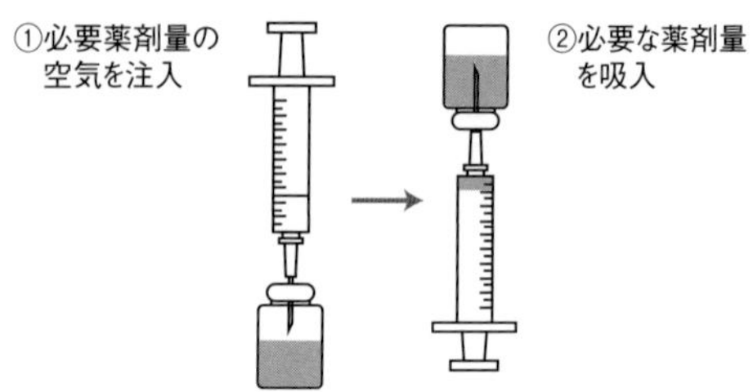

• アンプルの場合

アンプル内の薬剤が少なくなるに従って、注射器とアンプルがＶ字型になるよう傾けます。

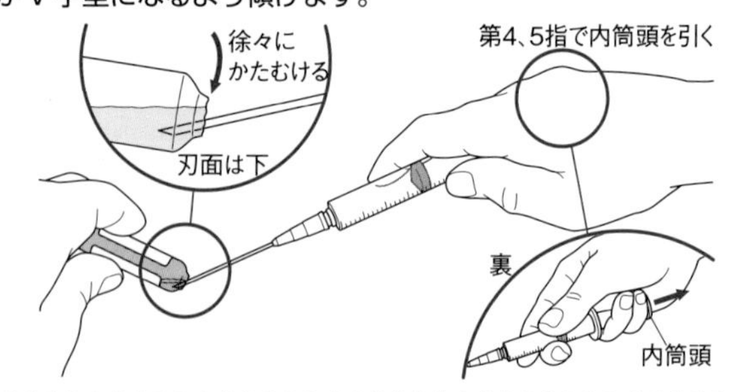

薬剤を吸い上げた後、注射筒の空気を抜くのはなぜ？

Answer 空気が血管内に入ると、空気塞栓を起こす危険性があるからです。特に、静脈内注射の場合は注意が必要です。

筒先を上にして垂直に注射器を立てるのは、空気を上に集めることによって抜きやすくするためです。針基をアルコール綿で押さえながら、注射器内の空気を抜きます。このとき、薬剤を吸い上げた状態で空気を抜こうとすると、針管の内部にある薬剤が出てしまいます。いったん注射器の内筒を引き、針管の薬剤を注射器内に入れておくことが大切です。

空気を抜くときには、薬剤が針先からわずかに出る程度が目安です。針基をアルコール綿で押さえておくと、薬剤の針先への逆流を防ぐことができます。

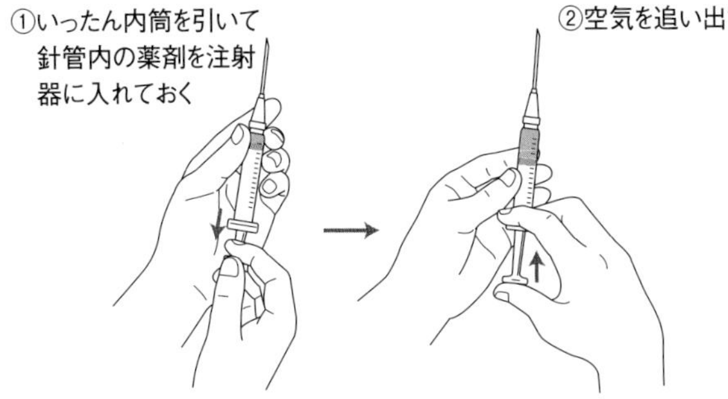

Question 8 患者に注射の内容を説明するのはなぜ？

Answer 何のためにどのような注射をするのか、また、どのような副作用があるのかなど、注射の目的と内容について患者に説明をするのは、患者の不安を緩和し、安全に注射を行うためです。

患者には、自分がどのような治療を受けるのか知る権利があります。患者の同意を得てから行いましょう。また、起こりうる副作用を説明しておくことで患者の不安を軽減し、万が一副作用が起きたときには早期発見につながります。

説明は、患者の姓名を確認し、本人であることを確かめたうえで行います。

Question 9 注射痛が起きるのはなぜ？

Answer 注射痛というのは、針が皮膚に刺入するときに痛点（つうてん）を刺激する痛み、筋が緊張することによる痛みなどのことです。

皮膚1平方cmには約200個の痛点が分布しており、よく用いられる22ゲージの針で刺入すると、必ずといってよいほど1個以上の痛点を刺激してしまいます。針のゲージが小さくなるほど（太くなるほど）、刺激する痛点の数は増えていき、強い痛みとして感じられるようになります。

また、筋が緊張することによって生じる痛みを軽減するためには、筋を弛緩させるのに効果的な姿勢をとらせたり、あらかじめ温罨法(おんあんぽう)を施すようにします。

Question 10 穿刺部位を消毒するのはなぜ？

Answer 穿刺(せんし)部位を消毒するのは、皮脂や汚れなどを除き、細菌類による穿刺部からの血行性感染を防ぐためです。

消毒に用いるのはアルコール綿（酒精綿(しゅせいめん)）で、70％エタノールを使用しています。70％エタノールが多く用いられる理由は、皮膚に対して刺激性が弱く、殺菌作用が強いからです。100％エタノールが脱水作用によって殺菌力が低下するのに対し、70％エタノールは最も殺菌力が高いとされています。

消毒を行うときは、穿刺部位を中心に縦7cm程度の楕円(だえん)を描くように、皮膚を伸展させながら圧をかけて拭きます（p.282参照）。圧をかけることにより、皮膚表面の汚れが取り除かれ、消毒効果が上がります。

なお、消毒とは病原性微生物を殺菌して死滅または減少させ、感染力のない安全な状態にすることをいい、滅菌(めっきん)は、病原性・非病原性を問わず、生きている微生物を完全に死滅させるか除去することをいいます。注射を行う場合は、十分な消毒と清潔操作で実施しましょう。

Question 11 アルコールが乾燥してから刺入するのはなぜ？

Answer 刺入（しにゅう）部位をアルコール綿で消毒した後、完全に乾燥してから針を刺すのは、エタノールによる消毒効果を上げるためです。一般に、エタノールと細菌との接触時間を30秒程度置くことで、消毒効果が上がるとされています。また、エタノールが乾かないうちに針を刺すと、アルコールの刺激によって疼痛が増してしまいます。

だからといって、早く乾燥させようとして息をフーフーと吹きかけるのは禁物です。消毒効果が上がらないだけでなく、口腔内の雑菌を吹き付けることになってしまいます。

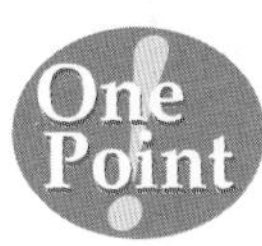

小児用量の取り出し方

たとえば、「1 アンプル 100mg/2mL の抗生剤を 10mg 投与」という指示を受けた場合、10 分の 1 である 0.2mL を取り出そうとすると不正確になります。

こうした場合は生理食塩水を 8mL 足して希釈（きしゃく）し、全部で 10mL にします。そのうちの 1mL を取り出するようにすると、正確に量を測ることができます。

●薬液の取り出しの考え方（模式図）

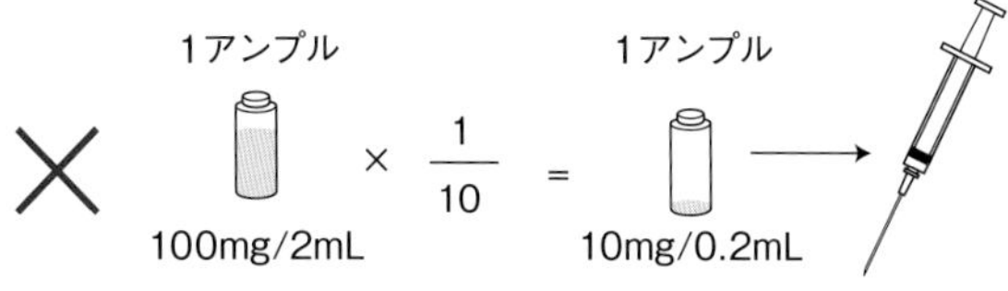

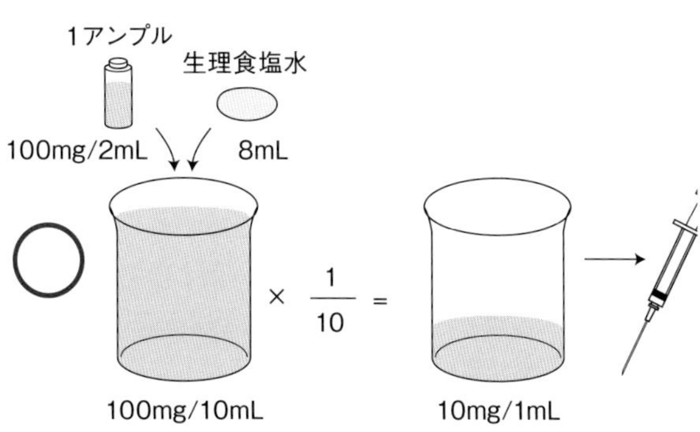

11 注射のなぜ

Question 12 すばやく刺入し、ゆっくりと注入するのはなぜ？

Answer 針をすばやく刺入（しにゅう）するのは、刺入時の疼痛を最小限にするためです。注射器が動かないように固定し、薬剤をゆっくりと注入します。ゆっくりと注入する理由は、組織内に薬剤が拡散されやすくするためです。静脈内注射の場合は、速いスピードで注入すると、ショックを起こす危険性もあります。大量の血液で希釈（きしゃく）されるように、ゆっくりと注入することが重要です。一般に、5秒間に1mL程度の割合で、ゆっくりと注入します。

なお、針を抜去するときは、すばやく行います。これも、疼痛を少なくするためです。

Question 13 同一部位への注射を行わないのはなぜ？

Answer 同一部位に連続して注射を行うのを避けるのは、筋肉の拘縮（こうしゅく）（筋拘縮）や静脈内の血栓の形成、さらには静脈炎などを防ぐためです。

筋肉内注射を同一部位に行うと筋拘縮が起きやすくなり、小児では筋拘縮による運動障害などの後遺症が残ることがあります。現在、筋肉内注射に使用される部位は、こうした筋拘縮が起きにくい条件を備えていますが、それでも反復して注射を行うことで筋拘縮が起きる危険性は高くなります。

静脈内注射を同一部位に連続して行うと、血管壁が傷ついて血栓を形成したり、静脈炎を起こしやすくなります。また、静脈炎が起きることで血栓の形成を促進することにもなりますので、同一部位への注射は避けるようにしましょう。

皮下注射を同一部位に行うと、脂肪組織を含む皮下組織内に炎症が起きる可能性が高くなります。

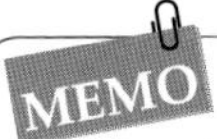

筋拘縮

筋肉の線維化が起きることで、収縮性も弾力性もなくなった状態。とくに３歳以下の小児は、大腿四頭筋拘縮症、殿筋拘縮症、三角筋拘縮症などが発生しやすいので注意が必要です。

Question 14 注射によってマッサージの可、不可があるのはなぜ？

Answer マッサージを行う目的は、注入した薬剤が周辺組織に浸透するのを助け、血管への吸収をスムーズにさせることです。皮下注射では、一般に注射後に軽くマッサージを行いますが、これは薬剤が脂肪や線維性結合組織内に浸透して多くの毛細血管壁に接するのを促すことで、血管内への吸収を助けるためです。筋肉内注射後のマッサージも、薬剤が筋肉内や筋肉間の結合組織に浸透し、血管への吸収が速やかに行われることを意図しています。

マッサージを行わないで放置しておくと、薬剤が注入部位に留まって血管への吸収が遅れ、期待した薬効が得られない場合もあります。ただし、薬剤によってはマッサージをしてはいけない場合もありますので、注意が必要です。

一方、静脈内注射や皮内注射では、注射後のマッサージは禁物です。静脈内注射は、血管内に直接薬剤を注入するわけですから、マッサージの必要はありません。マッサージを行うと、刺入部の血管壁の損傷が大きくなり、止血に時間がかかる可能性もあります。また、感染が起きる危険性もあります。

皮内注射は皮膚の反応を調べたいときに行われるので、マッサージをしてしまうと薬剤による皮膚の反応なのか、物理的刺激による血管拡張の結果としての反応なのか、確認できなくなります。

Question 15 薬剤の皮下漏れによって組織障害が起きるのはなぜ？

Answer 静脈内注射では、薬剤が皮下に漏れると組織障害が起きる危険性があります。静脈内注射は薬剤を静脈の中に注入することで効果を得ることが目的なので、基本的に薬剤と皮膚の接触による組織障害は考慮されていません。それゆえ、薬剤が皮下に漏れて皮膚と接触すると、組織障害が起きることがあります。

とくに、抗がん薬や体液とpHが異なる薬剤が皮下に漏れると皮膚障害が起きやすいとされています。非炎症性の抗がん薬は多少の漏れでは炎症や壊死を生じませんが、炎症性（刺激性）あるいは壊死性（発疱性）の抗がん薬は、とくに注意が必要です。

炎症性の抗がん薬が漏れると局所の炎症を生じますが、潰瘍の形成には至りません。壊死性の抗がん薬が漏れると、たとえ少量であっても水疱性皮膚壊死を生じさせ、難治性潰瘍をひき起こしやすくなります。

Question 16 患者の様子を観察するのはなぜ？

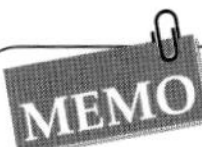

患者の様子を観察するのは、安全に注射が行われているか確認するためです。刺入時に、患者がピクッと痙攣したり、しびれ、電撃痛、激痛を訴えた場合は、神経に触れたと考えられます。すぐに針を抜き、針を替えて違う部位に刺入します。

注入中は、患者の顔色、唇の色、発汗、表情などを観察し、異常の早期発見に努めることも重要です。注射が終了したら、患者の衣服を整え、注射による異常や変化がないか、局所と全身の観察を行います。注射部位に内出血、発赤、腫脹、硬結などが認められた場合は、すぐに報告します。薬剤の効果や副作用について熟知しておくことが、異常の早期発見につながります。

MEMO

アナフィラキシーショック

投与された薬剤に対して体内で抗体が産出されている状態のところに、同じ抗原が入ることによって起きる抗原抗体反応のこと。注射の副作用のなかで最も重篤な薬物アレルギーです。注射後数分で起こり、呼吸困難、腹痛、下痢、紅斑などを呈し、最悪の場合はショックを起こして死亡します。

ピリン系解熱鎮痛薬、ペニシリン系をはじめとする抗生物質などで起きやすい副作用です。

Question 17 使用済みの注射針にキャップをせずに廃棄するのはなぜ？

Answer 使用済みの注射針にキャップをせずに専用容器に廃棄するのは、針刺し事故を防ぐためです。針を手で注射器から外すことも厳禁です。ディスポーザブルの注射器・針は、医療廃棄物の基準に従って廃棄しなければなりません。使用後すぐに廃棄できるよう容器を近くに設置しておきます。

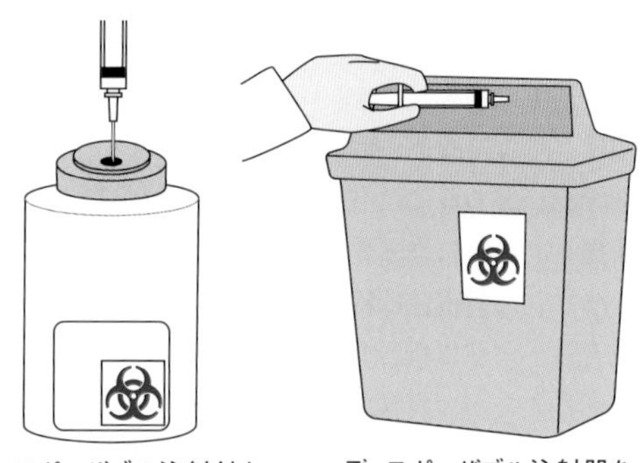

ディスポーザブル注射針を廃棄する容器

ディスポーザブル注射器を廃棄する容器

MEMO

針刺し事故

針刺し事故を起こしやすいのは次のような場面です。

- 採血後、針にリキャップをしようとしたとき
- リキャップした針がキャップから突き抜けていたとき
- 床に落ちた針を手で拾おうとしたとき
- 穿刺の際に患者が思わず手を払いのけたとき
- 抜去後に針を処理しようと手に持ったとき

血液によって感染するのは、HIVウイルス、B型肝炎ウイルス、C型肝炎ウイルスなどです。

針刺し事故が起きたときは、ただちに刺入部の周囲を圧迫して血液を搾り出し、流水で洗い流したうえで、職場責任者・責任医師に報告します。自分の血液検査を行い、不明な点があれば患者の血液検査も行います。その後の血液検査は、感染危険のウイルスによってやや異なりますが、事故直後、2週間後、1か月後、2か月後、3か月後と定期的に行います。

静脈内注射

静脈内注射を行うのはなぜ？

Answer

静脈内注射を行うのは、薬剤を速やかに全身に行き渡らせ速く薬効を得るためです。静脈内に直接薬剤を注入しますので、血中濃度が急激に上がります。末梢静脈から、右心、肺循環、左心、体循環という経路をたどり、5～10分程度で効果が現れます。静脈内注射が適応され

るのは、救急時の緊急処置、血中濃度異常を速やかに正常化しなければならないとき、血管内にしか投与できない薬剤のとき、他の方法では投与できないときなどです。

ただし、薬効(やっこう)が急速であるため副作用が現れやすく、生命に危険のある副作用を生じることもあります。また、即効性が高い分だけ、持続性は短くなります。

Question 19 通常、前腕肘窩に行うのはなぜ？

Answer 表在性(ひょうざいせい)の静脈であればすべて注射可能ですが、前腕肘窩(ぜんわんちゅうか)に行うことが多いのは、前腕の静脈が太くて弾力性に富み、注射器を固定しやすいためです。

肘正中皮静脈(ちゅうせいちゅうひじょうみゃく)、橈側皮静脈(とうそくひじょうみゃく)、尺側皮静脈(しゃくそくひじょうみゃく)などがよく用いられま

●静脈内注射の実施部位

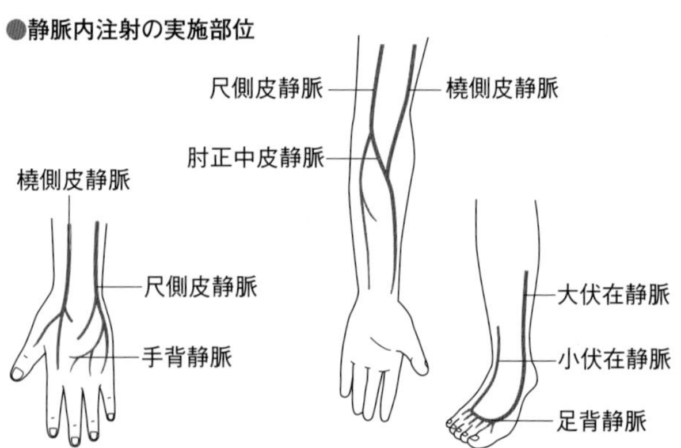

すが、手背の背側中手静脈、副橈側皮静脈などにも行われます。末梢、内側に行くほど注射時の疼痛は強くなります。

Question 20 駆血帯を注射部位より中枢側に締めるのはなぜ？

Answer 静脈内注射を行う場合、注射部位より中枢側に駆血帯を締めます。これは、静脈の還流を遮断することによってうっ滞した血液が静脈を怒張させ、血管内への針の刺入を容易にするためです。

注射部位から7〜10cmほど中枢側に駆血帯を巻くのが適当とされています。

Question 21 注射針のカット面と注射器の目盛りを合わせるのはなぜ？

Answer 注射針のカット面と注射器の目盛りを同じ側にして接続するのは、アンプルやバイアルから薬剤を移すときに薬剤量の確認がしやすいからです。

採血のときも同様にします。こうしておくと、必要とする血液の量を確認しやすくなります。

Question 22 皮膚面に対して15～20度で刺入するのはなぜ？

Answer 15～20度と小さな角度で刺入するのは、静脈の走行に沿って平行に刺入することで、血管を突き抜く危険性を減らすためです。

大きな角度で刺入すると、わずかな誤差で血管を突き抜けやすくなってしまいます。

刺入する静脈より約1cm末梢の皮膚に、針先のカット面を上に向けて刺入します。

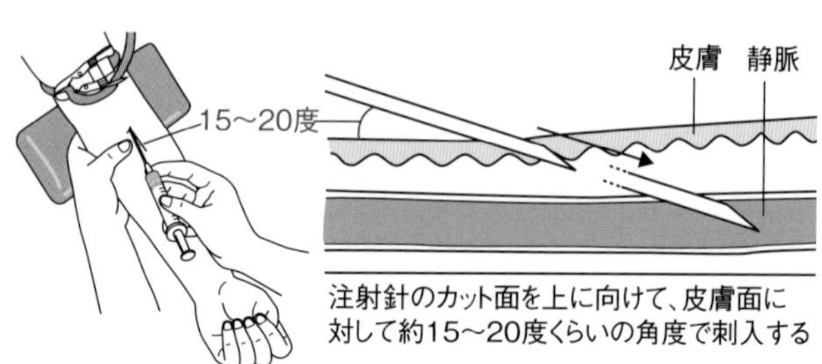

注射針のカット面を上に向けて、皮膚面に対して約15～20度くらいの角度で刺入する

Question 23 血液の逆流を確かめるのはなぜ？

Answer 注射器の内筒を軽く引いて、血液の逆流が見られるか確かめるのは、針が血管内に確実に入ったかどうか確認するためです。血液の逆流を確認した後、薬剤をゆっくりと注入します。

ただし、拍動性に血液の逆流が認められた場合は、静脈ではなく動脈に入っていると考えられますので、すぐに抜去して5分以上、圧迫止血を行います。その後、反対側の部位で再び注射を行います。

注射後、5分以上注射部位を押さえるのはなぜ？

Answer 注射後、5分以上注射部位を押さえるのは、針によって損傷された血管壁の修復に3分以上かかるからです。

血管壁が損傷すると血小板が付着し、セロトニン、カテコラミンなどが放出されて血栓がつくられ、一次止血が行われます。その後、血栓にフィブリン網が付着し、より強固な血栓が形成されます。これが二次止血です。この過程に3分以上要しますので、止血の目安は5分とされています。

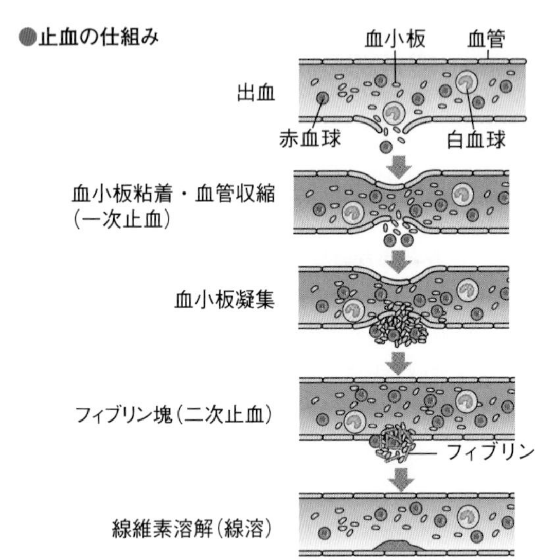

筋肉内注射

Question 25 筋肉内注射を行うのはなぜ？

筋肉内注射は、血管が豊富に分布する筋肉内に注射することで、薬剤の吸収を速める目的で行われます。薬剤が容易に確実に末梢血管に吸収されるため、皮下注射の約2倍の速さで効果が現れます。

筋肉内注射が選択されるのは、刺激性があったり、容易に吸収されない薬剤の場合です。また、皮下注射よりも速い効果を期待したいにもかかわらず静脈内注射が適さない薬剤を使用する場合も、筋肉内注射を行います。

Question 26 殿部や上腕に刺入するのはなぜ？

Answer 筋肉内注射に適しているのは、筋層が厚く、大血管や神経が少ない部位です。殿部、上腕部、大腿上部などが条件に当てはまりますが、大腿上部は筋拘縮（きんこうしゅく）のおそれがあるため、今日では行われていません。

外来などでは、簡便に行えるという利点から上腕三角筋を用いることが多いのですが、骨神経に近くて筋層も浅いので、刺入は慎重に行います。肩関節を外転させたままだと筋肉が緊張して疼痛が強くなるので、手を腰や腹部に置いて三角筋を弛緩させるようにします。

殿部では中殿筋が用いられます。これは、中殿筋が大殿筋より厚く、重要な神経や血管がなく、便や尿などで汚染されにくいためです。プライバシーに配慮し、不必要な露出を避けます。

なお、小児や高齢者には注射を最小限にします。なぜなら筋肉内注射には、筋拘縮などの局所障害や神経障害などの副作用があるためです。1970年代に小児の大腿四頭筋拘縮症が多発したことで、年齢のいかんを問わず筋肉内注射はなるべく行わない方向になっています。とくに、筋肉が発育過程にある小児や、筋肉の萎縮が始まっている高齢者には、筋肉内注射を最小限にする必要があります。

●クラークの点

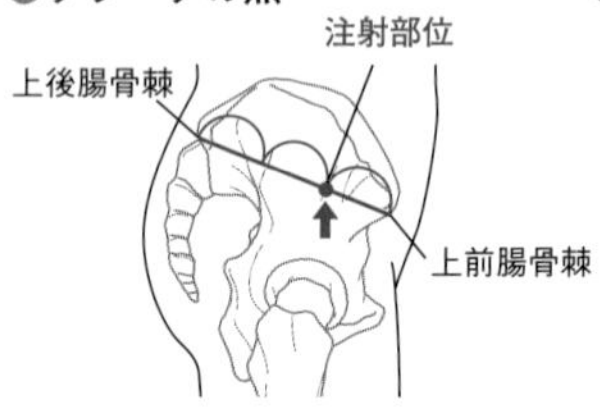

上前腸骨棘と上後腸骨棘を結んだ線の前側１／３の点が注射部位

●三角筋部

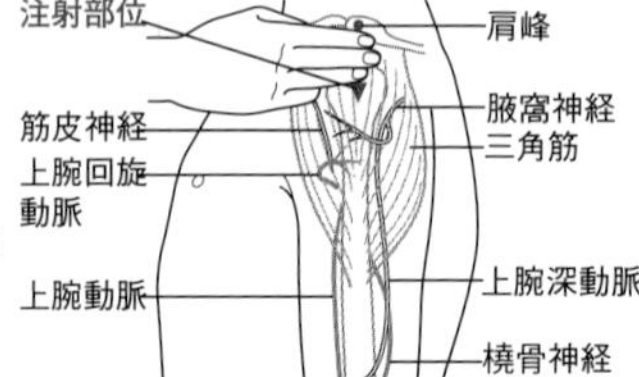

肩峰から三横指下の三角筋中央部かやや前方

●四分三分法

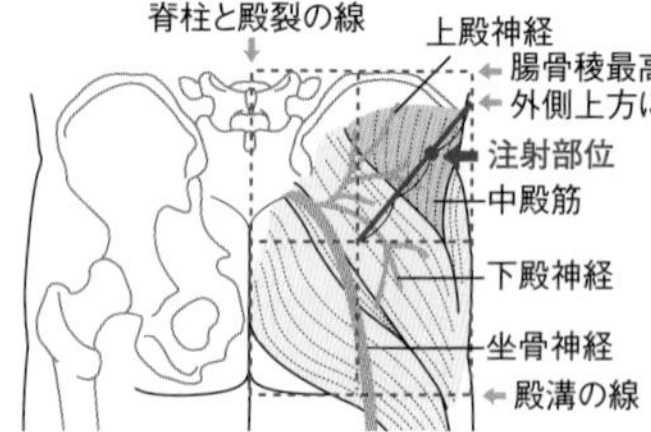

①右のような四角形をつくり、その中心点を取る
②その中心点から外側上方に45度の線を引く
③その線を3等分して、外側1/3の点が注射部位

Question 27 血管や神経が少ない部分に刺入するのはなぜ？

Answer 血管が少ない部位を選んで筋肉内注射を行うのは、誤って血管内に薬剤が入ると薬効が速く出現したり、油性剤の場合は静脈塞栓を起こす危険性があるからです。

内筒を少し引き抜いたとき、血液の逆流が認められた場合は静脈内に針が入っていると考えられます。速やかに抜去してアルコール綿で圧迫して止血し、別の部位でやり直します。

神経が少ない部分に行うのは、神経麻痺を予防するためです。刺入時に患者がピクッと痙攣（けいれん）したり、しびれや電撃痛を訴えた場合は、神経に触れたと考えられますので、すぐに抜去します。別の部位で患者にしびれがないことを確認してから薬剤を注入します。

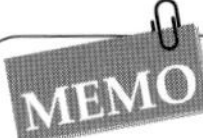

神経麻痺

刺入時に針が誤って神経に接触したり、薬剤が神経近くに注入されることによって生じます。強い痛み、しびれがありますので、患者を観察して早急に対処します。

ピリン系薬剤、抗生物質などで発生することが多く、麻痺が起きると回復は困難です。

皮膚に対して45～90度で刺入するのはなぜ？

Answer 筋肉内注射は皮下組織より深部にある筋肉層に薬剤を注入する方法ですから、そこまで針先が確実に刺入できるように直角に近い角度で刺入を行います。皮下脂肪や筋層の厚い部位では90度で、やや浅い部位では45度くらいの角度で刺入すると、確実に筋肉層に届きます。筋肉層に届かないと皮下に注入することになってしまい、皮下注射に適さない刺激性のある薬剤を注入したり、皮下注射よりも多い薬剤量を注入するような場合に、種々の副作用を生むこと

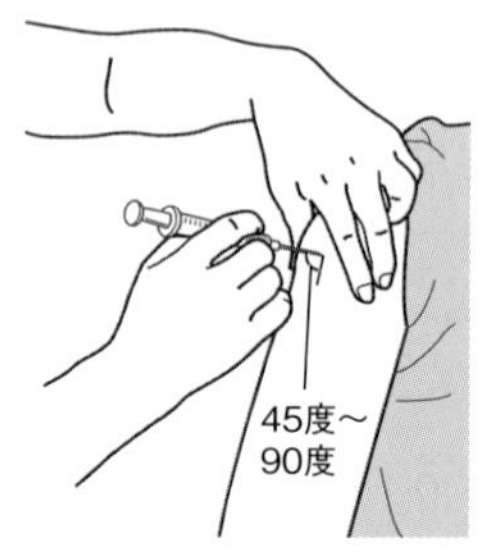

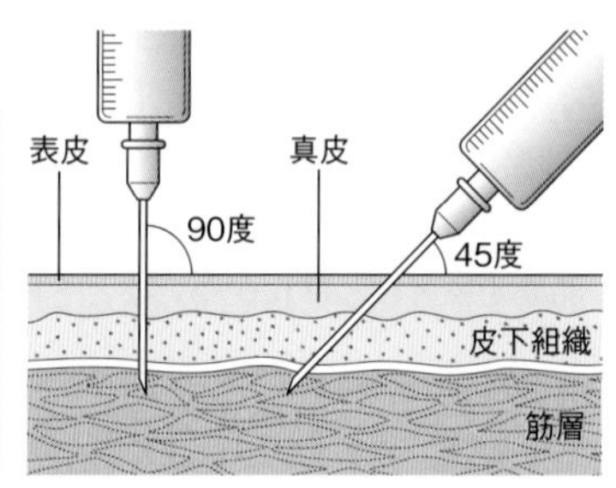

になりかねません。

殿部のように筋肉層が厚い部位では皮膚を伸展させ、90度に近い角度で刺入します。皮膚を伸展させることで刺入がスムーズになり、疼痛の軽減にもつながります。

上腕のように筋肉層が薄い部位では、筋肉を大きくつまみながら45度くらいの角度で刺入します。

Question 29 筋肉内注射の注射後に痛みが残るのはなぜ？

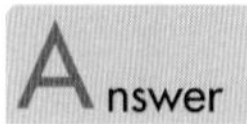

Answer 筋肉内注射は、間隙(かんげき)が少ない筋線維に薬液を注入するわけですから、人為的に肉離れを起こしている状態ともいえます。

そのため、注入する薬液の量が多いほど、疼痛が持続することになります。一般的に疼痛は半日程度続き、注射部位に手や物が触れたり、圧迫を受けたりすると痛みを感じます。なお、油性の薬液は、水性に比べると疼痛が軽くすむ傾向があります。

皮下注射

Question 30 皮下注射を行うのはなぜ？

Answer 皮下注射の目的は、少ない容量で、比較的ゆっくりした薬剤吸収を実現させることです。

皮膚と筋肉層の間の皮下組織に薬剤を注入すると末梢血管に吸収され、末梢の静脈に入って全身に送られます。主に、経口摂取が不可能である場合、消化管粘膜の刺激を避けたい場合、消化液によって薬剤が変化するような場合に、皮下注射が用いられます。

吸収性では静脈内注射や筋肉内注射に劣（おと）りますが、安全性・持続性では最も優れています。

臨床でよく用いる代表的な皮下注射は、インスリン注射です。

Question 31 血管や神経が少ない部分に刺入するのはなぜ？

Answer 血管内に薬剤が入ってしまうと、効果が速やかに現れすぎて副作用が現れる危険性があるからです。血液の逆流が認められたらすぐに抜去します。

また、神経に触れることで、神経麻痺を起こすことを避けるためにも、血管や神経の少ない部位に注射を行います。

皮下注射で適している部位は、血管や神経が少ないうえに皮膚に近いところに骨がない上腕伸側（上腕後側正中線下1/3の部位）、上腕三角筋前半部、大腿前外側中央部などです。

●上腕伸側
（上腕後側正中線下1/3の部位）

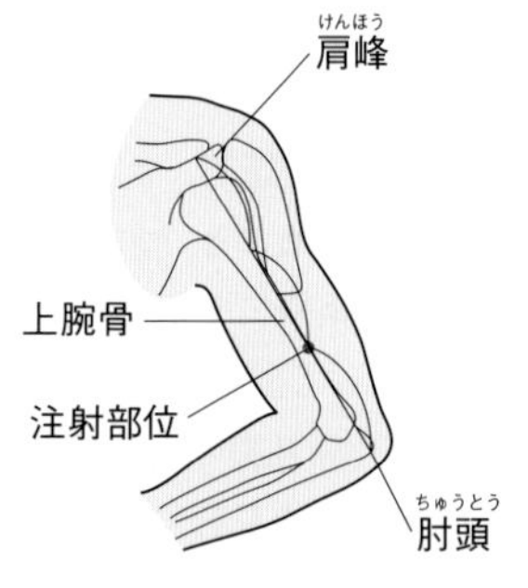

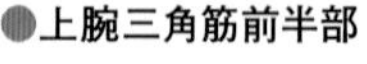

●上腕三角筋前半部

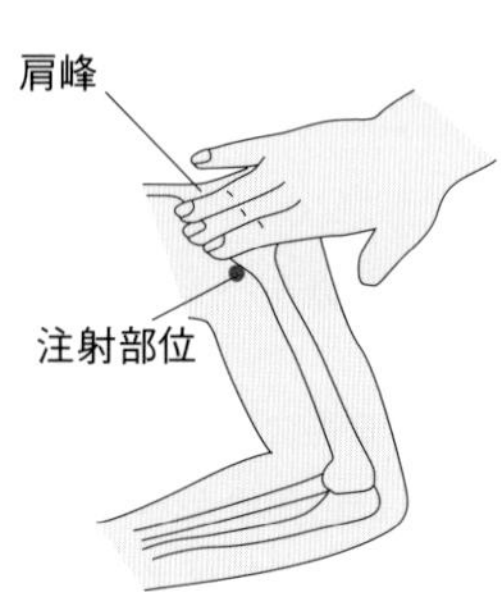

●大腿前外側中央部（外側広筋部）

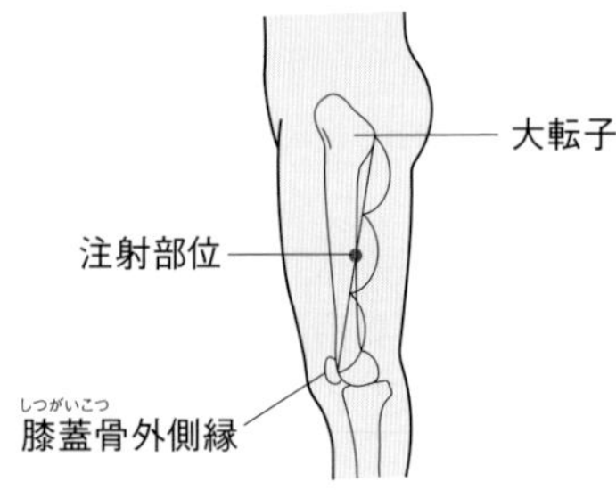

Question 32 10〜30度くらいの角度で刺入するのはなぜ？

Answer 10〜30度くらいの角度で皮膚に刺入するのは、皮膚表面から比較的浅い皮下組織への刺入に適した角度だからです。

皮下組織は、真皮と筋層に挟まれた組織です。角度をつけすぎると針先が筋層にまで達してしまい、薬剤の血中濃度が速く上昇してしまいます。そのため、副作用をひき起こしたり、皮下注射としての有効な薬剤の働きを得られなくなります。

深層の神経や血管を損傷しないためにも、浅い刺入角度で行うようにします。逆に10度より浅い刺入角度にすると皮下に達することができず、皮内注射になってしまう可能性があります。

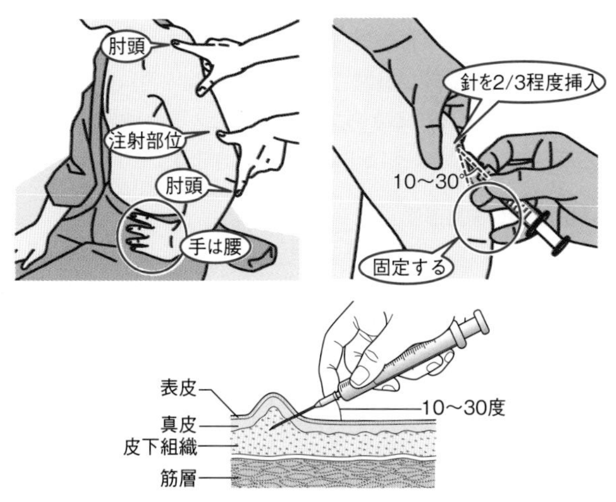

皮内注射

Question 33 皮内注射を行うのはなぜ？

Answer ツベルクリン反応やアレルゲン検出などの皮膚反応を確認するのが、皮内注射の主な目的です。抗生物質の過敏テストとしても頻繁に行われます。

Question 34 通常、前腕内側に刺入するのはなぜ？

Answer 皮膚の反応を確認するために行うことが多いので、角質層が薄く、発毛が少なく、皮膚の色が白い部分が最適です。通常、前腕内側（ぜんわんないそく）に行うのは、こうした条件を備えているからです。薬剤テストの場合は、注射部位が不明にならないように印をつけておきます。

●皮内注射の実施部位

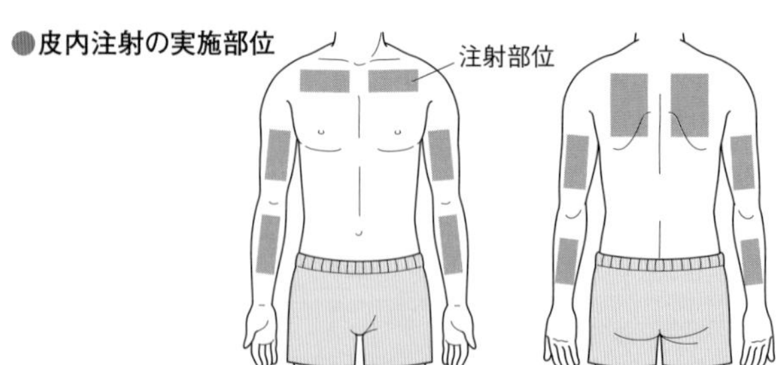

Question 35 皮膚に対してほぼ平行に刺入するのはなぜ？

Answer 皮膚にほぼ平行に刺入するのは、表皮と真皮の間に針が入りやすくなるためです。注射部位の皮膚を引っ張るようにして、皮膚面に平行に皮膚をすくうように浅く針を刺入します。注射針のカット面を上に向けて行うと、刺入しやすくなります。

カット面が皮膚内に全部入ったらさらに1～3mm挿入し、薬剤をゆっくりと注入します。

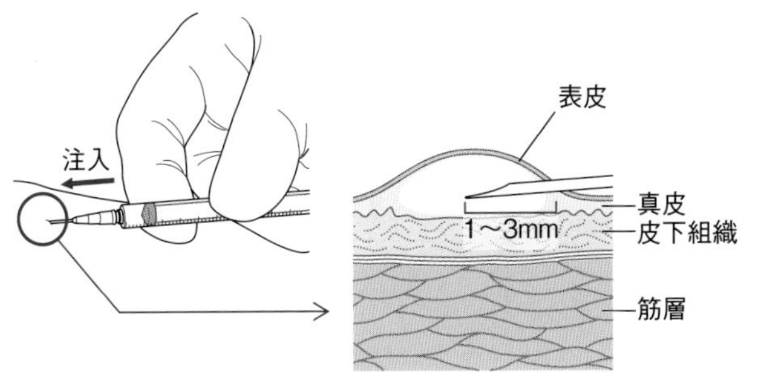

11 注射のなぜ

Chapter 12

輸液のなぜ

Question

Answer

Question 1 輸液療法を行うのはなぜ？

Answer 生体のもつ調節力（ホメオスタシス）にもかかわらず、種々の原因で水・電解質のバランスが乱れて生体機能が障害された場合に、この状態を是正（ぜせい）することを目的として輸液療法を行います。また、長時間にわたって血中濃度を一定に維持する必要のある薬剤を投与する場合にも、輸液療法が行われます。

輸液療法には次のような種類があります。

- 維持輸液

  脱水や電解質不足に陥（おちい）るのを予防するために行います。

- 補充輸液

  脱水、腎障害、手術、熱傷などで、水や電解質が不足したときに行います。

- 栄養輸液

  手術、消化管の障害、全身状態の悪化などで、水や電解質だけでなく栄養の補給が必要な場合に行います。短期間の場合は末梢静脈栄養、長期間にわたる場合は中心静脈栄養によって高カロリー輸液剤を注入します。

- 治療輸液

  降圧薬、抗がん薬など、病態や症状の改善を目的にして行います。

MEMO

ホメオスタシス

環境が変化しても、体温、血糖値、血圧、体液中の水分・電解質のバランスなどを一定の生理状態に保とうとする働きを、ホメオスタシスといいます。水や電解質、酸塩基、浸透圧などの恒常性は主に腎臓によって保たれ、呼吸や細胞によっても調節されています。

Question 2 水分出納を考慮するのはなぜ？

Answer 1日の摂取水分量（in take）と排泄水分量（out put）から、どの程度の量の輸液が必要か判断するためです。

人間の身体は60％が水分で占められ、体液の量を維持することで生命が保たれています。

普通に食事摂取ができて特別な水分喪失がない状態で、飲水量と尿量が等しければ、体内の水分は一定に保たれていると判断できます。

しかし、経口摂取ができなかったり、発汗や下痢、嘔吐などによる体液喪失が見られた場合には、in take と out putのバランスが崩れ、体液の量を一定に保てなくなってしまいます。そこで輸液が必要になってきます。水分出納（すいとう）を考慮し、必要とされる輸液量を決めなければなりません。

経口摂取ができない患者の維持輸液を行う場合を例に考えてみましょう。この患者が、1日に尿として1000～1500mL、便として100mL、不感蒸泄として900mLの水分を排泄すると仮定します。out putの合計は2000～2500mLということになります。一方、in takeは代謝によって生じる代謝水（体重1kgあたり平均5mL生成される）の約300mLだけですから、この場合、2000～2500mLから300mLを引いた量、つまり1700～2200mLの輸液が必要になります。

Question 3 輸液剤にさまざまな種類があるのはなぜ？

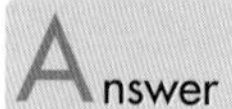

Answer　輸液を行う目的に応じて輸液剤を選択する必要があるからです。

輸液剤には、電解質輸液剤、電解質補正液、糖質輸液剤、アミノ酸製剤、脂肪乳剤、血漿代用薬、高カロリー輸液基本液などの種類があります。

たとえば、電解質輸液剤には、含まれる電解質のバランスにより、細胞外液補正液、細胞間質補正液、輸液開始液、細胞内・外補正液、維持液、術後維持液など、多くの種類があります。

点滴静脈内注射

Question 4 口頭で指示を受けてはいけないのはなぜ？

Answer 輸液で起こりうる事故のなかでも多いのが、注射伝票（医師の指示書）をきちんと確認しなかったことによって生じるミスです。伝票があってもミスが起こりうるのですから、口頭での指示は原則として受けないようにしなければなりません。口頭での指示で生じやすい原因には次のようなものがあります※。

- 薬剤量の単位が曖昧（あいまい）になりやすい（例：ミリという言い方では、mgなのかmLなのかがわかりません）
- 複数規格のある薬剤で規格を言い忘れる（例：薬剤のなかには、含有量（がんゆうりょう）の違いによる複数規格を持つものがあります。規格を確認しないと、過剰投与、過少投与になりかねません）
- 投与方法が曖昧になりやすい（例：「入れてきて」というような言い方では、点滴静脈内注射なのか静脈内注射なのか判断できません）
- 患者名が苗字だけになりやすい（例：フルネームを言わないと患者を取り違える危険性があります）

とはいえ、緊急の場では、口頭で医師からの指示が出ることは、決してまれではありません。そういう場合は、必ず大きな声で復唱します。あやふやなまま進めてはいけません。

※川村治子著：医療安全ワークブック、第4版、医学書院、2004

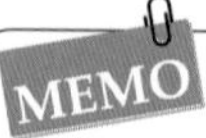

間違いやすい表記

指示書に手書きで指示が記されている場合は、読み間違いに注意しましょう。1V（バイアル）、1U（単位）、IV（静脈内注射）などは読み間違いを起こしやすい表記です。少しでも疑問があったら、納得できるまで確かめることが必要です。

Question 5 患者ごとに物品をそろえるのはなぜ？

Answer

「1患者1トレイ」を守ることは、イージーミスを防ぐための基本中の基本といえます。輸液剤や混注する薬剤、輸液セットなど、準備の段階からベッド脇への搬送まで、1人の患者分は必ず1つのトレイで行います。注射指示伝票も併（あわ）せて持っていきます。なお、途中で業務を中断すると、うっかりミスにつながりやすいので、作業を中断しないことが大切です。

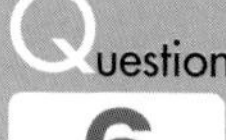

Question 6 一般用輸液セットと微量用輸液セットがあるのはなぜ？

Answer

一般用輸液セットは主に成人用として、微量用輸液セットは、輸液量を微量で調節する必要のある患者や小児に用いられます。成人と小児では血管の太さや循環血液量が異なるため、輸液セットを使い分ける必要があります。

通常、成人に用いられるのは点滴筒の大きな一般用輸液セットで、20滴で1 mLの輸液が滴下するようになっています。一方、小児に用いる微量用輸液セットは、60滴で1 mLの輸液が滴下します。誤って小児の点滴静脈内注射に一般用のセットを用いてしまうと、3～4倍の薬液が体内に入ることになってしまいます。使用目的にあった輸液セットを確認しましょう。

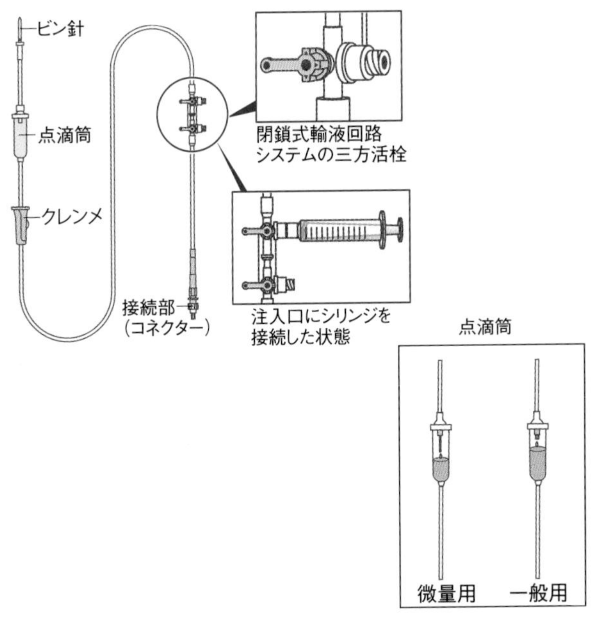

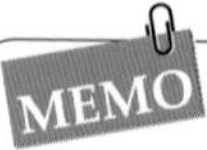

輸液セット変更の計算式

一般用輸液セット（20滴/mL）から微量用輸液セット（60滴/mL）に変更する場合には、1分間の滴下数の設定を変更しなければなりません。たとえば、一般用輸液セットで5滴/分にて滴下している場合を微量用輸液セットに替えるときには、次のように考えます。

一般用輸液セットで1分当たり5滴をmLに換算すると、1mLが20滴なので5/20（mL/分）になります。これを微量用輸液セットの滴数に換算すると、1mLが60滴であるため、60（滴/mL）×5/20（mL/分）＝15（滴/分）になります。

Question 7 注射針を患者によって使い分けるのはなぜ？

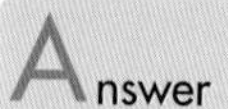

注射針は、一度だけの点滴静脈内注射の場合は輸液針や翼状針を用いますが、数時間から数日の間、継続的に輸液療法を行う場合は静脈内留置針を用います。

輸液針には、切れがよくて穿刺を行いやすいという長所があります。しかし、体動すると血管を損傷しやすく、薬液が血管外に漏れやすいという欠点があるため、長時間の点滴静脈内注射には不向きです。

翼状針は、細い血管にも穿刺しやすく、体動があっても漏れにくく、皮膚への固定が容易に行えますが、針が短いため太った人では血管に到達しにくいという欠点もあります。

静脈内留置針は、輸液療法を一定期間必要とする患者に挿入されます。また、数時間の点滴静脈内注射でも、抗がん薬治療の場合は静脈内留置針を使います。とくに小児の場合は、点滴静脈内注射に使用できる血管ルートが少なく、しかも輸液治療が長期にわたって続くことが多いため、安定した血管ルートを確保するために静脈内留置針を用いることが多くなります。ただし、静脈炎や血管閉塞などを起こす危険性もありますので、穿刺部位の観察が欠かせません。

●静脈内留置針

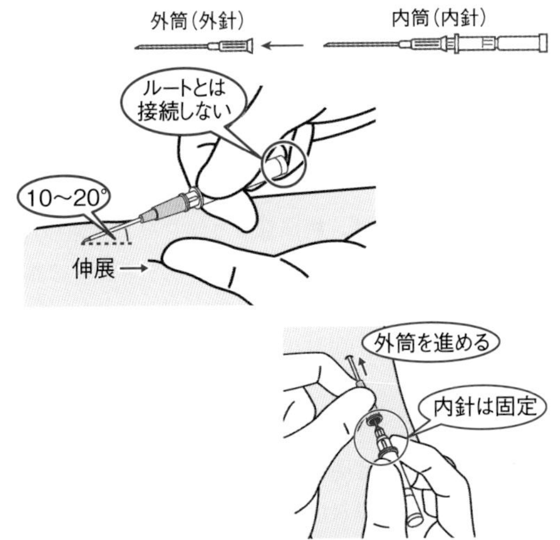

静脈内留置針は、外筒を保持し内筒を引き抜きます。穿刺部位がよく見えるように保持することが重要です

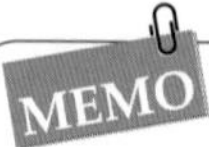

MEMO

静脈炎を起こしやすい薬剤

漏れると静脈炎を起こしやすい薬剤は、FOY®、KCL®、ベルジピン®、ペニシリンG®、プレトパ®、イノバン®、プロスタグランジン®、抗がん薬などです。こうした薬剤を用いる場合は、確かな手技ときめ細かな観察が重要です。

Question 8 注入速度がある程度決まっているのはなぜ？

Answer 注入速度の目安が決められているのは、副作用を起こさず安全に輸液療法を行うためです。

通常、成人の場合は、約2mL/kg/時間が心臓に負担をかけない基本値とされています。しかし、これはあくまでも基本値です。たとえば、出血性ショックなどで循環血液量が減少している場合は急速に注入するというように、症例によって注入速度を変える必要があります。

注入速度が速すぎると、尿量の増加、動悸などが起こり、呼吸器、循環器への負荷が進むと呼吸困難、浮腫、血圧低下などの心不全症状をひき起こす場合もあります。反対に注入速度が遅すぎると、必要量に達するまで口渇（こうかつ）、尿量の減少、発熱、意識レベルの低下といった脱水症状を起こすこともあります。

Question 9 無菌操作を厳重に行うのはなぜ？

Answer 輸液療法を通じての患者の感染は、そのほとんどが看護師の手を媒介にして起きるとされています。石けんと流水で、1行為1手洗いを心がけます。薬剤の準備から輸液ボトルと輸液セットを装着するとき、血管への針の刺入、輸液終了時のルート抜去まで感染を予防するために徹底した無菌操作が要求されます。

Question 10 ダブルチェックを行うのはなぜ？

Answer うっかりミスによって、誤った薬を患者に投与しないために、必ず複数の看護師によるチェックが必要です。一度静脈に入れた薬は戻ってはきません。

医師の指示書には、患者氏名、使用薬剤名、投薬日、用量、濃度、方法（静脈内注射か点滴静脈内注射か）、回数、速度、時間、終了形態（終了後、ほかの薬液を継続して点滴静脈内注射、あるいはヘパリンロック、あるいは針を抜去（ばっきょ））などの指示が記されています。薬剤のなかには、名前が似ていたり、瓶やアンプルの形がそっくりだったり、キャップの色が同じだったり、商品名が同じでも含有量が異なっていたりなど、紛らわしいものがたくさんあります。ミスを防ぐために、複数の目によるダブルチェック、で

MEMO

ヘパリンロック

ヘパリンを加えた生理食塩水（ヘパリン生食）でルート内を満たし、血栓形成によるルート閉塞を予防することをヘパリンロックといいます。静脈ルートの確保が難しい患者や中心静脈ルートを間欠的に使用する患者の場合に、そのつど穿刺をせずにルートを維持し、ルート内をヘパリンロックしておきます。

きればトリプルチェックを必ず行わなければいけません。

Question 11 患者に薬の内容などを説明するのはなぜ？

Answer 治療の必要性や方向性を患者と共有するために、薬の内容や起こりやすい副作用について、わかりやすく説明をする必要があります。そのためには、医師の指示内容を患者の状態とあわせて理解していなければなりません。指示について疑問がある場合は、医師に尋ねて明確にすることが必要です。

いつから、どのくらいの時間をかけて、何時頃終了するのかといった予定を告げると、患者は安心して輸液療法を受けられます。

患者への説明は、一方的にならないように、協力を求める姿勢が重要です。

Question 12 実施前に排尿を促すのはなぜ？

Answer 点滴静脈内注射を行う前に排泄をすませておくように促すのは、循環血液量の増加によって施行中に尿意を起こしやすくなることに加え、点滴静脈内注射終了までに時間がかかるからです。点滴静脈内注射に慣れてくると、点滴スタンドを押してトイレに行くこともできるようになりますが、やはり安全という意味では勧められる行為ではありません。

トイレまでの歩行が困難な患者の場合は、点滴静脈内注射実施の前に排泄の援助を行います。

Question 13 点滴静脈内注射中の患者の様子を観察するのはなぜ？

Answer 副作用による患者の異常を見逃さないために、点滴静脈内注射中の患者の様子を観察する必要があります。患者の病態、点滴静脈内注射中の薬剤、起こりうる副作用などをきちんと認識したうえで、患者の状態を確かめることが重要です。「気分は悪くないですか」と漠然（ばくぜん）と尋ねるのではなく、予測しうる副作用に応じて、「動悸はしませんか」「吐き気はありませんか」「刺したところは痛くありませんか」というように具体的に聞くことがポイントです。気分が不快になったときにすぐに知らせることができるように、ナースコールが手の届く位置にあるかどうか確認することも必要です。

また、穿刺部の固定は確実か、テープによるかぶれはないか、刺入部からの輸液の漏れはないか、発赤、腫脹はないか、静脈炎の症状はないかといった確認も行います。

点滴静脈内注射中に患者が抱く不安と安心感は、看護者に対する信頼感によって変わるといわれています。不安を軽減するような声かけも欠かせません。点滴静脈内注射は長時間にわたりますので、無理のない姿勢が取れるように安楽枕で体位を変える必要もあります。

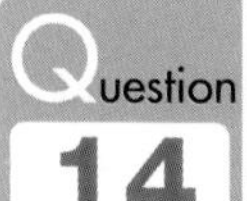

自然滴下の場合、体位や肢位によって滴下速度が変わるのはなぜ？

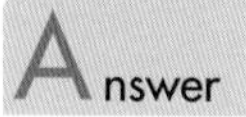

自然滴下では、輸液ボトルの位置と刺入部位の位置との落差が滴下速度に影響を与えるからです。点滴スタンドが低くなりすぎるとボトルの位置も低くなり、滴下速度が遅くなります。輸液残量の減少による滴下圧の減少によっても、滴下速度は遅くなります。

また、体位による静脈のうっ血が生じると滴下速度は遅くなりますが、体位変換によって静脈のうっ血が解消されると速くなります。

Question 15 少なくとも1時間に1度は注入速度をみるのはなぜ？

Answer 定期的に注入速度をチェックするのは、体動などによって、滴数が変化する場合があるからです。

滴数が速すぎる場合は、注射針と輸液チューブの接続が外れていたり、体動や血圧の変化があったり、針先の位置が一定していない、また患者自らクレンメを動かしたなどの可能性があります。

反対に遅すぎる場合は、穿刺刺激などによる静脈の攣縮や閉塞、輸液残量の減少、輸液ボトルと患者の静脈確保部との高低差が少ない、血圧の上昇、体の下敷きになってチューブの閉塞などが考えられます。

穿刺された側の手を動かしたり、点滴スタンドを押しながらトイレや買い物に行ったり、ベッドに起き上がって食事をするなど、日常的な行動や動作によって血管の状態が変化し、滴数が変化する場合もあります。定期的なチェックに加えて、トイレや買い物などの前後に滴数を合わせ直すことも必要です。

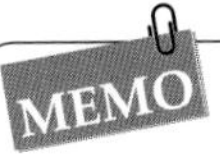

滴数計算

1分間当たりの滴数を知るためには、次の計算式に数値を当てはめます。

$$\frac{\text{総量（mL）}\times\text{使用セットの1mLあたりの滴数}}{\text{指定時間（時）}\times 60\text{分}}$$

Question 16 輸液ボトル（輸液バッグ）に予定時間や液の残量目安を記すのはなぜ？

Answer 指示どおり注入できているか、確認しやすくするためです。1時間ごとの輸液量、開始時間と1時間ごとの残液の目安を書き込んでおきます。

ただし、輸液バッグがプラスチック製の場合は、油性ペンで直接書かないようにすることが大切です。油性ペンの溶剤が透過する危険性が指摘されているからです。調剤ラベルあるいはテープを貼った上に記すようにします。

Question 17 三方活栓の向きをチェックするのはなぜ？

Answer 三方活栓は、コックの位置によって開通するルートを自由に操作できるため、コックが間違った方向にあると、適正に点滴静脈内注射が行えなくなるからです。

輸液ラインに三方活栓をつけると、薬剤を間欠的に注入したり、1本の輸液ラインから2種類の輸液を注入することが可能になります。また、ルート内に混入した気泡の除去が容易に行えるという利点もあります。

三方活栓にはコックに3本のレバーがあるR型と、1本のレバーがあるL型があります（342ページ参照）。レバーの位置により、どのルートが開通していて、どのルートがオフになっているのか、しっかりと確認する必要があります。点滴静脈内注射中は患者側に確実に輸液が流れるようにセットしておきます。

ただし、接続部が増えると感染の機会も多くなります。可能であれば、三方活栓を用いない閉鎖式ルートで管理することが望ましいでしょう。

Question 18 クレンメを点滴筒付近に寄せるのはなぜ？

Answer 輸液セットを正確につなげた後、クレンメの位置を点滴筒の近くに寄せておきます。これは、クレンメが低い位置にあると、患者が身体を動かしたときにクレンメのローラーが動き、滴数が変化する可能性があるからです。また、患者の手の届く位置にあると、意識的あるいは無意識に、患者がローラーをいじる危険性もないとはいえません。

クレンメが点滴筒の近くに位置していると、看護師が滴数の確認をするときにやりやすいという利点もあります。

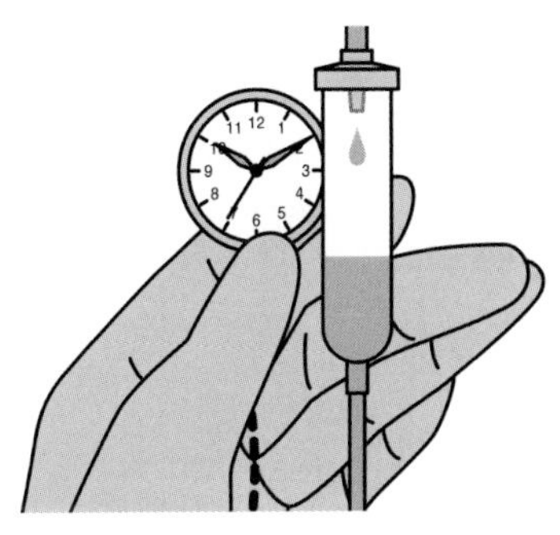

One Point!

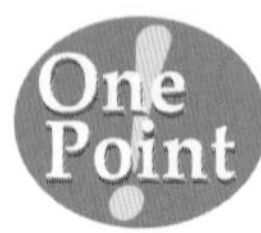

三方活栓の向き

三方活栓にはＲ型とＬ型があり、コックの形状が異なります。Ｒ型とＬ型を使用する場合のコックの向きは次のとおりです。

●R型

①輸液療法中の向き

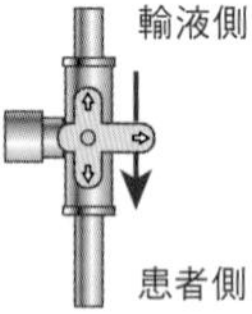
輸液側
患者側

②エアを抜くときの向き

輸液チューブ内のエア　延長チューブ内のエア

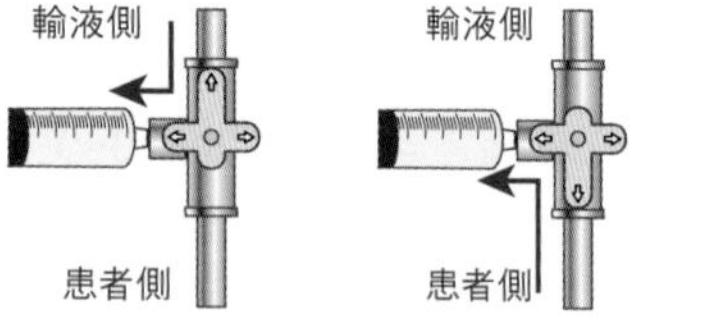
輸液側
患者側
輸液側
患者側

③薬剤を投与するときの向き

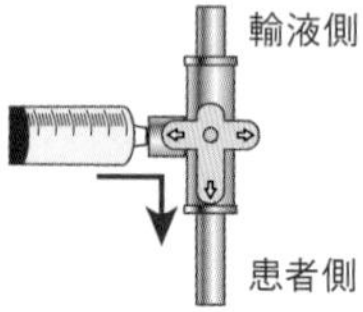
輸液側
患者側

④絶対にしてはいけない向き

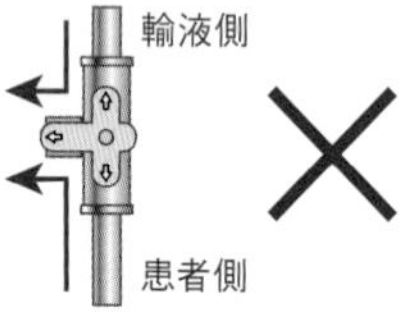
輸液側
患者側

●Ｌ型

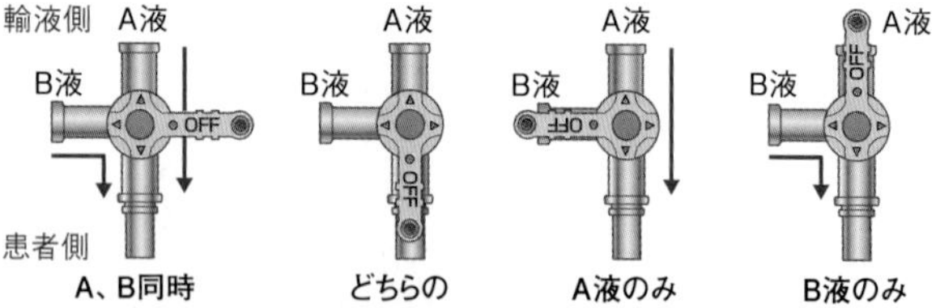
輸液側
A液
B液
OFF
患者側
A液
B液
OFF
A液
B液
OFF
A液
B液
OFF

A、B同時に注入　どちらの注入も中止　A液のみ　B液のみ

Question 19　輸液を点滴筒の半分まで入れるのはなぜ？

Answer　輸液開始時に、点滴筒を指で圧迫して輸液を入れることをポンピングといいますが、このときに点滴筒の1/3～1/2まで輸液で満たすのは、滴数を数えやすくするためです。点滴筒を輸液でいっぱいに満たしてしまうと、滴下部分が液面に触れ、滴数を数えられなくなります。また、輸液ポンプで滴数を管理する場合、点滴筒の上部に光を当てて計測しますので、この部分が輸液で満たされていると、計測不能になります。

反対に、点滴筒に満たす輸液が少なすぎると、チューブ内に空気が混入する危険性が生じてきます。

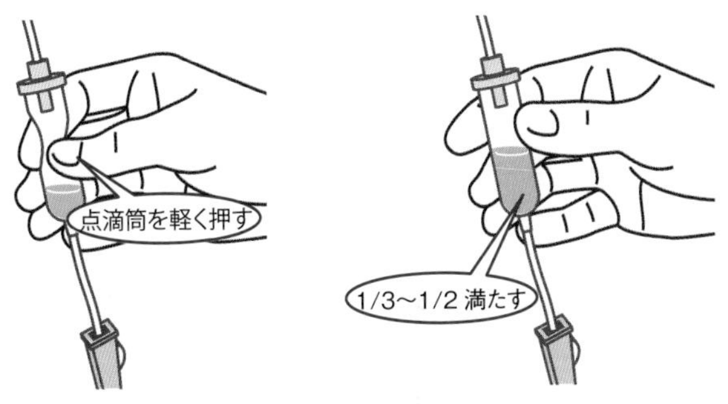

点滴筒を軽く押し潰して手を離すとよい。点滴筒に薬液を1/3～1/2 程度満たす

Question 20 チューブ内の空気を抜くのはなぜ？

Answer チューブ内に空気が入ったまま点滴静脈内注射を行うと、血管が空気塞栓（そくせん）を起こす危険性が生じるためです。空気塞栓というのは血管内に侵入した空気が血管を閉塞させた状態のことで、胸痛、チアノーゼ、血圧低下、頻脈などの症状が現れます。場合によっては、意識レベルが低下し、失神をひき起こすこともありますので注意が必要です。

空気塞栓が生じた場合は、患者を左側臥位にして心臓に空気を送り、心臓から肺動脈に空気を送り込みやすくします。こうすることで、肺動脈から空気が吸収されやすくなります。さらに脳血管での空気塞栓の発生を防ぐために、患者の頭を低くした姿勢を取らせることも必要です。チューブ内に空気が混入することでルートが血栓でつまり、ルートが使えなくなる場合もあります。

Question 21 クレンメを一気に開放するのはなぜ？

Answer 輸液セットを輸液ボトルにつなげて点滴筒の半分まで輸液を入れたところで、クレンメを開放してチューブ内を輸液で満たします。**このとき一気にクレンメを開放するのは、チューブ内の空気を完全に抜くためです。**一気に開放することで輸液が勢いよく流れ、チューブ内の空気が一気に押し出されます。

輸液ボトルを交換するときの不手際が原因で、チューブ内に空気が混入することもありえます。この場合は、三方活栓のレバーを側管に輸液が流れるようにセットし、側管に注射器を入れて空気を抜きます（p.342参照）。

Question 22 通常、橈側皮静脈や尺側皮静脈に穿刺するのはなぜ？

Answer 橈側皮静脈（とうそくひじょうみゃく）や尺側皮静脈（しゃくそくひじょうみゃく）に穿刺するのは、皮膚表面に出ていて、穿刺しやすく、体動によって漏れにくく、固定が容易に行え、動脈や神経が近くを走行していないという穿刺の条件を備えているからです。肘（ひじ）の内側のように、肘を曲げたとき、針先で血管壁を損傷する危険性のある部位には、原則的に穿刺を行いません。どうしても屈曲

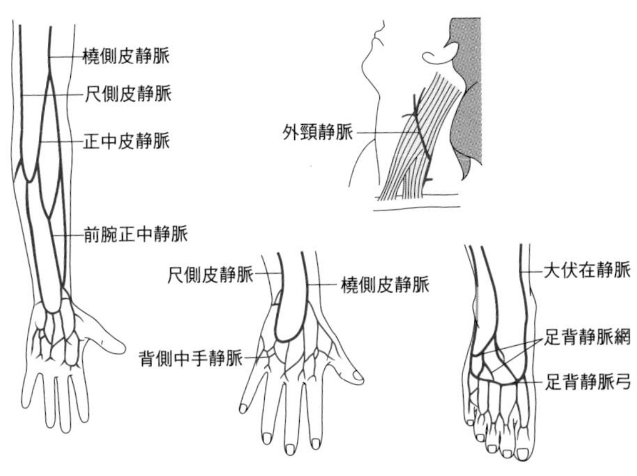

部位にしか静脈路を確保できない場合は、シーネで固定し、屈曲できないようにする必要があります。いずれにしても、利き腕に穿刺をすると、日常生活に支障が生じますので、第一選択は利き腕ではないほうの部位です。

下肢の静脈への穿刺は、歩行の制限につながるうえに、血栓性静脈炎を生じやすくなりますので、できるだけ上肢に行います。外頸静脈は、ショック時など末梢静脈が虚脱したときに静脈路確保のために使われます。

Question 23 患側に穿刺するのを避けるのはなぜ？

Answer 片麻痺の場合、麻痺がある側は血流が悪いため血管も細く、また知覚が障害されている可能性があります。そのため、輸液が血管外に漏れて組織に損傷をきたしたとしても、痛みを感じないことがあります。可能であれば患側の穿刺を避けるのは、薬液漏れを起こしやすく、発見が遅れる危険性があるためです。とくに、漏れによって組織の壊死を起こしやすい抗がん薬などは、注意が必要です。

Question 24 穿刺しやすい部位が複数あるとき、末梢側から穿刺するのはなぜ？

Answer 先に中枢側に穿刺して失敗したり、点滴静脈内注射中に薬液が血管の外に漏れたりした場合、その部位より末梢側に再穿刺しにくくなるためです。破れた血管から薬が皮下に漏れることもあります。たとえば、橈側前腕皮静脈に穿刺を行う場合は、まず手背に近い部分に穿刺を試み、漏れた場合は肘に近い部分に穿刺を行います。

Question 25 血管が細いとき、温めるのはなぜ？

Answer 温めることによって血管が拡張し、穿刺を行いやすくなるからです。前腕を末梢から中枢に向かって軽くマッサージする、心臓部より低い位置にする、親指を中にして手を握ったり開いたりするなど、血管拡張のための方法はいくつかあります。

上肢の血管が細くて穿刺しづらい場合は、末梢部から上腕まで蒸しタオルを巻いてビニール袋の中に入れ、さらに上からバスタオルでおおって5～10分温湿布をすると効果的です。

Question 26 刺入部を透明フィルムドレッシング材でおおうのはなぜ？

Answer 薬液漏れや感染を起こした場合でも、すぐに発見できるようにしておくためです。刺入部より中枢側の血管の走行が赤く見えたり、針先の周囲が赤く腫れているような場合は、静脈炎や薬液漏れの可能性があります。静脈炎を起こしやすい薬剤に関する知識も必要です。

刺入部の異常が発見された場合は、すぐに針を抜きます。薬液が漏れてからさほど時間が経っておらず、腫脹が軽度の場合は、局所を冷やします。薬液漏れから時間がかなり経過した場合は、温湿布を行いながら局所を挙上（きょじょう）させます。

とくに注意が必要なのは、抗がん薬、体液とpHが異なる薬剤を注入している場合です。こうした薬液が皮下に漏れると、組織の壊死を引き起こす場合があります。

漏れていることがわかったらすぐに針を抜去し、医師に報告します。

●翼状針の固定

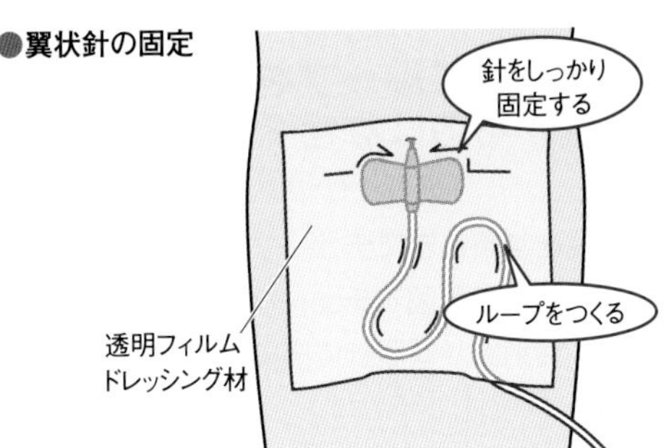

●留置針の固定

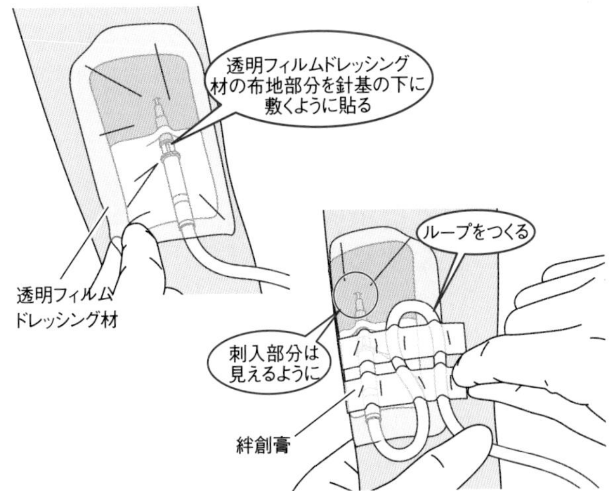

刺入部は透明フィルムドレッシング材を貼って保護する。輸液ルートは皮膚表面でループをつくり、牽引力がかかっても抜けにくくなるように固定する

12
輸液のなぜ

Question 27 チューブにループをつくって固定するのはなぜ？

Answer 固定をするときにチューブにループをつくるのは、何らかの原因でチューブが引っ張られた場合でも、注射針や留置針に直接力が加わらないようにするためです。

とくに小児は、点滴静脈内注射中でも遊んだり走ったりしがちなので、こうした措置は必須です。

ループをつくらないで固定しておくと、ちょっとしたはずみで針が血管から外れて皮下に漏れたり、針が完全に抜けて点滴静脈内注射が持続できなくなります。

Question 28 とくに小児の場合、チューブを長くするのはなぜ？

Answer 小児の延長チューブを長めにセットするのは、点滴静脈内注射中のADLを向上させるためです。

小児の点滴静脈内注射は24時間連続して続ける場合がほとんどであるため、トイレに行ったり、食事をしたり、遊んだりといった点滴静脈内注射中の日常生活をスムーズに進めるために、成人より長めに延長チューブをつなげます。

ただし、延長チューブの連結部が外れていないか、常に確認する必要があります。

Question 29 チューブを掛け布団の外に出すのはなぜ？

Answer チューブが身体の下敷きになると、滴下しなくなってしまうため、チューブは掛け布団の上に出しておき、遠くからでも確認できるようにしておきます。とくに、意識のない患者、就寝中の患者、小児などは、こうした配慮を忘れずに行う必要があります。チューブが折れ曲がっていないか、連結部が外れていないかなどの確認は、安全な点滴静脈内注射に欠かせない視点です。

Question 30 薬剤によっては輸液・シリンジポンプを用いるのはなぜ？

Answer 輸液・シリンジポンプを用いるのは、厳密な管理を必要とする薬剤を使用するに当たり、看護師による手動でのクレンメの調節では対応できないことがあるからです。

輸液ポンプは、一定の速度で正確な点滴静脈内注射を連続で行うための装置です。多量の輸液を確実に注入したり、微量の薬液を正確に持続注入するなど、一定の注入速度で長時間の点滴静脈内注射を実施することができます。抗がん薬、血管拡張薬、昇圧薬、持続麻酔薬、抗凝固薬、各種ホルモン剤などの持続注入に用いられます。

輸液ポンプ

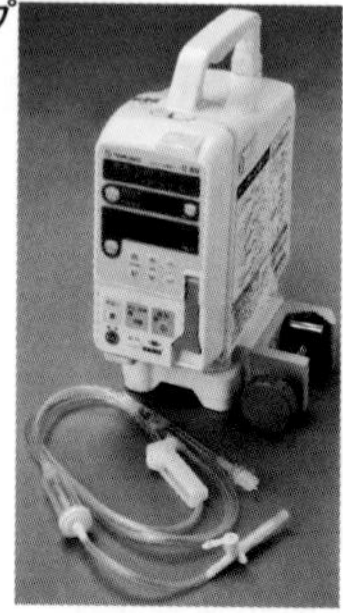

シリンジポンプ

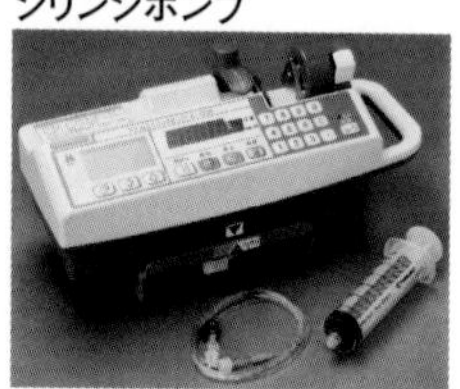

中心静脈栄養法

Question 31 中心静脈栄養法を行うのはなぜ？

Answer 中心静脈栄養法を行うのは、濃度が濃く、末梢からは注入できないような高カロリーの輸液を行うためです。主に、患者の経口摂取が不可能な場合、あるいは経口摂取が悪影響を与える場合、経口摂取だけでは不十分な場合などに行います。

また、単にエネルギーを補給するだけでなく、代謝異常の改善、敗血症の補助治療を目的として行うこともあります。静脈穿刺が困難で、繰り返し静脈内薬剤投与が必要とされる場合にも、中心静脈栄養法を用います。

静注用脂肪乳化剤（にゅうかざい）の併用で、末梢からある程度のカロリーは投与できます。しかし、高濃度・高浸透圧の輸液を行うと血管痛や静脈炎の原因になりますので、中心静脈に留置したカテーテルから輸液を行います。

Question 32 主に、鎖骨下静脈や内・外頸静脈に挿入するのはなぜ？

Answer 鎖骨下静脈や内・外頸静脈にカテーテルを挿入することが多いのは、容易に中心静脈に達することができるからです。また、長期間にわたって留置していても患者にとって苦痛がなく、運動制限も必要としないという利点もあります。挿入部が不潔になりにくい、静脈切開に対して繰り返し穿刺できるということも、これらの静脈が用いられる理由です。

中心静脈カテーテル挿入は医師が行いますが、穿刺に熟練を要し、気胸、動脈穿刺、空気塞栓などを起こす危険性があります。

このほか、大腿静脈、尺側皮静脈、橈側皮静脈なども用いられます。

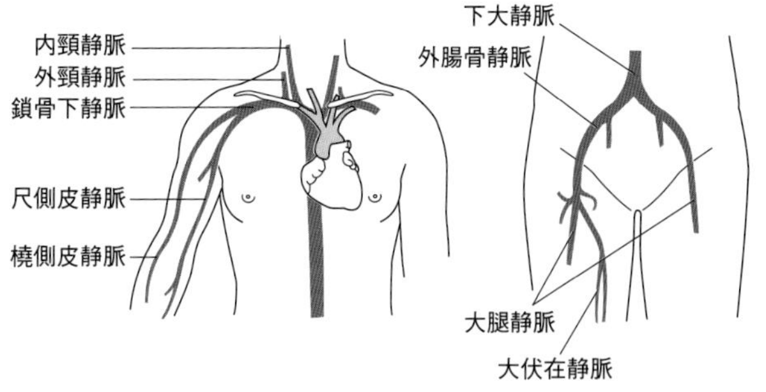

Question 33 挿入時に患者の腰部から下肢を上げた体位をとるのはなぜ？

Answer 鎖骨下静脈や内・外頸静脈に中心静脈カテーテルを挿入する際に、患者に軽いトレンデレンブルグ体位（腰部から下肢を上げた姿勢）を取らせるのは、頸部に静脈をうっ滞させ、静脈を怒張させて穿刺を容易に行えるようにするためです。また、静脈圧を上げて、穿刺時に空気の流入を防ぐという意味もあります。ベッドの下部を挙上したり、下腿の下に枕やクッションを入れて、体位を保持します。

カテーテル挿入時に、患者の顔を穿刺側と反対側に向けるのは、カテーテルの先端が頸静脈に達しないようにするためです。また、内筒を抜去するときに呼吸を停止させるのは、血管に空気が流入するのを防ぐためです。

カテーテル挿入時、看護師は医師の介助を行うとともに、患者の観察を行い、異常の早期発見に努めることが大切です。

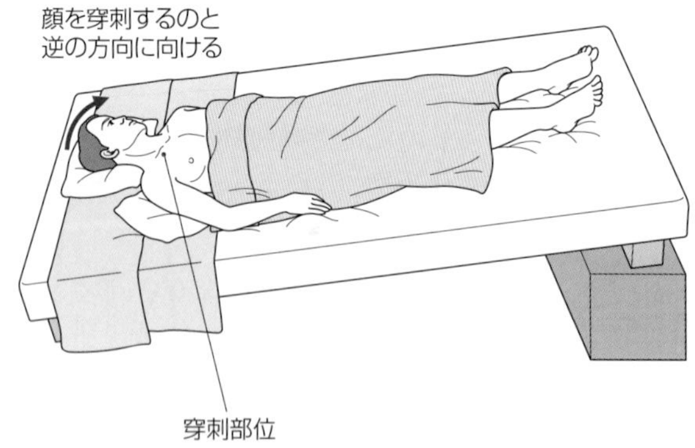

Question 34 挿入部位の周囲を広く消毒するのはなぜ？

Answer　静脈内に長期間にわたってカテーテルを留置するわけですから、感染を厳重に防ぐ必要があります。挿入時に広い範囲で消毒を行って無菌操作を徹底させるのは、感染を防ぐために必須の手順です。術者にとって、消毒された部位が広いほど、操作がしやすくなります。

Question 35 挿入後に胸部X線を撮るのはなぜ？

Answer　カテーテルの先端の位置を確認するためです。合併症がないことを確認するという意味もあります。脈拍、血圧、呼吸数などをチェックし、呼吸困難などがないかどうか確認することも重要です。

鎖骨下静脈穿刺時の合併症には、気胸、内頸静脈誤挿入、動脈穿刺、空気塞栓、腕神経叢損傷、胸管損傷などがあります。

Question 36 カテーテル留置中に観察が必要なのはなぜ？

Answer　カテーテルは生体にとって異物ですから、留置中にさまざまなトラブルが起きる危険性があるからです。最も重大なトラブルは、カテーテル感染（カテーテル敗血症）です。患者のQOLを低下させるだけでなく、生命にかかわることもあります。また、カテーテルの周囲にフィブリンが沈着し、血栓を形成してカテーテルを閉塞させる危険性もあります。

こうした重大なトラブルを未然に防ぐには、輸液ルートの交換や穿刺部位の消毒を行い（基本的に週に1～2回）、穿刺部位の発赤や腫脹を観察するとともに、バイタルサインや血液検査データなどで全身状態の観察を行うことが求められます。これらの観察からカテーテル感染が疑われる場合は、医師はカテーテルを抜去し、抗菌薬による治療が行われます。

Question 37 輸液バッグが空になる前に次の輸液剤をつなぐのはなぜ？

Answer 中心静脈への輸液では、空になったバッグから静脈に空気が引き込まれる可能性が高いからです。

心臓よりも高い位置にある静脈の内圧は、心臓から隔（へだ）たるほど陰圧になっています。その結果、血液は上大静脈から右心房への還流が促されるのですが、上大静脈が陰圧になっているため、輸液バッグが空になると残存する空気が上大静脈に吸い込まれてしまいます。末梢静脈ではこのような心配はありませんが、中心静脈の場合は十分に注意する必要があります。

Chapter 13

経口与薬とその他の与薬法のなぜ

Question
Answer

Question 1 患者に与薬の必要性について説明するのはなぜ？

Answer 注射以外の与薬には、経口与薬と非経口与薬があります。患者に与薬の目的、必要性、服用時間、方法、副作用などを説明するのは、患者の協力を得るためと、薬に対する不安を軽減するためです。説明は、できるだけ具体的に、わかりやすく行わなければなりません。患者の同意を得たうえで治療を行うというインフォームド・コンセントの考え方は、与薬にも適用されます。

与薬における看護師の役割は、薬物の管理、服薬の援助、与薬前後の患者の観察などです。

患者の服薬を援助する意味でも、薬に関する正確な知識をもつ必要があります。

コンプライアンスとアドヒアランス

コンプライアンスは、承諾、応諾、服従などの意味があり、薬物療法においては「患者が医師の指示どおりに薬を内服すること」を意味します。

これに対して、現在重要とされているアドヒアランスは、「患者が治療法の決定から実行に至るまで、医療者とともに能動的にかかわること」を意味します。薬物療法を進めるには、患者自ら納得した治療内容に沿って積極的に服薬を継続することが大切となります。

Question 2 与薬後、ただちに記録を行うのはなぜ？

Answer 二重に与薬をするようなミスを防ぐためです。また、責任の所在を明らかにするという意味もあります。

与薬を行ったら、できるだけ速やかに記録を行います。とくに、検査や治療などの影響で常日頃の与薬時間からずれてしまったような場合は、与薬後速やかに記録をしないと二重に与薬をしてしまう危険性が高くなります。

記載する項目は、与薬時間、薬剤名、用量、与薬の方法、患者の状態、与薬施行者（しこうしゃ）の名前などです。

MEMO

与薬と投薬

与薬とは薬物を患者に与えることをいい、看護師には、医師の指示のもと正しく与薬する責務があります。一方、投薬とは、医師が患者に薬物療法を実施すること、または薬剤師が処方箋に基づいて薬物を調整して患者に渡すことをいいます。

経口与薬

Question 3 経口与薬を行うのはなぜ？

Answer 経口与薬を行う目的は、生理的で自然な方法で体内に薬剤を取り込み、疾病の治療を行うことです。胃や腸で吸収された薬は、門脈（もんみゃく）を経て肝臓に入り、肝臓で部分的に代謝された後肝静脈から体循環血液中に入り、目的とする臓器に運ばれて薬効を発揮（はっき）します。ただし、悪心・嘔吐を頻回に繰り返す患者、意識障害や嚥下（えんげ）困難がある患者には経口与薬を行うことはできません。

一般に、服用してから1～3時間経つと薬の血中濃度は最高になります。そして、主に肝臓で活性が低下されて排出しやすい形になり、主に腎臓から排出されます。

Question 4 口頭での指示を避けるのはなぜ？

Answer 投薬ミスを防ぐためです。常に、正しい患者、正しい薬剤、正しい用量、正しい方法、正しい目的、正しい時間の6つの原則（6R）に基づいた与薬を行う必要があります（p.293参照）。そのためには、医師の指示書を正確に読み取り、薬札に病室番号、ベッド番号、氏名、薬剤名、量、濃度、時刻、方法、薬札をつくった看護師の名前などを書き入れ、複数の目でチェックを行います。

やむをえず口頭で指示を受ける場合は、指示内容、時間、医師名、受けた看護師名などをメモし、復唱して医師の確認を求めます。

少なくとも3回、薬の確認をするのはなぜ？

Answer　投薬ミスを防ぐためです。薬剤・薬液を手にとるとき、薬剤・薬液を容器から取り出すとき（注射器に吸うとき）、薬剤・薬液を保管場所に「戻すとき（アンプル・バイアルを捨てるとき）の3回のタイミングで薬剤・薬液と指示書の内容を照合します。薬剤部から届けられ

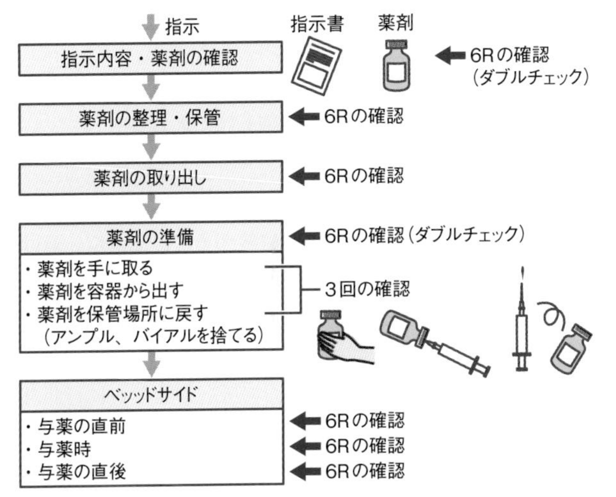

た薬であっても、絶対に間違いないとは限りません。用紙と照合し、ミスがないかどうかチェックします。

錠剤(じょうざい)やカプセルに変色や変質はないか、散剤(さんざい)に変色や湿潤(しつじゅん)はないか、水剤(すいざい)に変色、沈殿(ちんでん)、混濁(こんだく)などはないか、薬の品質に関する確認も必要です。「十分に振る」と記されていないのに沈殿していたり、ラベルが不鮮明になっているような水剤は、変質や誤薬の危険性があるので、使用を控えます。

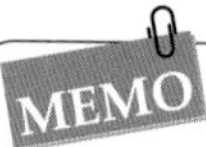

間違いやすい薬剤

名前が似ているために間違いやすい薬剤には、次のようなものがあります。レセルピン（降圧薬）とレスプレン（鎮咳薬）、ペルサンチン（冠拡張薬）とペリアクチン（抗ヒスタミン薬）などがあります。また、注射薬でもあるプロタノール（強心薬）とプロタミン硫酸塩（抗血栓薬）、抗生物質のセフメタゾンとセファメジンなどです。

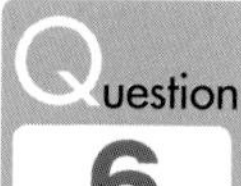

Question 6 薬剤の形に種類があるのはなぜ？

Answer 薬の形をさまざまに変えることにより、溶けるタイミング、溶ける場所などを限定するためです。

散剤、細粒剤(さいりゅうざい)、顆粒剤(かりゅうざい)、錠剤、カプセル錠、丸剤、液剤などの種類があります。

散剤はすぐに溶けるので、腸からの吸収が速やかに行われます。顆粒剤は苦い薬をコーティングして飲みやすくしたり、コーティングの厚みを変えることで溶ける時間を調節することがで

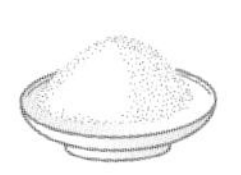

散剤

細粒剤

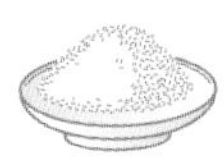

顆粒剤

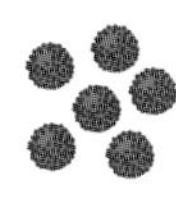

丸剤

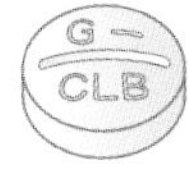

錠剤

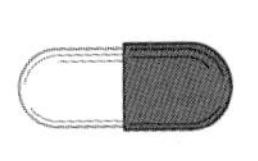

カプセル錠

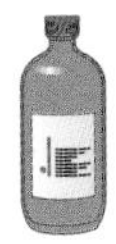

液剤

きます。錠剤には、溶けやすい裸剤、飲みやすいように砂糖でコーティングした糖衣錠、胃ではなく腸で溶けるようにした腸溶錠、長時間にわたって効果を持続させるように特殊コーティングした徐放錠などがあります。

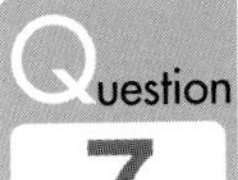

Question 7 服用時間に決まりがあるのはなぜ？

Answer 薬物によって服用時間が決まっているのは、その薬物が胃や腸で吸収されるのに要する時間を考慮し、有効な血中薬物濃度を保つためです。食前、食間、食後、何時間おきといったように、薬の服用時間を決めることにより、薬の効きすぎによる副作用や、逆に効かなかったりするのを防ぐことができます。服用時間による薬の種類は次の通りです。

- 食前薬

食事の30分から1時間前に服用。その理由は、食物の成分による影響を避けるためです。

- 食間薬

食後2時間くらい経ってから服用。胃や胃壁に直接作用させたい薬、あるいは胃壁に対する刺激が少ない薬など。

- 食後薬

食事の30分後くらいまでに服用。胃腸を刺激しやすい薬、消化吸収を促す薬など。

- 時間ごと

薬物の血中濃度および組織間液中の薬の濃度を一定に保って作用させたい薬。副作用の影響を避けたり、検査時など効果的な時間に作用させたいときにも時間ごとの投与が行われます。

Question 8 できれば座位または半座位で服用させるのはなぜ？

Answer 座位あるいは半座位で服用させるのが望ましいのは、こうした姿勢が最も誤嚥(ごえん)を予防できるからです。自分で座位をとることができない患者は、ベッドを30〜80度程度に挙上させるとよいでしょう。薬を飲み込むとき、頸部をやや前屈させるようにすると食道が広がり、誤嚥の危険性が少なくなります。

Question 9 片麻痺患者には健側から与薬するのはなぜ？

Answer 健側(けんそく)から与薬を行うのは、誤嚥を防ぐためです。

片麻痺患者は、患側(かんそく)の嚥下機能が低下しています。薬が患側にあると、食道に引っかかって炎症を起こしたり、散剤が気管に入ってしまうこともありえます。

服薬の援助をする場合は、看護師は健側のベッドサイドに立ち、患者には健側を下にした側臥位を取ってもらいます。健側を下にすることによって重力で薬が健側の咽頭(いんとう)に移動し、嚥下しやすくなるとともに、誤嚥を防ぐことにもつながります。

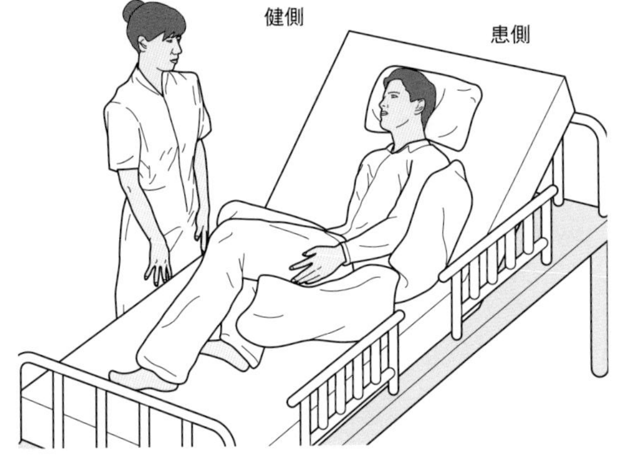

Question 10 十分な水で服用させるのはなぜ？

Answer 安全に服用させるためです。少ない水で飲むと薬が食道に停滞し、そこで溶解してしまう危険性があります。食道粘膜を傷つけたり、炎症を起こしたり、悪心を誘発することもありますので、十分な水で服用するように指導しましょう。最低30mLといわれていますが、最も適切なのは100～120mL（コップ1/2以上）です。

散剤を飲む前に少量の水で口腔内を湿らせておくのは、咽頭や食道に散剤が張り付くことを防ぐためです。

Question 11 舌の中央あるいはやや奥に入れて飲ませるのはなぜ？

Answer 散剤を服用させるときには、患者に大きく口を開けてもらい、舌の中央部またはやや奥のほうに

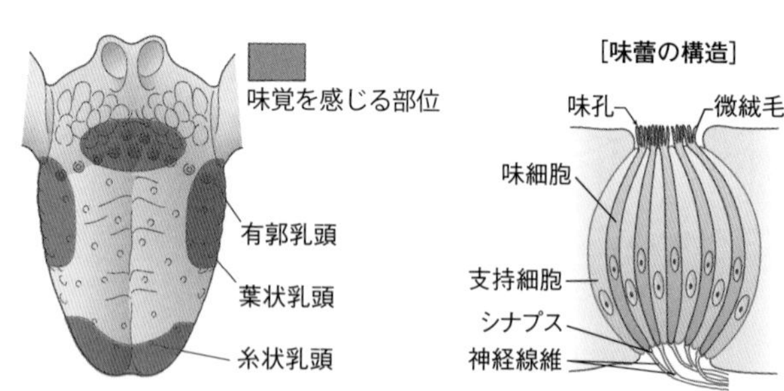

薬を乗せます。舌の中央部は味蕾（みらい）がないので、味をほとんど感じないためです。散剤の量が多いと、むせる原因にもなりますので、多いと判断される場合は分割して飲ませるようにしましょう。

Question 12 オブラートを使用してはいけない薬があるのはなぜ？

Answer 胃粘膜に直接作用させる薬や、味覚を刺激して消化液の分泌を促す薬などは、薬が直接粘膜や舌に触れないと効果を発揮しないからです。そのため、いくら苦味が強くても、不快な味であっても、オブラートで包んで服用させてはいけません。

Question 13 カプセル剤をカプセルから出してはいけないのはなぜ？

Answer カプセルの中身だけ取り出して飲んではいけないのは、薬効時間を保つため、あるいは胃腸障害や効きすぎなどによる副作用を防ぐためです。

カプセル剤は、顆粒状の成分をカプセルで包んだもので、服用後、胃腸管内でカプセルが徐々に溶け出します。そのため、カプセル内の成分が長時間かけて吸収され、薬の作用時間を長く保つことができます。中身だけ飲むと成分がすぐに吸収され、作用時間が短くなってしまいます。また、胃腸障害が生じる危険性も高くなり、血中濃度が有効量をはるかに超えてしまうため、副作用が生じる可能性も高くなります。

Question 14 液剤の目盛りを目の高さで確かめるのはなぜ？

Answer 目盛りを目の高さで確かめるのは、量の測定を正確に行うためです。看護師の目、容器の目盛り、薬杯が同じ高さにないと、容器が水平に保たれているかどうか判別しにくくなり、微量の液剤を薬杯（やくはい）に移しかえるときに誤差が生じます。

薬杯に注ぐときには、泡立たないように容器を静かに振って液剤を混和させます。泡立つと目盛りが読めなくなるからです。ラベルを掌側に持つのは、垂れた液剤によってラベルが湿潤・変色し、薬品名の読み取りができなくなるのを防ぐためです。容器の縁が薬杯に触れないように注意しながら1回量を注ぎますが、出しすぎた薬は絶対に容器に戻してはいけません。これは汚染防止のためです。

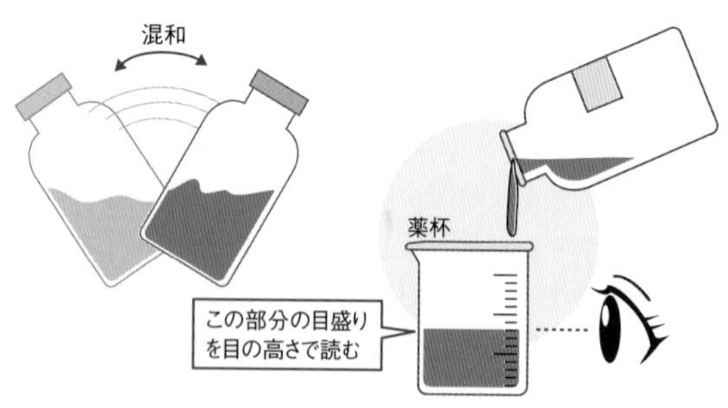

Question 15 油剤の服用前に氷片を含ませるのはなぜ？

Answer 服用前に氷片を含ませるのは、油剤特有のにおいと味を感じにくくするためです。氷片を口に含むことで味蕾が麻痺し、においや味を感じにくくなります。冷水やレモン水に油剤を入れて飲ませる方法もあります。

それでも飲みにくいと訴える患者には、服用前に深呼吸をさせ、呼気の後に一気に飲むように指導します。服用後は、口腔内に不快感を残さないために炭酸水、オレンジジュース、梅干、砂糖などを、医師の指示を得たうえで与えるとよいでしょう。

Question 16 乳幼児の場合、ミルクに薬を混ぜてはいけないのはなぜ？

Answer ミルクに薬を混入して一緒に飲ませると、全量を摂取しなかった場合に正確な量の薬を与えられないことになります。また、薬を混入することでミルクの味が変わり、ミルク嫌いになる可能性もあります。さらに、薬剤によっては、ミルクの飲用で吸収率に差が生じる可能性もあります。これらの理由から、薬をミルクに混ぜて飲ませることは避けるべきです。

服薬を嫌がる場合は、空腹時に服薬させてからミルクを飲ませたり、スキンシップを図りながら子どもが納得できるように説明してから飲ませるなどの工夫が必要です。乳幼児は嚥下機能が未熟であるため、誤嚥しないように注意する必要もあります。オブラートや服薬補助ゼリーを使用するのもよいでしょう。激しく泣いているときは、服薬を見合わせます。

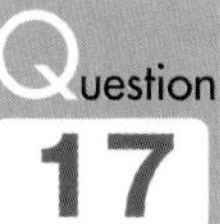

食べ物と薬の相互作用を考慮しなければいけないのはなぜ？

Answer

ある種の食べ物と薬を一緒に取ることにより、薬効が低下したり、逆に効きすぎる場合があるからです。現在、知られている相互作用には次のようなものがあります。

- ワーファリンと納豆

  ワーファリンを服用中に納豆を食べると、腸内で納豆菌によって多量のビタミンKが合成され、ワーファリンの抗凝血作用が阻害されます。

- グレープフルーツジュースと種々の薬物

  グレープフルーツジュースを飲むことで、カルシウム拮抗薬であるニフェジピン、免疫抑制薬であるシクロスポリンなどの腸管・肝臓での代謝を阻害し、血中濃度を増大させる可能性があります。

- テトラサイクリンと牛乳

  牛乳と一緒に服用すると難溶性になります。

口腔内与薬

Question 18 口腔内与薬を行うのはなぜ？

Answer 内服薬よりも早く吸収されるので、速やかに薬効を発現させたい場合に口腔内与薬を行います。口腔粘膜から薬効が吸収されて直接血中に入り、作用臓器に速やかに達して薬効を発揮してくれます。肝臓の代謝や消化酵素の作用を受けないことが、こうした速やかな薬効を生みます。

舌下錠、トローチ剤、バッカル錠などの種類があります。

Question 19 薬剤により、口腔内に置く位置が異なるのはなぜ？

Answer 与薬する位置が異なるのは、それぞれの薬により、作用や特徴が異なるためです。求める薬効を十分に発現させるためには、正しい用法で服用させる必要があります。主な薬の口内の望ましい位置は次の通りです。

・舌下錠

錠剤を舌下に置き、完全に溶解するまでそのまま保持します。上皮が薄く、粘膜下の血管も豊富な口腔粘膜から速やかに吸収させるためです。狭心症の発作時にニトログリセリン製剤を舌下に入れると、1～2分で効果が得られます。喫煙によって舌下

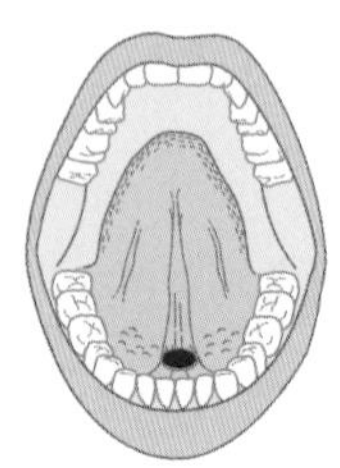
舌下錠

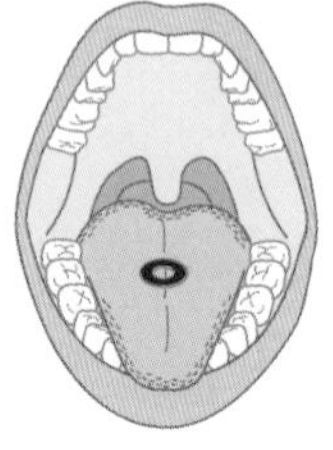
トローチ剤

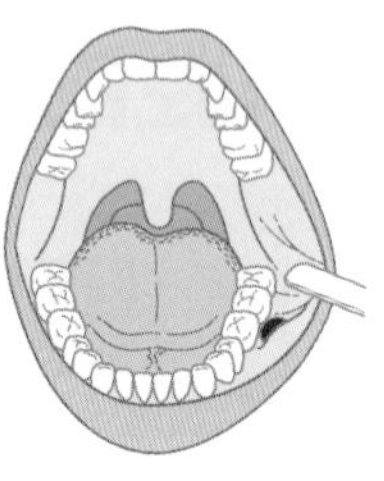
バッカル錠

粘膜の血管が収縮して血流が悪化しますので、服薬中の喫煙は厳禁です。

・トローチ剤

口腔、咽頭などの粘膜を殺菌したり、炎症を鎮(しず)める目的で服用します。口内でしゃぶりながら、ゆっくりと溶かします。

・バッカル錠

臼歯(きゅうし)と頬の間にはさみ、唾液でゆっくりと溶解させ、口腔粘膜から吸収させます。

Question 20 薬剤を噛み砕いてはいけないのはなぜ？

薬剤を噛(か)み砕いたり、飲み込むことによって、期待する薬効が発現されなくなるからです。とくに、狭心症の発作時に急速な効果の発現を期待して服用するニトログリセリン製剤は、噛み砕くと偶然に飲み込んでしまう可能性がありますので、完全に溶けるまで薬をそのまま保持しなければなりません。

舌下錠を飲み込んでしまうと、腸管での吸収が主になりますので、服薬後の血中濃度の上昇に時間がかかり、緊急を要する場合に効果を発現できなくなります。舌下で自然に溶かしている間に出た唾液も、できるだけ飲み込まないように指導しましょう。

トローチ剤も、ゆっくりと口腔内で溶かして口腔粘膜や咽頭部に直接作用させる目的で服用する薬ですから、噛み砕いて飲み込んでしまうと効果が減少してしまいます。

直腸内与薬

Question 21 直腸内坐薬を用いるのはなぜ？

Answer 直腸内坐薬は、経口摂取ができない患者、意識レベルが低い患者、嘔吐発作のある患者、幼児などに対して、全身作用や局所作用をもたらすことを期待して用いられます。主に、解熱、鎮痛、消炎、収斂、排便などを促すことを目的とします。

経口与薬に比べて消化酵素やpHの影響を受けにくいのが特徴で、直腸粘膜に直接作用させることで薬効を発現させます。急激に血圧下降が起きる場合があるので、全身状態の悪い患者は定期的に観察する必要があります。

ただし、下痢をしている患者や、痔核があって粘膜の脱肛や静脈瘤からの出血がある患者には、痔疾患治療薬以外の直腸内坐薬は用いません。

Question 22 事前に排便をすませるように指示するのはなぜ？

Answer　肛門から坐薬を挿入することで排便が促されることがあるためです。挿入してから完全に溶けて薬効が吸収されるまでには10～20分程度かかりますので、吸収される前に排便をしてしまうと薬が一緒に排出され、挿入した意味がなくなってしまいます。とくに、消炎、収斂などを目的として挿入する場合は、排便後でないと効果が減少することもあります。

便意が促されてしまった場合は、しばらくすると落ち着くことを説明して安心させ、20分程度は排便を我慢してもらいます。

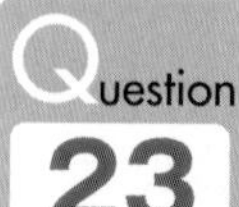

左側臥位にするのはなぜ？

Answer　直腸内坐薬を肛門に挿入するとき、患者に左側臥位の姿勢をとってもらうのは、解剖学的な直腸の位置から看護師にとって最も挿入しやすいポジショニングになるためです。

ただし、直腸内への挿入深度は浣腸よりも浅いため、仰臥位や立位でも挿入可能です。その場合は、肛門を観察しやすいように膝を屈曲してもらいます。

患者のプライバシーに配慮するために、バスタオルやタオルケットなどでできるだけ露出を避けたうえで、殿部だけ出した

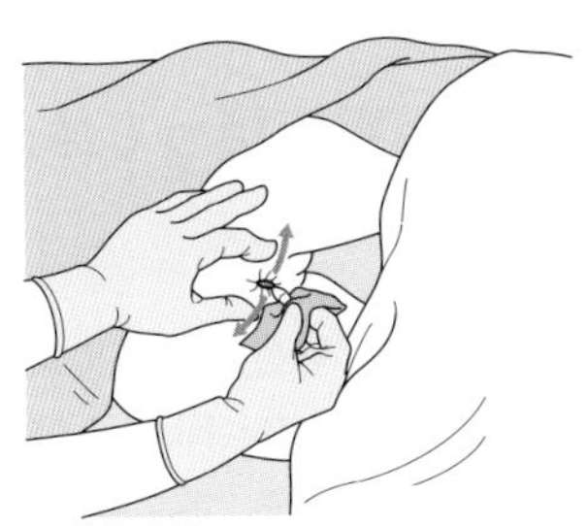

状態で左半身を下にして側臥位になってもらいます。

看護師はディスポーザブルの手袋をはめ、左手の母指と示指で患者の肛門を開くようにして右手で坐薬を直腸膨大部まで押し込みます。このとき、便塊を避けて直腸壁に沿わせるように坐薬を挿入すると、スムーズに挿入できます。なお、患者が自分で坐薬を挿入する場合は、膝関節を曲げ、しゃがんだ姿勢を取ると挿入が楽になります。

Question 24 挿入時、患者に口呼吸をさせるのはなぜ？

挿入時に口呼吸を促すのは、患者の緊張を解き、腹圧がかからないようにして、肛門括約筋を弛緩させるためです。緊張している状態だと、肛門括約筋が収縮して、挿入時に痛みが発生する可能性が高くなります。

なお、挿入の前に冷蔵庫から坐薬を取り出し、室温程度にしておくことも、肛門痛を防ぐためには有効です。坐薬の先端にワセリンやオリーブ油などの潤滑剤を塗るのも、挿入を楽にして痛みを軽減するためによい方法です。

Question 25 坐薬を素手で持ってはいけないのはなぜ？

Answer 坐薬は体温で溶けるように製剤されているため、直接素手で持つと挿入前に変形してしまう可能性があるからです。坐薬の尖(とが)っていないほうをガーゼで持つようにします。

なお、坐薬を室温で保存すると溶解して変形・変質する危険性があるため、冷蔵庫あるいは冷暗所に保管します。

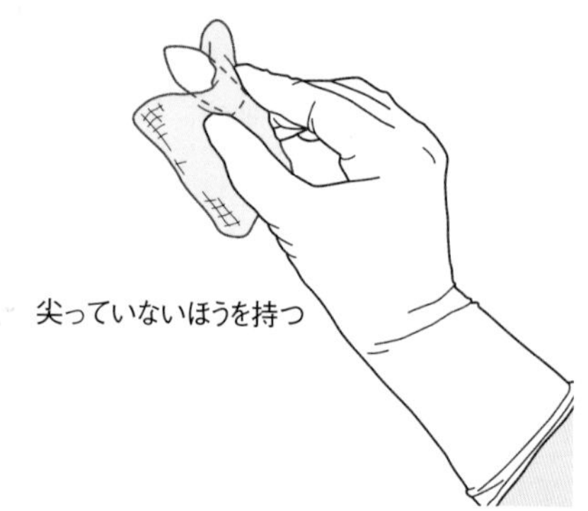

Question 26 示指の第2関節まで挿入するのはなぜ？

Answer 肛門内に深く挿入することで、坐薬が安定して停留することができるようになるからです。肛門内には内肛門括約筋がありますが、この部位に坐薬を挿入してしまうと、肛門括約筋の動きによって肛門入り口近くまで坐薬が移動し、脱出してしまうことがあります。示指（じし）の第2関節あたりまで（4～6cm程度）深く挿入すると内肛門括約筋を通過しますので、安定した状態で坐薬を肛門内に留めることができます。

なお、挿入したら、ガーゼで2～3分肛門部を押さえ、坐薬が脱出するのを防ぎます。足を伸ばす姿勢をとると肛門括約筋が収縮し、脱出しにくくなります。

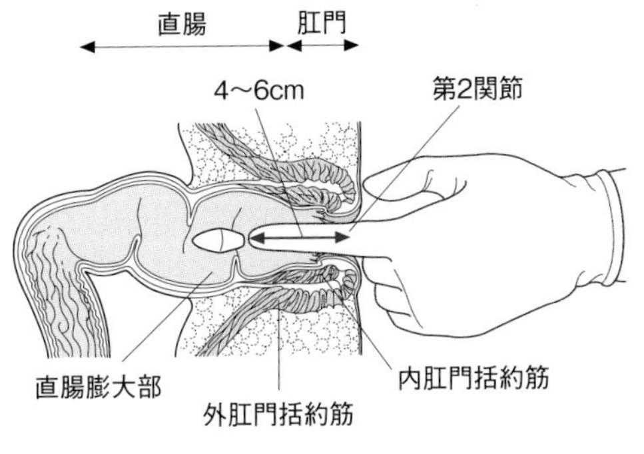

皮膚塗擦

Question 27 塗擦前にあらかじめ皮膚を清拭するのはなぜ？

Answer 皮膚塗擦は、皮膚に薬剤を直接塗擦して皮膚から吸収させることで、全身あるいは局所への薬効を期待して行う治療です。そのため、薬効を十分に発現させるために、皮膚を清潔に保つ必要があります。

継続して軟膏塗擦を行っている場合は、前回に塗擦した軟膏をオリーブ油などできれいに拭き取ってから清拭を行います。皮膚が完全に乾燥してから塗擦します。

Question 28 皮膚の状態を観察するのはなぜ？

Answer 軟膏を塗擦する前に皮膚の状態を十分に確認するのは、薬剤による副作用が出現していないかどうかを確かめるためです。発赤、腫脹、血管の表出などを観察し、患者にかゆみや熱感がないかどうか確認することも大切です。また、薬剤の効果が現れているかどうか確かめる意味でも観察が必要になります。

塗擦する時は、原則として素手で行いますが、感染性疾患などの副作用が予想される場合は、滅菌手袋を用います。

点眼

点眼を行うのはなぜ？

Answer

結膜に直接液剤を滴下することで、抗菌、散瞳（さんどう）、縮瞳（しゅくどう）などの作用を期待して行います。主な点眼薬は、角膜治療薬、表在性（ひょうざいせい）充血治療薬、緑内障の診断・治療を目的とする縮瞳薬、緑内障治療薬、診断・治療を目的とする散瞳薬、抗生物質、白内障治療薬、収斂（しゅうれん）作用薬、副腎皮質製剤などです。

点眼薬によっては、しばらくの間、周囲がぼやけて見えたり、まぶしく見える場合もあります。危険回避のため、あらかじめ患者に説明しておく必要があります。また、数種類の点眼薬を用いている患者には、5分間あけてから次の点眼を行うように指導します。点眼薬が吸収されるまでに5分程度かかるからです。

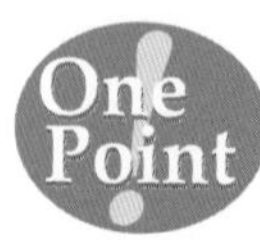

点眼の方法

点眼する時には、患者に頸部を後屈(こうくつ)させた姿勢をとってもらい、やや上を見るように指示します。看護師が患者の下眼瞼(がんけん)を下に軽く引きながら点眼します。角膜ではなく、下眼瞼結膜に点眼することがポイントです。

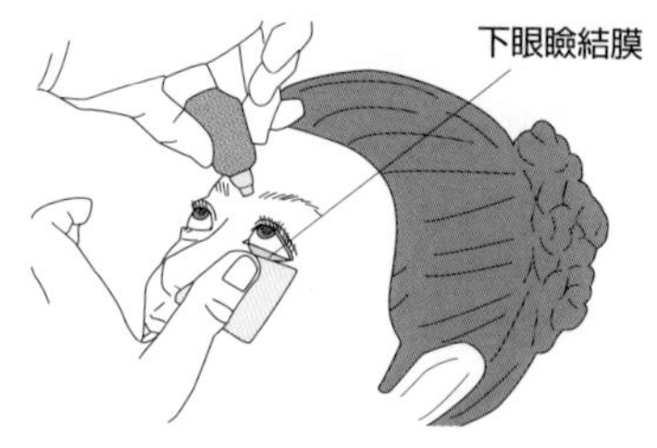

Question 30 点眼薬の容器が患部に触れないようにするのはなぜ？

Answer 点眼薬の汚染を防ぐためです。患部はもちろん、睫毛（しょうもう）や眼瞼にも触れないように注意します。看護師は点眼前に必ず手洗いを行わなければならないことを熟知していますが、患者は不潔な状態のまま点眼することもありえます。点眼前には手洗いを行い、容器の先端に手で触れないように指導する必要があります。

点眼薬は成分が変質しやすいので、直射日光や高温を避け、冷蔵庫や冷暗所で保管します。また、ラベルに記されている有効期限の確認も必ず行います。

Question 31 1滴の点眼で十分なのはなぜ？

Answer 結膜嚢内には、わずかな液量しか入らないためです。結膜嚢内に入る液量は約30μLに過ぎませんが、点眼薬の1滴は約50μLです。そのため、2滴以上点眼しても、涙管（るいかん）を通って鼻腔内に流入して不快感が生じたり、眼瞼から流れ出て無駄になってしまいます。

皮膚に付着したまま放置すると接触性皮膚炎を起こすこともありますので、適量を点眼し、もし流れ出たら拭き取ることが大切です。

点眼後は、目を閉じた状態で内眼角部（目頭）を拭いて綿で1

分ほど軽く圧迫する、あるいは2～3回静かにまばたきをしてもらい、均等に薬液を染み渡らせます。

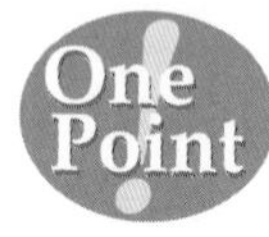

薬物の温度規制標識

薬物は、温度、湿度、光線などの影響を受けて変化するものが多いので、保管には細心の注意を払う必要があります。保存温度は、薬物の種類によって異なります。一般に、標準温度とされるのが 20℃、常温保存は 15 ～ 25℃、室温保存は 1 ～ 30℃、微温保存は 30 ～ 40℃、冷所保存は 15℃以下と定められています。なお、特定の温度で保存しないと薬効が低下したり、分解するような薬物には、温度規制標識（ケアマーク）が貼付されている場合もあります。

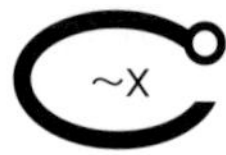

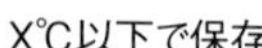
X℃以下で保存

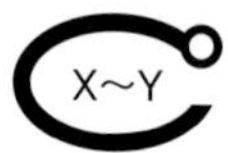

X～Y℃で保存

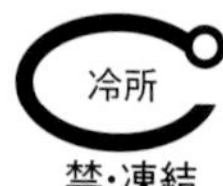

冷所（15℃以下）に保存。凍結禁止

Question 32 眼瞼や睫毛を拭き綿で拭くときに、内眼角から外眼角に向けて拭くのはなぜ？

Answer 点眼後に、拭き綿を当てて内眼角（目頭）を軽く押さえたり、内眼角から外眼角（目尻）に向けて拭くのは、涙点を押さえることによって点眼薬が鼻腔に入ることによる不快感を防ぐためです。

眼に溜まった過剰な涙は内眼角付近の上下瞼縁にある吸入口（涙点）から吸収され、涙道（涙小管、涙嚢、鼻涙管）を通って鼻腔に排出されます。点眼薬も同様の道筋を通って鼻腔に排出され、これが不快感の原因になります。

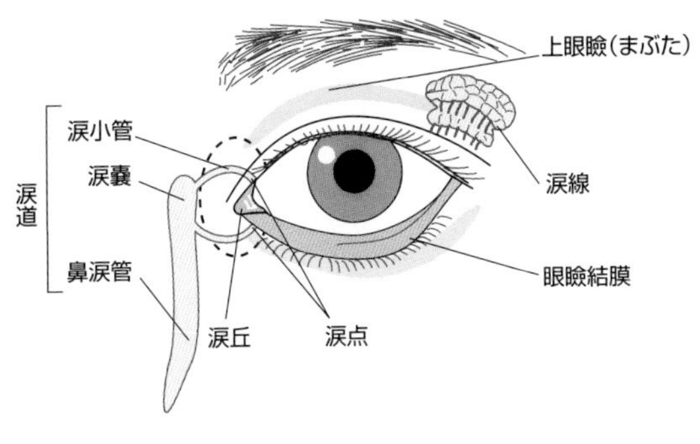

文　献

・阿曽洋子、井上智子、伊部亜希：基礎看護技術、第８版、医学書院、2019
・田中裕二：根拠に基づくバイタルサイン、NursingMook 34、学習研究社、2006
・日野原重明：刷新して欲しいナースのバイタルサイン技法－古い看護から新しい臨床看護へ、日本看護協会出版会、2002
・日野原重明：バイタルサインの見方・読み方、看護学生必修シリーズ、照林社、2005
・中村充浩：わかる！使える！バイタルサイン・フィジカルアセスメント、プチナースBOOKS、照林社、2019
・平孝臣、鈴木玲子編：わかるバイタルサインAtoZ、学習研究社、2000
・椎野薫：基礎看護技術Ⅰ、系統看護学講座　専門分野基礎看護２、医学書院、2023
・深井喜代子編：基礎看護技術Ⅰ、新体系看護学全書　基礎看護学２、メヂカルフレンド社、2021
・角濱晴美、梶谷佳子：看護実践のための根拠がわかる基礎看護技術、第３版、メジカルフレンド社、2020
・真島英信：生理学、改訂18版、文光堂、2000
・日本クリティカルケア看護学会口腔ケア委員会：気管挿管患者の口腔ケア実践ガイド、2021
・横川亜希子ほか：看護技術のテキストにおける熱布清拭に関する記述内容の検討、北海道医療大学看護福祉学部紀要、26：75 - 81、2019
・矢澤智子ほか：石けん清拭の皮膚残留度における拭き取り回数の分析 - 患者群と看護師群の比較、看護技術、51（４）：332-334、2005
・山口瑞穂子ほか：清拭における石鹸の皮膚残留度の研究、順天堂医療短期大学紀要、1：12-19、1990
・川島みどり編：実践的看護マニュアル、共通技術編、改訂版、看護の科学社、2002
・大岡良子、大谷真千子編：NEWなぜ？がわかる看護技術LESSON、学習研究社、2006
・江口正信編著：新訂版　根拠から学ぶ基礎看護技術、第２版、サイオ出版、2024
・山口瑞穂子編著：新訂版　看護技術講義演習ノート、上巻、第２版、サイオ出版、2016
・山口瑞穂子編著：新訂版　看護技術講義演習ノート、下巻、第２版、サイオ出版、2016
・任和子、井川順子：根拠と事故防止からみた基礎・臨床看護技術、医学書院、2021
・藤野彰子、長谷部佳子、間瀬由記編著：新訂版　看護技術ベーシックス、第２版、サイオ出版、2017
・「日本人の食事摂取基準」策定検討会：日本人の食事摂取基準(2020年版)、「日本人の食事摂取基準」策定検討会報告書、2019
・栢下淳ほか：日本摂食嚥下リハビリテーション嚥下調整食分類2021、日摂食嚥下リハ会誌、25（２）：135-149、2020
・藤森まり子、大野綾、藤島一郎：経鼻胃経管栄養法における新しい胃チューブ挿入技術としての頸部回旋法、日本看護技術学会誌、4 (21)：14-21、2005

・川村治子：医療安全、系統看護学講座専門分野　看護の統合と実践２、第５版、医学書院、2023
・川村治子：医療安全ワークブック、第５版、医学書院、2024
・喜久田利弘：超高齢社会のリスクに備える！　歯科医院の環境整備・感染対策、ザ・クインテッセンス、38（５）：59、2019
・大西由紀ほか：湯たんぽによる寝床内温度の経時的変化と保温範囲、日本看護技術学会誌、2010
・久賀久美子、秋山雅代、福良薫：湯たんぽによる低温熱傷を予防するための安全な使用方法の検討、北海道科学大学研究紀要、43、2017
・長谷部佳子：温罨法が就床中の生体に与える影響に関する基礎的・応用的研究、日本看護研究学会雑誌、２（５）：45-57、2003
・小島照子、藤原奈佳子編：基礎看護学〔技術編〕、看護系標準教科書、p.267、オーム社、2007
・塚越みどり：38℃加温における冷罨法用具・冷却枕の温度変化、横浜看護学雑誌、６（１）：57-60、2013
・茂野香おるほか：基礎看護技術Ⅰ、系統看護学講座専門分野　基礎看護学２、第19版、医学書院、2023
・任和子ほか：基礎看護技術Ⅱ、系統看護学講座専門分野　基礎看護学３、第18版、医学書院、2021
・深井喜代子編：基礎看護技術Ⅱ、新体系看護学全書　基礎看護学３、メヂカルフレンド社、2021
・戸倉康之責任編集：注射マニュアル、エキスパートナースMook、改訂版、照林社、2002
・鈴木正彦：新訂版　クイックマスター薬理学、第３版、サイオ出版、2020
・深井喜代子：Ｑ＆Ａでよくわかる看護技術の根拠本、メヂカルフレンド社、2004
・遠藤芳子ほか：温湯清拭による前腕皮膚温度変化の測定－清拭直後に乾布で水分を拭き取る科学的意義、山形保健医療研究、２：1-44、1999
・久保田一雄、田村耕成、倉林均ほか：草津温泉浴の血圧、心拍数、血漿コルチゾール並びにヘマトクリットに及ぼす影響、日本温泉気候物理医学会雑誌、60（２）：61-68、1997
・日本看護協会編：感染管理に関するガイドブック、改訂版、日本看護協会出版会、2004
・竹尾恵子監修：看護技術プラクティス、第４版、学研メディカル秀潤社、2019
・玉木ミヨ子編：なぜ？どうして？がわかる基礎看護技術、看護学生必携シリーズ、照林社、2005
・医療情報科学研究所編：看護技術がみえるvol. １、基礎看護技術、メディックメディア、2018
・医療情報科学研究所編：看護技術がみえるvol. ２、臨床看護技術、メディックメディア、2018

索引

数字・欧文

あ行

か 行

さ 行

た行

な行

は行

ま行

や行

ら行

わ行

看護技術のなぜ？ガイドブック
第2版

2016年3月15日　第1版第1刷発行
2024年7月15日　第2版第1刷発行

著　者	大川美千代（おおかわみちよ）　三木園生（みきそのお）
発行人	中村雅彦
発行所	株式会社サイオ出版 〒101-0054 東京都千代田区神田錦町3-6　錦町スクウェアビル7階 TEL 03-3518-9434　FAX 03-3518-9435
カバーデザイン	Anjelico
カバーイラスト	前田まみ
本文イラスト	井出三佐雄、日本グラフィックス、渡辺富一郎、
DTP	マウスワークス
印刷・製本	株式会社朝陽会

ISBN 978-4-86749-022-8

●ショメイ：カンゴギジュツノナゼ？ガイドブックダイニハン

乱丁本、落丁本はお取り替えします。